全国中医药行业高等教育"十三五"创新教材

慢病管理理论与实践

（供护理学专业用）

主　编　张广清　黄　燕　陈佩仪

副主编　金　真　卢咏梅　魏　琳

编　委　（按姓氏笔画排序）

邓丽丽　邓宝贵　庄　平　刘　惠

李　瑜　杨筱多　吴巧玲　邹　涛

张小培　陈惠超　林小丽　周　坚

赵经营　黄绮华　傅秀珍

主要编写单位　广州中医药大学第二附属医院

广州中医药大学护理学院

广州中医药大学第一附属医院

中国中医药出版社
·北　京·

图书在版编目（CIP）数据

慢病管理理论与实践/张广清，黄燕，陈佩仪主编.—北京：中国中医药出版社，2016.5
（2023.3重印）

全国中医药行业高等教育"十三五"创新教材

ISBN 978 - 7 - 5132 - 3240 - 1

Ⅰ.①慢…　Ⅱ.①张…②黄…③陈…　Ⅲ.①慢性病-防治-中医药院校-教材　Ⅳ.①R4

中国版本图书馆 CIP 数据核字（2016）第 061733 号

中 国 中 医 药 出 版 社 出 版

北京经济技术开发区科创十三街31号院二区8号楼

邮政编码　100176

传真　010-64405721

山东华立印务有限公司印刷

各地新华书店经销

*

开本 787×1092　1/16　印张 17.5　字数 347 千字

2016 年 5 月第 1 版　2023年 3 月第 5 次印刷

书　号　ISBN 978 - 7 - 5132 - 3240 - 1

*

定价　45.00 元

网址　www.cptcm.com

服务热线　010-64405510

购书热线　010-89535836

微信服务号　zgzyycbs

微商城网址　https://kdt.im/LIdUGr

官方微博　http://e.weibo.com/cptcm

天猫旗舰店网址　https://zgzyycbs.tmall.com

主编简介

张广清　主任护师，教授，硕士生导师。现任广东省中医院党委副书记，广州中医药大学护理学院副院长，中华中医药学会护理专业委员会副主任委员，广东省护理学会副理事长，广东省护理学会中西医结合护理专业委员会主任委员，广东省中医药学会护理专业委员会主任委员及《中华护理杂志》《护理学报》等杂志的编委。主持和参与厅局级科研课题 40 余项，发表学术论文 70 余篇，主编《中西医结合护理操作学》《临床中西医结合护理全书》《临床常见病中医专科专病护理常规》等著作 10 余部。

黄燕　教授，博士生导师，广东省名中医。现任广东省中医院副院长、广东省中医院脑病中心主任，兼任中华中医药学会脑病分会主任委员，广东省中医药学会脑病专业委员会主任委员，国家中医药管理局中医脑病重点学科带头人。师从全国著名中医脑病学专家任继学、刘茂才教授，对中医脑病尤其是中风病方面有深入的研究，在国内率先开展中西医结合卒中病房管理及临床路径研究。主持完成"十五"攻关重大课题 1 项、"十一五"国家科技支撑计划课题 1 项、国家自然科学基金项目 1 项，主编专著 10 余部。

陈佩仪　教授，硕士生导师。现任广州中医药大学护理学院副院长，国家中医管药理局中医护理学重点学科带头人。主持省级科研课题 5 项、厅局级课题 2 项。其建立课堂-实验室-临床-网络四维一体的中医护理课程改革模式，创立辨证基础理论-辨证护理基础-临床辨证施护的中医护理人才培养模式，培养了一支优秀的中医护理师资团队。曾获广东省南"粤优秀教师""新南方优秀教师"等称号。主编教材 5 部和电子教材 2 部，参与编写著作多部。

编者的话

慢性非传染性疾病（简称慢性病）是威胁我国居民身体健康的一组疾病，又是常见病、多发病，通常为终身性疾病，病痛和伤残不仅影响劳动能力和生活质量，而且医疗费用昂贵，家庭和社会不堪重负。

普遍存在的慢性病如高血压、糖尿病、脑卒中、冠心病等是目前我国城乡居民死亡主要原因之一。由于人口的老龄化及人群危险因素的上升，以及国民对慢性病防治知识的知晓率、治疗率和控制率仍处于相对较低水平，慢性病正在吞噬着越来越多人的健康与生命。慢性病管理是当今健康管理的重要策略，大量的慢性病防治实践证明，慢性病防治的关键点是"3 个环节"和"3 个人群"。"3 个环节"即控制危险因素、早诊早治、规范管理。"3 个人群"即一般人群、高危人群、患病人群。慢性病防治需要贯穿生命的全过程，并针对慢性病发展的不同时期，采取有针对性的分层干预和管理策略。

为了尽快提高慢性病的防治水平，普及慢病管理的知识，我们组织编写了《慢病管理理论与实践》，内容主要包括脑卒中、高血压、高脂血症、糖尿病、恶性肿瘤、慢性肾脏病、冠心病、慢性阻塞性肺疾病、围绝经期综合征、颈椎病、溃疡性结肠炎等常见慢性病的管理。本书的编写遵照卫生部《全国慢性病预防控制工作规范》，参照《常见慢性病社区综合防治管理手册》等书目，以循证医学为依据，从常见症状的管理、常见检查的管理、常用药物的管理、生活方式的管理、管理效果的评价入手，强化慢性病的健康教育、非药物干预措施，着重如何提高患者的自我管理能力，突出中医药在防治慢性病中的优势，力求所编写的内容更具科学性、实用性、指导性。

本书可供护理学研究生、本科生参考使用，亦可供慢病管理团队及有志于慢病管理研究的社会各界人士参考使用。

《慢病管理理论与实践》编委会

2016 年 1 月

目　　录

第一章　绪论 ·· 1

第二章　常见慢性病的管理模式与实践 ···································· 17

　　第一节　概述 ··· 17

　　第二节　脑卒中的管理模式与实践 ······································ 19

　　第三节　高血压的管理模式与实践 ······································ 43

　　第四节　高脂血症的管理模式与实践 ··································· 67

　　第五节　糖尿病的管理模式与实践 ······································ 85

　　第六节　慢性阻塞性肺疾病的管理模式与实践 ······················ 106

　　第七节　慢性肾脏病的管理模式与实践 ································· 129

　　第八节　恶性肿瘤的管理模式与实践 ··································· 148

　　第九节　冠心病的管理模式与实践 ······································ 167

　　第十节　溃疡性结肠炎的管理模式与实践 ···························· 185

　　第十一节　颈椎病的管理模式与实践 ··································· 202

　　第十二节　围绝经期综合征的管理模式与实践 ······················ 223

第三章　常见慢性病的随访管理 ··· 236

第四章　体质辨识 ··· 253

附录：慢病管理常用量表 ·· 267

主要参考文献 ·· 269

第一章 绪 论

慢性病是慢性非传染性疾病（noncommunicable chronic disease，NCD）的简称，是指一类起病隐匿、病程长且病程迁延不愈，缺乏明确的生物病因证据，病因复杂或者是病因尚未完全确认的疾病总称。糖尿病、高血压、脑卒中、冠心病、高脂血症、慢性阻塞性肺疾病等均属于慢性病范畴。目前，随着人口老龄化和人们生活方式的改变，人类的疾病谱正在悄然发生变化，传统的感染性疾病正在减少，而非传染性疾病，特别是慢性非传染性疾病逐渐成为影响人类身体健康的主要因素，亦是 21 世纪危害人类健康的重要公共卫生问题。

中国慢性病（简称慢病）报告显示，慢性病已成为我国人群的主要死亡原因，死亡率和患病率持续上升。据统计，我国 20 世纪 90 年代末以慢性病为主的疾病死亡数占总死亡人数的 70%。此外，慢性病发病的相关危险因素日益严重，我国超重和肥胖率快速上升，其中 18 岁以上成年人超重率达 25%。膳食不合理、身体活动不够、吸烟是造成多种慢性病的三大危险因素，但人们普遍对慢性病缺乏正确认识，对慢性病的防治重视不够。由于慢性病久治不愈，对个人、家庭和社会造成沉重的经济负担。预计今后 20 年中，慢性病将给全球造成 30 万亿美元的损失，相当于 2010 年世界国内生产总值的 48%（联合国大会非传染性疾病高级别会议的数据）。但在全世界，现有的卫生服务体系是一种急性保健模式，即患病就医，这样的服务体系导致医疗费用不断增加，社会和个人负担不断加重，而人群的健康状况得不到根本的改善。目前，慢性病占全球疾病负担的一半以上，在未来 10 年间慢性病负担将不断上升，尤其在发展中国家，疾病负担的 80% 将来自慢性病。

慢性病管理也称慢病管理，主要是指从事慢性病治疗与预防的相关人员对慢性病患者提供一个全面、主动、有效的管理，从而使慢性病患者得到更好的治疗，以促进其康复，降低并发症的发生率，减轻疾病给患者造成的各种负担，提高生活质量的一种科学管理模式。

一、慢病管理的起源和发展

1976 年，Thomas Creer 在他的关于儿童慢性病康复的文章中提出了"自我管理"（self - management）这一概念。Creer 和他的同事认为，"自我管理"强调患者在治疗过程中的积极参与，而不是被动地接受治疗。随后这一概念被广泛应用，转变为慢病管理的理念。例如，美国推行的糖尿病患者自我管理教育已被公认为糖尿病管理中重要的组成部分。英国政府在 2001 年 9 月全面推出了以"内行患者：21 世纪慢性疾病管理的新策略"为主题的计划，列举了在英国国民卫生服务体系范围内的慢性疾病患者实施自我管理的基本条例。

我国在 20 世纪 90 年代开始推行慢性病防治相关政策。1998 年，卫生部针对高血压、糖尿病等慢性病提出"六个转变"的策略调整，即慢性病防控要由专家行为向政府行为转变；由医疗、科研向预防转变；由城市向城乡并举转变；由高层向基层转变；由专业向群众转变；由卫生部门向全社会转变。2001 年，卫生部又提出"十个转移"，即以疾病为主导转为以健康为主导；以患者为中心转为以人群为中心；以医疗为重点转为以预防保健为重点；以医院为基础转为以社区为基础；以疾病防治转为身心健康和环境的协调统一；从卫生部门转为多部门和社会参与；从专科转为专科与全科的互动；从医生转为医生、护士、公共卫生人员共同参与；从治疗转移到管理；从强调治愈转移到强调医疗照顾。2007 年，上海爱卫会在社区逐渐开展"高血压自我管理小组"；2005 年 1 月 1 日 ~2009 年 12 月 31 日，北京市城八区以社区卫生服务站为单位开展"知己健康管理""知己科学膳食配餐竞赛"等活动。这些活动的举办说明，在我国，社区慢病管理逐渐被重视。2012 年，15 部委联合发布《中国慢性病防治工作规划（2012 ~2015 年）》，这是我国第一个国家级慢性病综合防治规划。截至 2012 年底，全国已有 30 个省份累计创建了 140 个国家级慢性病综合防控示范区；由卫生计生委和中国疾病预防控制中心联合发起的全民健康生活方式行动已覆盖全国 62.6% 的县（区）。2015 年，卫生计生委办公厅在《关于开展分级诊疗工作的指导意见》中对慢性病的管理、就诊也有了新的要求。

目前，我国大部分医疗机构仅能提供某一个环节中的某项服务，做不到真正意义上的慢病管理。我国慢病管理的发展趋势将会是由医疗机构利用科学的健康评估体系，评估个体慢性病患的相关危险性因素，之后由具有医疗健康专业知识的管理者制定不同个体的慢病管理计划，采取不同方式进行一对一的个性化专业系统干预，以达到降低个体患慢性病的风险概率，改善人群健康状态的目的。

慢性病的健康管理，对于患者来说，可提高治疗效果，促进康复，还能够降低并发症的发生率，减轻患者和家庭的各种负担，提高患者的生活质量；对于医生与医院来说，可完善医生对疾病的认识，实现对疾病的全程管理，进而提升医院综合服务能力；对社会来说，科学的慢病管理可有效控制慢性病的发生与发展，减少医疗卫生支出，推进"健康中国"建设。

二、慢病管理的组织框架与模式

目前我国已有医生明确诊断的慢性病病例达到2.6亿。慢性病的系统管理包括预防、治疗、自我管理及持续维护慢性病患者的健康。有效的慢病管理不仅注重对疾病的管理，还注重对个体的管理。由生物、心理和社会因素组成的综合干预方式，不仅能够减轻患者的症状，控制病情进一步发展，降低医疗费用，还能增加患者的自我满足感，提高患者的生活质量。

Wagner在1998年提出的慢病照护模式（CCM）作为慢病管理的组织框架，是建立在患者、卫生保健人员和政策层面共同干预的前提下，一方面有利于卫生保健人员制定计划和团队成员之间相互协调，另一方面可以帮助患者在疾病的自我管理中发挥积极作用，最终达到提高慢病照护的水平，以及个人和整体健康水平的目的。

CCM的核心是建立一个有充分准备的基本医疗单元，即一个充分准备的积极的实践团队与知情的积极的患者进行有效的互动。该模式中的实践团队运用循证的临床信息，每次访视前都会准备好与患者相关的信息资料，每个团队成员在促进患者的自我照护水平和最佳的效果中都被授权特定的角色和职责。每个患者（包括家人和照护者）都能够理解疾病所处的状态，明白在卫生保健系统中的期望和能够获得的支持，以及在自身疾病的管理中发挥的作用，相信自己具有自我管理的技能。该模式已成功应用于实践，并获得了良好的效果。

（一）慢病管理的组织框架

1. 组织支持　一个组织或卫生保健系统的结构、目标和价值必须要以慢病照护为中心，保证提供安全的、高质量的照护。领导者的职责就是把提高照护质量放在首位，提供各种资源来支持慢病管理计划的实施。

2. 临床信息系统　电子信息系统可以为团队成员提供高质量的照护指导方针。如果没有整个人群的健康资料，实施后的效果将无法比较。信息系统能够描述个人乃至整个人群的健康水平并且可以提供快速、高效和积极的照护方针。信息系统是实施有效的慢病管理的核心，有利于早期干预策略的落实，为患者及卫生保健人员提供及时的反馈，让患者更多地了解其病情发展情况，进行有效的自我管理。同时有助于卫生保健人员监测干预效果。

3. 保健系统的设计　该要素重新规范了慢病管理团队成员的组成及功能、随访的组织和管理。在实施高效的照护中，恰当地发挥所有团队成员的角色功能，明确每个成员的具体工作职责，有计划地与患者进行沟通，有规律地进行随访和个案管理等，是系统设计的重要组成部分。如成立自我管理培训小组，为不同文化背景的患者提供不同的照护。

4. 决策的支持　该要素为循证实践提供了照护标准，并能够较容易地应用于日常实践中。决策的支持通过多种方法保证临床照护、科学证据与患者偏好相一致。如为患者提供信息，让患者选择适合自己的方法；鼓励患者进行疾病的自我管理；进行学术讲座和激励性的面谈。

5. 自我管理支持　该要素强调以患者为中心的理念。原则上患者是其疾病的照护者，卫生保健人员通过提供各种支持以帮助患者掌握自我管理的技能和增强自我管理的信心。这些干预主要包括健康教育、技能培训、心理社会支持、与患者共同找出问题、制定目标、确定达到目标的过程中所存在的障碍、制定治疗计划和解决问题等。

6. 社区的资源和政策　该要素确保将患者与社区干预项目和社区服务联系起来，以满足患者的需求。卫生保健人员与各种各样的社区资源，如健康俱乐部、家庭护理机构和饮食项目必须相互联系并协同发挥作用。社区的支持使慢病管理能够成功地应用于实践。

慢病管理组织框架中的每个要素既可以单独应用，也可以作为一个整体模式来应用。

（二）慢病管理的模式

1. 以患者为中心的照护模式　这种模式并不是满足患者一切需求，而是更强调让患者知道他们的不良行为，从而主动参与，改变自己。并为患者提供个体化的医疗服务，尊重患者不同的价值观和文化背景；将患者安全始终放在首位，通过多种新型的门诊方式，如团队门诊、患者授权、门诊查房讨论、患者群体活动、患者参与查房等，建立患者委员会，监督医疗照护。同时可以采用信息系统提醒和报警等方法，保障患者的安全。不仅如此，还要加强慢病防治专业队伍建设，多渠道培养慢病防治专业人才，对原有专业人员进行慢病防治专业知识自学、短期培训、外派进修等多种形式的学习，提高慢病防治专业人员综合素质，更好地照护患者。

2. 患者自我管理模式　始终把授患者以渔（授权）作为工作的重点，利用知识、技巧、激励三位一体的患者授权模式，把患者和家属培养成自我照顾的家庭医生和护士，全民皆"医"。当患者提高了医学知识和护理技巧后，照顾中需要的资源减少了，就可以减少大量的医疗资源。同时要强调患者的康复，把康复作为疾病的控制目标，增加患者的信心，提高患者的自理能力，实现人文与医疗的有机结合。

3. 慢病综合防治模式 目前我国对于慢性疾病的管理主要是三级预防的防治，慢病防治已成为社区卫生服务中的主要公共卫生职能，社区健康管理是慢病控制的有效手段。健康促进策略应贯穿于社区慢病防治的全过程。相应的对策应包括以社区诊断为依据，以建立健康档案和周期性随访为核心，动态地掌握社区居民的健康状况，控制危险因素，早诊早治。同时应重点关注中老年人群，针对他们不同阶段的健康特点开展个体化健康评估，发挥家庭支持系统的作用，提高居民自我管理能力，改变其知、信、行，实现预防、保健、干预一体化，从而有效地预防和控制慢性病的发生和发展。

4. 社区家庭护理模式 有研究表明，社区护理干预对患者的心理功能和社会功能的改善情况优于住院治疗，社区护理干预有利于老年慢性病患者的心理功能、社会功能的恢复。社区护理环境在患者家里，可更好地满足个体需求；患者可与家人密切接触，并由社区护士联系专家诊治疾病，使患者感到医疗安全得到保障。医护人员在给患者对症处理的同时，还向患者及家属宣教疾病的有关知识，并鼓励患者参加一些有益的社会活动，使患者能保持稳定的情绪，从而以积极的心态面对各种问题。社区家庭护理还可以有效降低患者的医疗费用，解决老百姓看病难题等问题，减轻他们的经济与精神负担。

5. 慢病防治信息网络模式 目前，我国社区居民健康档案没有统一的信息软件，不能实现患者信息共享，对慢性病患者缺少动态管理，阻碍了社区卫生服务的发展。为更好地完成慢病防治工作，社区卫生服务机构必须有健全的慢病监测系统，从而实现信息共享、资源共享和有效利用，推动慢性病的防治进程，为政府制定、实施慢病防治规划提供科学依据。

理想的慢病管理模式是基于一个合作的医疗保健系统，有保险支付体系的配合，通过对患者采取全程管理，反复教育、沟通和引导，提高患者自我管理能力，使其成为"内行患者"，同时在管理过程中充分发挥中医的特色优势。但是，在目前不重视预防的医疗体系中，经济模式很难保证它的可持续发展。不过，相信有力的管理成效会促使我国的慢病管理模式和医改政策不断发展、成熟，使慢性病的发生、发展得到控制，患者的生活质量得到提高，让患者回归社会。这符合我国医疗体制改革的目的——让民众不得病、少得病、看得起病。

三、在慢病管理中发挥中医特色

慢病管理是一个基于合作的医疗保健系统，在该系统中要针对疾病发生、发展的各个阶段采取不同措施，提供不同的服务，对患者的自我保健进行教育、沟通和引导，这当中关键不仅在于关注药物对疾病的治疗，更注重改变患者的不良生活方式，从而减少疾病的危险因素，减少治疗用药，控制医疗保健成本，节约卫生资源。

虽然这种疾病管理模式来自于美、英等西方国家，但事实上中医学在几千年前就已提出了"治未病"的观念，其基本理念是"未病先防，既病防变，瘥后防复"，正如《素问·四气调神大论》中所说："夫病已成而后药之，乱已成而后治之，譬犹渴而穿井，斗而铸锥，不亦晚乎！"强调处理疾病关键不在于"治疗"，而在于"治理"，慢性病的防治重在"养病"，而非"求医治病"，应当"三分治七分养"。

由此看出，中医学和西医学防治慢性病的观念是一致的，但西医学讲究量化的运动量，讲究营养元素的分解计算，中医学则讲究"天人合一"，以整体观念、辨证论治为指导，系统地认识人体，针对不同机体疾病状态，建立个体化的诊疗方案，使机体逐步恢复健康状态；运用中医"治未病"理念，针对机体危险状态"未病先防"，减少慢性病发病率；针对慢性病常见并发症"瘥后防复"，完善慢性病防治措施，提高生存质量，降低慢性病复发率、病死率。

四、护士在慢病管理中的角色和作用

慢性病不同于急性病治疗一段时间就可以痊愈，其有可能伴随患者的一生。慢性病也可以说是生活方式疾病，需要患者学会一定的知识与技巧或改变已有的生活方式去延缓疾病的发展。而改变患者已有的不良生活方式，鼓励患者有信心去对抗疾病，需要护士站在最前线。因为这种持续性的照护需要更多的耐心与责任心，它不需要更多的医疗手段，只要患者能改变并坚持良好的生活方式，就会有成效。这样的管理模式赋予了护士更多的能力，在医生制定的一定的临床路径和管理流程下，患者能否有效地延缓疾病的进展，与护士的管理与投入有直接的关系。

WHO 指出："护士作为护理的专业工作者，其唯一的任务就是帮助患者恢复健康，帮助患者促进健康。"国际护士会规定护士的权利与义务为："保持生命，减轻痛苦，促进健康。"100 多年的护理专业实践向人们成功展示了护理在健康服务领域中所取得的巨大成就，但是传统的护士是在急性诊疗模式下形成的角色，更多的是执行医生对患者的诊疗方案。而在慢病管理的模式下，护士担任的角色不再是临床护理者，而是信息传递者、健康促进者、患者及家属的知心朋友、管理者和协调者。这就要求护士不仅要尽快转变角色，

而且还要发挥多元化角色的作用。

1. 护士是信息传递者 护士根据患者的具体病情和各期的不同需要，把健康的信息提供给家庭和社会，为患者的康复创造愉悦的环境，培养积极向上的心态，提供健康的娱乐场所，以满足患者康复的生理和心理特点。

2. 护士是健康促进者 护士深入到每个家庭，指导家属并鼓励患者多参与一些活动，如做些简单的家务、散步等；在饮食营养方面，指导家属根据病情需要，以高蛋白、低脂肪、高维生素、易消化的软食或半流质饮食为主，烹调得法，定时定量；在二便管理方面，教会患者按时排便的好习惯和促进肠蠕动的有效方法。

3. 护士是患者和家属的知心朋友 护士应与患者及其家属建立友好的关系，及时了解和解决患者及其家属在生活中和康复过程中遇到的各种问题，帮助调整患者的生活行为向健康方式转变，使患者重新适应在家庭、社会中的角色，保持情绪稳定，心态平和。

4. 护士是管理者和协调者 护士应帮助患者认识影响健康的因素，根据患者的具体情况，有针对性地调整患者的照护计划，鼓励患者保持健康的生活方式和行为，提高患者的健康素质。同时通过对患者个人、家庭及社区的全面评估，帮助患者认识其现存的和潜在的健康问题，通过健康教育的实施，为患者提供有关卫生保健的知识和技能，从而增强患者自我保健能力。

护士的角色转变不仅能让其在健康服务领域中处于"前哨阵地"的位置，而且能够发挥护理专业在健康服务领域的主动性，更多地帮助患者恢复健康、促进健康。一旦慢病管理模式下的这种优势被护士所认识并加以发挥，护士势必在恢复健康和促进健康中实实在在地显示出强大实力与独特功能。另外，中医的整体观念和"治未病"理论与方法，尤其是中医养生康复的理念与方法在慢病管理中发挥着重要作用，通过情志、饮食、运动、起居、食药、四季等养生方法可提高慢性病患者人群及慢性病高危人群的生活质量，改善病情。将中医养生康复方法融入慢病管理中，不但丰富了护理工作方法，充实了护理健康教育内容，也降低了医疗成本，丰富了护士的职业内涵。

附表一

中医慢病管理一般信息记录表（首程病历表）

姓名： 诊疗卡号： 填表日期 年 月 日

病历号	诊疗卡号
姓名	性别 □男 □女
出生日期	出生地
身高 cm	体重 kg
民族	血型 □A □B □AB □O
身份证号	医保号
家庭电话	手机
住址	邮编
电子邮件	职业
付费方式 □自费 □医保 □公医 □其他	婚姻状况 □未婚 □已婚 □丧偶 □其他
是否曾嗜酒 □是 □否	现在是否仍嗜酒 □是，约_____斤/天 □否
是否曾经吸烟 □是 □否	现在是否仍吸烟 □是，约_____支/天 □否
教育程度 □小学 □中学 □大专及以下 □本科及以上	家族病史 □无 □有，请填写病名：_____
家属姓名	家属关系
家属电话	家属其他联系电话
家庭每月人均收入 □500元以下 □500~1000元 □1000~2000元 □2000~4000元 □4000元以上		
工作强度 □无 □全职 □半职		
工作状态 □退休 □离休 □下岗 □在职 □无业		
照顾者 □自己 □配偶 □子女 □保姆 □其他亲戚		

备注：请在相应"□"里打"√"。

现病史

附表二

中医慢病管理心理评估量表

姓名： 诊疗卡号： 填表日期 年 月 日

描述（请在右边符合的选项上打勾）	无或偶尔有	有时	经常	持续
1. 我感到情绪沮丧、郁闷				
2. 我感到早晨情绪最好				
3. 我要哭或想哭				
4. 我夜间睡眠不好				
5. 我吃饭像平时一样多				
6. 我的性功能正常				
7. 我感到体重减轻				
8. 我为便秘烦恼				
9. 我的心跳比平时快				
10. 我无故感到疲劳				
11. 我头脑像往常一样清楚				
12. 我做事情像平时一样不感到困难				
13. 我坐卧不安，难以保持平静				
14. 我对未来感到有希望				
15. 我比平时更容易激怒				
16. 我觉得决定事情很容易				
17. 我感到自己是有用的、不可缺少的				
18. 我的生活很有意义				
19. 假若我死了，别人会过得更好				
20. 平时感兴趣的事我仍然感兴趣				
总得分				

附表三

中医慢病管理自我效能评估量表

姓名：　　　诊疗卡号：　　　　　　　　　　　　　填表日期　　年　　月　　日

描述（请在右边符合的选项上打勾）	完全不正确	有点不正确	多数正确	完全正确
1. 如果尽力去做，我总能够解决问题				
2. 即使别人反对，我仍有办法获得自己想要的				
3. 对我来说，坚持思想和达到目标轻而易举				
4. 我自信能有效应付任何突如其来的事情				
5. 以我的才智，我定能应付意料之外的情况				
6. 如果我付出必要的努力，我一定能解决大多数的难题				
7. 我能冷静地面对困难，因为我信赖自己处理问题的能力				
8. 面对一个难题，我常能找到几个解决办法				
9. 有麻烦时，我通常能想到一些应付的方法				
10. 无论发生什么事我都能应付自如				
总得分				

附表四

中医慢病管理血压、血糖、尿量、饮水量记录表

姓名：　　　诊疗卡号：

日期	血压（mmHg）		血糖（mmol/L）		24 小时尿量（mL）	24 小时饮水量（mL）
	早上	晚上	空腹	餐后 2 小时		

附表五

中医慢病管理饮食记录表

姓名： 诊疗卡号：

记录方式：食品名称×量（g 或 mL）。例如：瘦肉 50g，青瓜 50g，面汤 100mL

日期	早餐	午餐	晚餐

注：请记录一周内连续三天的饮食，最好包括周一至周五中的两天，以及周六或周日中的一天。

附表六

中医慢病管理服用药物登记表

姓名： 诊疗卡号：

药物	年 月 日	年 月 日	年 月 日	年 月 日	年 月 日	年 月 日
	用量及变化	用量及变化	用量及变化	用量及变化	用量及变化	用量及变化

附表七

中医慢病管理营养评估量表（采用 SGA 评分）

姓名： 诊疗卡号： 填表日期 年 月 日

1. 体重改变

（说明）根据既往半年和两周的体重变化情况给予积分，尤其重视近两周来的变化，若最近体重稳定或有增加，应加分。

（询问词）你目前体重，你 6 个月前体重

最近 2 周体重变化了吗？不变＿＿＿＿增加＿＿＿＿减少＿＿＿＿多少＿＿＿＿

（评价标准）6 个月内体重变化

A＝体重变化＜5%，或 5%～10% 但正在改善

B＝持续减 5%～10%，或由 10% 升至 5%～10%

C＝持续减少＞10%

2 周内体重变化

A＝无变化、正常体重或恢复到5%内

B＝稳定，但低于理想或通常体重；部分恢复但不完全

C＝减少/降低

2. 进食

（询问词）你的食欲：好＿＿＿＿＿＿不好＿＿＿＿＿＿正常＿＿＿＿＿＿非常好＿＿＿＿＿＿

你的进食量有变化吗？不变＿＿＿＿＿＿增加＿＿＿＿＿＿减少＿＿＿＿＿多久＿＿＿＿＿＿

进食发生改变的持续时间：＿＿＿＿＿＿

你的食物类型有变化吗？没有变化＿＿＿＿＿＿半流量＿＿＿＿＿＿全流量＿＿＿＿＿＿

低能量流食＿＿＿＿＿＿不能摄食或有其他的变化＿＿＿＿＿＿

（评价标准）摄食变化

A＝好，无变化，轻度、短期变化

B＝正常下限但在减少；差但在增加；差，无变化（取决于初始状态）

C＝差并在减少；差，无变化

摄食变化的时间

A＝＜2 周，变化少或无变化

B＝＞2 周，轻 - 中度低于理想摄食量

C＝＞2 周，不能进食，饥饿

3. 胃肠道症状

（询问词）你常出现下面的问题吗？

没有食欲：很少＿＿＿＿＿从不＿＿＿＿＿每天＿＿＿＿＿2~3 次/周＿＿＿＿＿1~2 次/周＿＿＿＿＿

腹泻：很少＿＿＿＿＿从不＿＿＿＿＿每天＿＿＿＿＿2~3 次/周＿＿＿＿＿1~2 次/周＿＿＿＿＿

恶心：很少＿＿＿＿＿从不＿＿＿＿＿每天＿＿＿＿＿2~3 次/周＿＿＿＿＿1~2 次/周＿＿＿＿＿

呕吐：很少＿＿＿＿＿从不＿＿＿＿＿每天＿＿＿＿＿2~3 次/周＿＿＿＿＿1~2 次/周＿＿＿＿＿

（评分标准）A＝少有，间断

B＝部分症状，＞2 周；严重、持续的症状，但在改善

C＝部分或所有症状，频繁或每天，＞2 周

4. 功能异常

（询问词）你还能做以前能做的事吗？

遛弯：没有＿＿＿＿＿稍减少＿＿＿＿＿明显减少＿＿＿＿＿增多＿＿＿＿＿

工作：没有＿＿＿＿＿稍减少＿＿＿＿＿明显减少＿＿＿＿＿增多＿＿＿＿＿

室内活动：没有＿＿＿＿＿稍减少＿＿＿＿＿明显减少＿＿＿＿＿增多＿＿＿＿＿

过去 2 周有何改变？有所改善＿＿＿＿＿无变化＿＿＿＿＿恶化＿＿＿＿＿

（评分标准）A＝无受损，力气/精力无改变或轻－中度下降但在改善

B＝力气/精力轻－中度下降，通常的活动部分减少；严重下降但在改善

C＝力气/精力严重下降，卧床

5. 体检

皮下脂肪

A＝大部分或所有部位无减少

B＝大部分或所有部位轻－中度减少，或部分部位中－重度减少

C＝大部分或所有部位中－重度减少

肌肉消耗

A＝大部分肌肉，改变少或无变化

B＝大部分肌肉轻－中度改变，一些肌肉中－重度改变

C＝大部分肌肉重度改变

水肿

A＝正常或轻微

B＝轻－中

C＝重

腹水

A＝正常或轻微

B＝轻－中

C＝重

6. SGA 总评分

SGA 评分等级

A＝营养良好（大部分是 A，或明显改善）

B＝轻－中度营养不良

C＝重度营养不良（大部分是 C，明显的躯体症状）

附表八

中医慢病管理生活质量评估表
（采用 SF－36 健康调查表中文版）

姓名：　　　诊疗卡号：　　　　　　　填表日期　　年　　月　　日

1. 总体来讲，您的健康状况是：

①非常好　　　　②很好　　　　③好　　　　④一般　　　⑤差

2. 跟 1 年以前比，您觉得自己的健康状况是：

①比 1 年前好多了　　　②比 1 年前好一些　　　③跟 1 年前差不多

④比 1 年前差一些　　　　　　⑤比 1 年前差多了

健康和日常活动

3. 以下这些问题都和日常活动有关。请您想一想，您的健康状况是否限制了这些活动？如果有限制，程度如何？

（1）重体力活动，如跑步举重、参加剧烈运动等：

①限制很大　　　　　　②有些限制　　　　　　③毫无限制

（2）适度的活动，如移动一张桌子、扫地、打太极拳、做简单体操等：

①限制很大　　　　　　②有些限制　　　　　　③毫无限制

（3）手提日用品，如买菜、购物等：

①限制很大　　　　　　②有些限制　　　　　　③毫无限制

（4）上几层楼梯：

①限制很大　　　　　　②有些限制　　　　　　③毫无限制

（5）上一层楼梯：

①限制很大　　　　　　②有些限制　　　　　　③毫无限制

（6）弯腰、屈膝、下蹲：

①限制很大　　　　　　②有些限制　　　　　　③毫无限制

（7）步行 1500m 以上的路程：

①限制很大　　　　　　②有些限制　　　　　　③毫无限制

（8）步行 1000m 的路程：

①限制很大　　　　　　②有些限制　　　　　　③毫无限制

（9）步行 100m 的路程：

①限制很大　　　　　　②有些限制　　　　　　③毫无限制

（10）自己洗澡、穿衣：

①限制很大　　　　　　②有些限制　　　　　　③毫无限制

4. 在过去 4 个星期里，您的工作和日常活动有无因为身体健康的原因而出现以下这些问题？

（1）减少了工作或其他活动时间：

①是　　　　　　②不是

（2）本来想要做的事情只能完成一部分：

①是　　　　　　②不是

（3）想要干的工作或活动种类受到限制：

①是　　　　　　②不是

（4）完成工作或其他活动困难增多（比如需要额外的努力）：

①是　　　　　　②不是

5. 在过去 4 个星期里，您的工作和日常活动有无因为情绪的原因（如压抑或忧虑）而出现以下这些问题?

（1）减少了工作或活动时间：

①是　　　　　　　　②不是

（2）本来想要做的事情只能完成一部分：

①是　　　　　　　　②不是

（3）干事情不如平时仔细：

①是　　　　　　　　②不是

6. 在过去 4 个星期里，您的健康或情绪不好在多大程度上影响了您与家人、朋友、邻居或集体的正常社会交往?

①完全没有影响　　②有一点影响　　③中等影响　　④影响很大　　⑤影响非常大

7. 在过去 4 个星期里，您有身体疼痛吗?

①完全没有疼痛　　②有一点疼痛　　③中等疼痛　　④严重疼痛　　⑤很严重的疼痛

8. 在过去 4 个星期里，您的身体疼痛影响了您的工作和家务吗?

①完全没有影响　　②有一点影响　　③中等影响　　④影响很大　　⑤影响非常大

您的感觉

9. 以下这些问题是关于过去 1 个月里您自己的感觉，对每一条问题所说的事情，您的情况是什么样的?

（1）您觉得生活充实：

①所有的时间　　　②大部分时间　　　③比较多的时间

④一部分时间　　　⑤小部分时间　　　⑥没有这种感觉

（2）您是一个敏感的人：

①所有的时间　　　②大部分时间　　　③比较多的时间

④一部分时间　　　⑤小部分时间　　　⑥没有这种感觉

（3）您的情绪非常不好，什么事都不能使您高兴起来：

①所有的时间　　　②大部分时间　　　③比较多的时间

④一部分时间　　　⑤小部分时间　　　⑥没有这种感觉

（4）您的心里很平静：

①所有的时间　　　②大部分时间　　　③比较多的时间

④一部分时间　　　⑤小部分时间　　　⑥没有这种感觉

（5）您做事精力充沛：

①所有的时间　　　②大部分时间　　　③比较多的时间

④一部分时间　　　⑤小部分时间　　　⑥没有这种感觉

（6）您的情绪低落：

①所有的时间　　　②大部分时间　　　③比较多的时间

④一部分时间　　　⑤小部分时间　　　⑥没有这种感觉

（7）您觉得筋疲力尽：

①所有的时间　　　②大部分时间　　　③比较多的时间

④一部分时间　　　⑤小部分时间　　　⑥没有这种感觉

（8）您是个快乐的人：

①所有的时间　　　②大部分时间　　　③比较多的时间

④一部分时间　　　⑤小部分时间　　　⑥没有这种感觉

（9）您感觉厌烦：

①所有的时间　　　②大部分时间　　　③比较多的时间

④一部分时间　　　⑤小部分时间　　　⑥没有这种感觉

10. 不健康影响了您的社会活动（如走亲访友）：

①所有的时间　　　②大部分时间　　　③比较多的时间

④一部分时间　　　⑤小部分时间　　　⑥没有这种感觉

总体健康情况

11. 请看下列每一条问题，哪一种答案最符合您的情况？

（1）我好像比别人容易生病：

①绝对正确　　　②大部分正确　　　③不能肯定　　　④大部分错误　　　⑤绝对错误

（2）我跟周围人一样健康：

①绝对正确　　　②大部分正确　　　③不能肯定　　　④大部分错误　　　⑤绝对错误

（3）我认为我的健康状况在变坏：

①绝对正确　　　②大部分正确　　　③不能肯定　　　④大部分错误　　　⑤绝对错误

（4）我的健康状况非常好：

①绝对正确　　　②大部分正确　　　③不能肯定　　　④大部分错误　　　⑤绝对错误

（张广清　邓丽丽）

第二章　常见慢性病的管理模式与实践

第一节　概　述

伴随工业化、城镇化、老龄化进程加快，慢性病发病患者数量快速上升。据报道，慢性病导致的死亡人数已经占我国总死亡人数的85%，导致的疾病负担已占总疾病负担的70%，是群众因病致贫返贫的重要原因，若不及时有效控制和管理，将带来严重的社会经济问题。慢病管理由多专业团队（医生、护士、营养师、心理指导师等）、多学科合作（医学、康复学、心理学、营养学、影像学等），提供专业性的治疗，通过责任制照护，使患者掌握自我管理疾病的知识及技巧，促进和提高患者的自我管理能力及效能，减少复发，提高患者的生活自理能力，促进患者重返社会。

慢病管理的主要流程如下图：

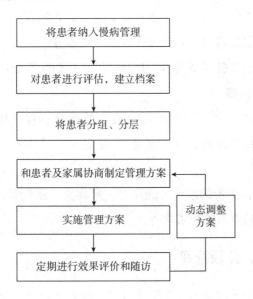

一、在患者充分知情和自愿基础上纳入慢病管理

慢病管理的主要对象是确诊的患者。医务人员向患者讲解慢病管理的目的，在慢病管理过程中患者可能享受到的益处及需要尽的义务。对自愿参与的慢病管理患者需签署知情同意书并建立管理档案。

二、患者资料采集和档案建立

1. 患者资料采集的注意事项　资料采集应坚持的原则是客观、真实、准确，在慢病管理的过程中还特别强调患者知情同意、保密原则、动态收集。

（1）知情同意：由于慢性病管理的目的主要是促进患者自我管理能力的提高，因此患者的主动参与是达到管理目的的前提。知情同意的目的一方面是为了促进医患双方相关义务的履行和权利的保证，其次是为了促进患者对慢病管理的充分了解和主动参与。另外也是后期数据处理、论文发表、课题申报的必要条件。

（2）保密原则：在慢病管理中，不仅涉及疾病相关信息，还涉及患者及家属联系方式、身份识别、社会角色和关系等各方面的信息，一定要注意资料的存放安全和患者信息的保密。

（3）动态收集：慢病管理的理念是持续跟进，终身管理。因此，要动态做好患者的评估和资料采集，且要尽可能使所采集的资料客观、准确，为患者管理提供依据。

2. 相关资料的来源　在慢病管理中，患者资料来源主要包括患者、家属、其他医护人员、相关检验检查、既往病历资料等。由于患者是慢病管理的主体，所以在慢病管理的过程中，一定要重视患者的主诉，倾听患者所反映和关心的问题；由于慢病患者多为老年人，可能存在残障、认知障碍等，同时慢病管理也离不开家属及照顾者的积极参与，所以家属及照顾者所提供的信息就特别重要，是制定管理计划的重要依据之一。

3. 资料采集的主要内容

（1）一般资料：姓名、性别、出生年月日、受教育程度、职业、联系方式（手机、家庭固定电话、常住地详细地址、电子邮箱）、家庭人均月收入、医疗费用支付方式、出院后去向等。

（2）疾病相关资料：患者的诊断、既往史、家族史、服药情况、服药的种类和剂量、特殊治疗和干预、相关检查及评价资料等。

三、患者的分层、分级管理

简单地说，慢病分层管理就是按照管理对象某些容易识别且重要的特征进行分层，根

据分层制定有针对性的管理计划、管理措施和管理目标，并进行随访评价。目前的慢病管理中，管理对象的分层主要是参照某些重要的指标水平、该慢性病的危险因素、靶器官损伤及患者依从性等方面。在每一分层里也可以依据某些特征再细分，以方便对患者的管理。

慢病分级管理广义上可以指不同级别的卫生部门对慢性病进行系统的管理，如疾病控制中心、慢性病防治站、医院、社康服务中心等这些不同级别的卫生机构在慢病管理方面承担的任务和角色不同。狭义上指按照疾病的轻重程度、检查指标、需要的管理内容等情况进行分级管理，如高血压的分级管理等。

实施对慢性病患者分层、分级管理是提高慢病管理的效率和节约慢病管理的人力资源成本的有效手段。常见的慢性病包括高血压、糖尿病、冠心病、脑卒中、高脂血症、恶性肿瘤等，每一类疾病的患者群体都非常庞大且在不断扩大，对每一个患者进行强化管理不太现实。通过分层、分级管理，有利于使疾病相关指标得到控制，预防和减少并发症，使资源得到优化，提高疾病管理的成本 - 效益比。

四、管理的形式

1. 患者的自我管理　包括先兆和症状的识别、药物副反应的观察、特异值的监测、居家功能锻炼及写自我管理日记等。患者的自我管理是慢病管理的核心。

2. 医护人员的指导和监督　包括制定患者自我管理指南，组织自我管理课程，和患者一起制定自我管理阶段计划、个案管理等，并监督患者的执行情况。

3. 同伴教育及互助小组　以各种形式促进病友之间的相互沟通、帮助，如组建"肾友会""脑友会""某病联谊会"等。

国内外经验表明，慢性病是可以有效预防和控制的疾病。慢性病发生和流行是与经济社会、生态环境、文化习俗和生活方式等因素密切相关的。本章将从常见慢性病的高危因素及常见症状、常见并发症、生活方式、用药指导及常见检查的管理等方面，对常见慢性病的管理逐一阐述。

第二节　脑卒中的管理模式与实践

脑卒中（stroke）是世界第二大死亡原因、中国第一位的死亡原因及成人致残的首位原因，具有发病率、患病率、致残率和复发率均很高的特点。脑卒中5年复发率为27%～42%，再发可导致病人已有的神经功能障碍加重并使病死率明显上升。其致残率约为75%，其中重度致残约为40%，严重影响人民群众的身体健康和生活质量。脑卒中慢病管理工作作为一项关系广大民众身体健康的工程，正逐渐引起各级政府和相关部门的重视和关注。

【定义】

脑卒中又称"中风"，是一组以急性起病，局灶性或弥漫性脑功能缺失为共同特征的脑血管病。主要是由于血管壁异常、血栓、栓塞及血管破裂等造成的神经功能障碍性疾病，临床上表现为一过性或永久性脑功能障碍的症状和体征。以猝然昏仆、不省人事或突然发生口眼歪斜、半身不遂、舌强言謇、认知障碍为主要特征，是好发于中老年人的一种常见病，多数有高血压、糖尿病、心脏病或高脂血症病史。

脑卒中属中医学的"中风""薄厥""暴厥""半身不遂"等病证范畴。中医认为，本病是在气血内虚的基础上，因劳倦内伤、忧思恼怒、嗜食厚味及烟酒等诱因，引起的脏腑阴阳失调，气血逆乱，上犯于脑，导致脑脉痹阻或血溢脑脉之外。

【高危因素的管理】

一、不可干预高危因素

1. 年龄　与脑卒中的发病密切相关，在 55 岁以后，年龄每增加 10 岁，脑卒中的风险都会倍增。

2. 性别　男性脑卒中发病率高于女性。

3. 遗传因素　脑卒中有遗传倾向，家族性卒中的发病率高。

4. 季节和气候　气候变化与脑卒中的发生相关，特别是出现剧烈的气候变化时，如夏季和冬季，容易诱发脑卒中。

二、可干预高危因素及管理

（一）高血压

脑卒中发病率、死亡率的上升与血压升高有着十分密切的关系。在控制了其他危险因素后，收缩压每升高 10mmHg，脑卒中发病的相对危险性增加 49%；舒张压每增加 5mmHg，脑卒中发病的相对危险性增加 46%。

[**管理指导**] 首次病发后的患者，不论既往有无高血压史，均需密切监测血压水平。急性期后，在参考高龄、基础血压、平时用药、可耐受性的情况下，降压目标一般应达到 ≤140/90mmHg，以减少复发。有糖尿病的高血压患者，血压还应该控制得更低一些，应

低于130/80mmHg。

（二）糖尿病

糖尿病是脑卒中的独立危险因素，2型糖尿病患者发生脑卒中的危险性增加2倍。脑血管病的病情轻重和预后与糖尿病患者的血糖水平及病情控制程度有关。

[**管理指导**] 糖尿病血糖控制的靶目标为HbA1c<6.5%，但需注意对于高危2型糖尿病患者血糖过低可能带来危害。糖尿病合并高血压患者应严格控制血压在130/80mmHg以下，降压药选择以血管紧张素转换酶抑制药、血管紧张素Ⅱ受体拮抗剂类为主，研究表明，该类药物在降低心脑血管事件方面获益明显。

（三）心脏病

有心脏病者发生脑卒中的危险要比无心脏病者高2倍以上。非瓣膜病性房颤患者年发生脑卒中的危险性为3%～5%，大约占缺血性脑卒中的50%。

[**管理指导**] 对于心房颤动的缺血性脑卒中患者，可使用适当剂量的华法林口服抗凝治疗，以预防再发的栓塞事件。华法林的目标剂量是维持INR在2～3。对于不能接受抗凝治疗的患者，应使用抗血小板治疗。

（四）血脂异常

大量研究证实，血脂异常和脑血管病有密切关系，应用他汀类药物预防性治疗可使发生脑卒中的危险性减少19%～31%。

[**管理指导**] 胆固醇水平升高的缺血性脑卒中患者，应进行生活方式的干预及药物治疗。使用他汀类药物，目标是使LDL－C水平降至2.59mmol/L以下或使LDL－C下降幅度达到30%～40%。对于伴有多种危险因素（冠心病、糖尿病、未戒断的吸烟、代谢综合征等）的缺血性脑卒中患者，如果LDL－C>2.07mmol/L，应将LDL－C降至2.07mmol/L以下或使LDL－C下降幅度>40%。

（五）吸烟

经常吸烟是一个公认的缺血性脑卒中的危险因素。其对机体产生的病理生理作用是多方面的，主要影响全身血管和血液系统，如加速动脉硬化、升高纤维蛋白原水平、促使血小板聚集、降低高密度脂蛋白水平等。长期被动吸烟也可增加脑卒中的发病危险。

[**管理指导**] 脑卒中患者如有吸烟史，医护人员应当建议其戒烟，避免环境性（被动）吸烟，戒烟指导、尼古丁产品和口服戒烟药有助于吸烟者戒烟。可采用"5A法"帮助吸

烟者戒烟：①第一步：询问（Ask），询问并记录患者吸烟情况。②第二步：建议（Advice），积极劝说所有吸烟者戒烟。③第3步：评估（Assess），评估每一位吸烟者的戒烟动机与意愿。④第4步：帮助（Assist），提供戒烟帮助。⑤第5步：安排随访（Arrange follow - up），通过随访鼓励戒烟，防止复吸。

（六）饮酒

慢性酒精中毒及重度饮酒是各种脑卒中亚型的危险因素。

[管理指导] 缺血性脑卒中患者，如为重度饮酒者（≥5个标准饮酒量/日），应当停止或减少酒精摄入。轻到中度的酒精摄入（男性每天不超过2个标准饮酒量，非妊娠女性每天不超过1个标准饮酒量）较为合理。孕妇应忌酒。

注：一个标准饮酒量相当于10g酒精。酒精含量 = 酒的浓度 × 饮酒量。例如，饮52度的白酒200mL，其酒精量为52% × 200mL = 104g，即饮酒量过多。

【常见症状的管理】

脑卒中患者临床表现以猝然昏仆、不省人事或突然发生口眼歪斜、半身不遂、舌强言謇、认知障碍为主要特征。患者处于急性期时，往往需要住院治疗，进入慢病管理的患者多数处于恢复期或后遗症期，常见的症状有偏瘫、吞咽障碍、言语障碍、中风后抑郁等，以下主要针对慢病管理中患者常见症状的管理展开讨论。

一、偏瘫

偏瘫又称半身不遂，是指一侧上下肢、面肌和舌肌下部的运动障碍。偏瘫是脑卒中后最常见的后遗症，轻者活动受限，严重者常卧床不起，丧失生活能力。

[管理指导]

1. 体位变换 每2~3小时为患者翻身1次，将瘫痪的肢体摆放良肢位：①仰卧位：患肩前伸，肘部伸直，腕关节背伸，手指伸开；患侧下肢伸展，臀部及大腿下放置一枕头，防止患腿外旋。②患侧卧位：患侧在下、健侧在上。患侧上肢前伸，使肩部向前，肘关节伸展，手指张开，掌心向上。健侧上肢可放在身上或身后的枕头上。患侧下肢在后，髋关节微后伸，膝关节略屈曲。③健侧卧位：健侧在下、患侧在上。患侧上肢下垫一个枕头，前伸使患侧肩部前伸、肘关节伸展、前臂悬前、腕关节背伸。患侧骨盆悬前，髋、膝关节成自然半屈位，置于枕上。患足与小腿尽量保持垂直位，注意足不能内翻。

（1）被动翻身：从仰卧翻至侧卧。先将患者左（右）侧上肢外展至约90°，右（左）侧上肢置于腹部，下肢交叉。辅助者立于右（左）侧，一手放于患者肩部，另一只手从右

（左）侧大腿下穿过，搭在另一条腿上，双臂同时用力，将患者右（左）侧身体抬起，翻至侧卧位，再调整至良肢位。

（2）向健侧翻身：①辅助翻身：患者双手交叉握住，辅助者屈曲患者下肢，双手放于患者臀部和足部辅助向健侧翻身，再调整至良肢位。②独立翻身：患者仰卧位，健腿插入患腿下方，双手叉握，向上伸展上肢，左右摆动加大幅度，摆至健侧时，借助惯性翻向健侧，同时用健腿带动患腿翻身，再调整至良肢位。

（3）向患侧翻身：①辅助翻身：令患者抬起健侧腿伸向患侧，健侧上肢向前摆，辅助者一手放在患膝上辅助患腿外旋，另一只手可辅助患侧上肢处于前伸位置，再调整至良肢位。②独立翻身：双手交叉握住，由健侧上肢带动患侧上肢伸直，健侧下肢屈曲，用健侧上肢将患侧上肢置于外展位，以防翻身后受压；健侧足蹬床使身体向患侧旋转，健侧下肢向患侧前伸，带动肩部旋转，使身体呈侧卧位，再调整至良肢位。

2. 床旁功能训练

（1）由健侧卧位到床边坐位训练：让患者先将健足插入患足下，带动患足移向床边，患侧上肢放于腹部，然后向健侧翻身，辅助者指示患者一边用健侧前臂支撑躯干，一边抬起躯干的上部，这时辅助者可以用一只手在患者头部给予帮助，另一只手帮助患者的下肢移向床边垂下。

（2）由患侧卧位转向床边坐位训练：让患者取患侧卧位，用健侧手托住患侧上肢的肘部，健侧足插入患侧膝部下方，辅助者一手在患者头部给予向上的辅助，另一手将患者双下肢移至床边垂下，以髋关节为轴向上坐起。

（3）坐位平衡训练：保持躯干伸展，将背部垫一枕头，双侧上肢伸展位放在床前桌上，避免患侧上肢悬吊于身边，引起肩关节脱位、肩手综合征等并发症，髋关节尽量保持接近90°的屈曲位。训练方法有在坐位做前后、左右改变重心，加强患侧承重练习及左右交替抬臀负重练习等。

（4）坐位与站立位的转移训练：患者先坐直，两脚平放地上，足尖与膝盖成一直线，双手叉握带动躯干充分前伸，髋关节尽量屈曲，然后重心从臀部慢慢转移到双脚上而站立。起立后要双脚同时负重。坐下时躯干前倾，膝前移，髋、膝屈曲而坐下。

二、吞咽障碍

吞咽障碍是指食物和（或）液体从口、咽、食管至胃的推进过程中受到阻碍。是由于各种原因损害舌咽、迷走神经或皮质脑干束所致的机械性梗阻，或神经和肌肉功能发生障碍，致使吞咽功能不能进行。50%脑卒中患者发病后伴有不同程度的吞咽困难，极易造成误吸、吸入性肺炎、脱水、营养不良，严重影响患者的生活质量，甚至危及生命。

[管理指导]

1. 体位：喂饭前后保持半坐位或坐位。

2. 对脑卒中患者进行动态的吞咽筛查评估。

3. 洼田饮水试验Ⅰ~Ⅱ级患者，给予经口摄食软饭、免骨餐、正常餐；吞糊试验通过患者，可进食全糊餐和糊状的液体，逐渐进食软食及较熟的菜等；用小匙盛小口食物，慢慢放入患者口中（舌的中后1/3处），嘱其慢慢咽下。失败者可鼻饲流质和水。

4. 鼻饲患者的护理：鼻饲前摇高床头≥30°，鼻饲液温度为39℃~41℃，可用手臂内侧试温。鼻饲前回抽胃液，确定无胃潴留后注入少量温开水，将鼻饲液缓慢匀速注入胃管内。鼻饲后用温开水冲管，每次鼻饲量200~300mL，宜少量多餐。鼻饲口服药前先将药研碎加水溶解后再注入胃管，并用温开水冲管。鼻饲后保持体位0.5~1小时。

5. 进行吞咽功能的训练

（1）吞咽动作：嘱患者练习空吞咽，每日数次。

（2）鼓腮动作：张口后闭上，使腮部充满气体，随呼吸慢慢吐出。

（3）舌的运动训练：张口将舌尽力向外伸出，先舔下唇及左右口角，转至舔上唇及硬腭，然后将舌缩回，闭口做上下牙齿互叩及咀嚼。

6. 对患者及家属进行餐具选择的指导、进食/喂食方法的训练。

三、言语障碍

脑卒中患者可产生各种语言障碍，主要的障碍为失语症和构音障碍。失语症是个体利用语言如口语、书面语及手势语等进行交际活动过程中出现的言语障碍，患者在意识清晰、无精神障碍及严重智能障碍的前提下，无视觉及听觉缺损，亦无口、咽、喉等器官肌肉瘫痪及共济运动障碍，却听不懂别人或自己的谈话，说不出要表达的意思，不理解也写不出病前会读、会写的句子。构音障碍是由于神经病变及言语产生有关肌肉的麻痹、收缩力减弱或运动不协调所致。

[管理指导]

1. 失语症

（1）说话时语速要慢、清晰，配合肢体语言表达意思。

（2）尽力理解患者所要表达的意思，给予足够的时间，鼓励用手势或图画帮助表达。

（3）进行语言康复训练

1）运动性失语：①着重发音、说话的训练：反复张口，伸缩、卷动舌头练习。②鼓励患者深吸气后张大嘴发"a"音练习。③唇部训练：发"ma"音。

2）感觉性失语：①听力训练：主要为声音刺激，如听音乐、听广播，或旋律语调治疗。②词语听觉辨认：出示实物图片或词卡，让患者回答，由易到难，从物品名称到物品功能及属性。③记忆训练：让患者按顺序回忆有关的事和物，如果回答正确，增加难度，反复练习，增强记忆力。④视觉训练：如给患者一杯水、牙膏、牙刷，然后讲"刷刷牙"。看患者是否执行口令，以此来刺激视觉的理解。

2. 构音障碍　重点针对异常的言语表现而不是构音障碍的类型。言语的发生受神经和肌肉控制，身体姿势、肌张力、肌肉和运动协调的异常都会影响言语的质量。注意言语治疗从改变这些状态开始。

四、中风后抑郁

中风后抑郁是个体由于机体实质性损害和（或）功能性损害没有能力适应现实环境而引起的精神和心理的变化。主要表现为中风后自我评价低、悲观、意志力减退、主动性降低，甚至有自杀倾向或行为。

按病情轻重可分为轻度和重度。轻度表现为心情悲伤，对生活失去兴趣，终日郁郁寡欢，睡眠障碍，记忆力、计算力下降，反应迟钝，全身乏力，常常闭门不出，疏远亲友，回避社交。重度表现为紧张、焦虑、悲观、绝望、痛苦难耐，甚至攻击他人，有自杀倾向，对生活和康复产生明显不利影响，需积极进行心理疏导、药物治疗。

[管理指导]

1. 人文关怀　为患者营造人性化、温馨、舒适的生活环境。居室温湿度适宜，灯光柔和，清洁安静。及时了解患者的心理变化，给予安慰、支持、鼓励，帮助患者树立战胜疾病的信心，积极配合治疗，促进早日康复。

2. 知识干预　首先评估患者对疾病掌握的程度，是否了解疾病的相关知识，通过完全补偿性护理、部分补偿性护理及辅助教育系统对患者实施知识宣教、康复指导，使患者了解疾病，掌握疾病的相关知识，积极配合治疗。

3. 心理干预　针对患者情绪低落、夜眠差、少语、注意力不集中、焦虑不安、缺乏自信的症状，鼓励其诉说内心感受，充分了解患者的病情与生活背景，给以支持与鼓励，在建立良好护患关系的基础上，同情、安慰患者，动员和指导家属在各个方面关心、支持、帮助患者。运用自理理论，指导患者在现有状态下建立自理能力。通过图片、讲解等方法让患者了解疾病的常见原因、临床表现、治疗方法及预后，消除顾虑和不良情绪，提高自信心，克服自卑感，以最佳的心理、生理状态接受治疗和康复训练。

4. 文娱活动　鼓励患者参加文娱活动，如听音乐、观看电视节目等。

5. 强化支持系统　在患者康复期间得到亲情的帮助和社会支持非常重要。有研究证实，良好的社会支持系统可缓冲突发事件对患者的影响，预防和减少抑郁的发生。

【常见并发症的管理】

在慢病管理中，脑卒中患者常见的并发症包括肩手综合征、吸入性肺炎、下肢深静脉血栓形成等，这些并发症是影响患者预后和生活质量的重要因素。在慢病管理中，主要是通过相应的指导措施预见性预防这些并发症的发生。

一、肩手综合征

肩手综合征（shoulder – hand syndrome，SHS）是指脑血管病患者在恢复期的患手突然浮肿、疼痛以及患侧肩部疼痛，并使手的运动机能受到限制，是脑血管病常见的并发症。据报告，其发生率在 12.5%，也有报告为 5%，甚至高达 32%。一般在发病后 1 ~ 3 个月发生，约占 74.1%，最早可能在发病后第 3 天，最迟在 6 个月后。如果不及时治疗，会导致患手及手指变形，使手的功能全部丧失。

[管理指导]

1. 肩手综合征预防的关键在于消除引起水肿的原因：要注意使患者腕部不处于过屈位或患臂不悬垂在轮椅外，以免手损伤；进行患侧上肢练习时要小心控制运动幅度；在进行患侧上肢负重练习或其他形式的被动运动时，若有疼痛，应立即停止该活动；应尽量避免在偏瘫手上进行静脉输液；避免手的小损伤。

2. 肩手综合征的治疗原则是早期发现，早期治疗。一旦慢性化，就没有任何有效的治疗，特别是发病 3 个月内是治疗最佳时期。目前尚无特效治疗方法，可采用的方法有：①防止腕关节掌屈。②向心性缠绕压迫手指。③冰水浸泡法。④冷水 – 温水交替浸泡法。⑤主动和被动运动。⑥交感神经阻滞。⑦使用类固醇制剂。⑧物理治疗。⑨手术：胸交感神经节切断术。

3. 发生肩手综合征后，应在专业人员指导下坚持锻炼，避免患者停止一切锻炼活动，导致关节挛缩和僵硬。

二、吸入性肺炎

吸入性肺炎是指口咽部分泌物或胃内容物被吸入下呼吸道后所导致的肺部炎症。是脑卒中患者常见的并发症，主要发生于存在吞咽困难的患者。

[管理指导]

1. 每次随访时对可疑吞咽困难患者进行吞咽功能筛查，主要是通过饮水试验来评价。

2. 对吞咽困难患者及其照顾者进行安全进食指导，预防误吸。

（1）进餐环境尽量安静、舒适。

（2）进餐时确保注意力集中，禁止进餐时说话、大笑、看电视等。

（3）适当的进食体位：能坐立的患者取90°正中坐位，头颈稍前倾。

（4）根据吞咽功能选择安全的食物状态：口咽期吞咽困难的患者，避免食用流质和纤维较多的食物；咽喉期吞咽困难的患者避免食用流质，建议给予黏稠半流质；食管期吞咽困难者，避免食用太干、大块食物。

（5）控制进餐的速度和每口的进餐量：进餐时速度宜慢，让患者有足够的时间咀嚼及吞食物，患者吞完一口才喂下一口；选用小勺进餐，每次量约5mL。

（6）为患者提供适当的食具：用饮管进食时要小心，必要时使用细汤匙取代饮管；为偏瘫患者选用合适的辅助食具。

（7）每次吞咽后鼓励患者咳嗽几下，以喷出残留在咽喉部的食物残渣。

（8）留意患者在进食时或进食后，有无咳嗽、清喉咙、呼吸困难或变差等情况。如患者在进食时或进食后咳嗽或呕吐，应立即停止进食/喂食，尽量鼓励患者将食物咳出。必要时，请医护人员为患者吸痰，并通知医生跟进。

3. 根据患者吞咽困难状况指导其进行吞咽功能锻炼，包括舌部运动、脸及下颌肌肉的运动、发音训练等。

三、下肢深静脉血栓形成

当脑卒中患者一侧肢体突然发生肿胀，伴有胀痛、浅静脉扩张、肤温改变，都应怀疑有下肢深静脉血栓形成。其主要发生于瘫痪重、活动少、年老、房颤患者。

[管理指导]

1. 指导患者适当多饮水和增加活动量，减轻血流瘀滞；睡觉时垫高下肢15°～30°，减轻下肢肿胀，促进静脉回流。

2. 对于居家卧床患者，建议穿弹力袜，促进静脉回流。

3. 房颤患者，规范进行抗凝治疗和INR监测。

4. 一旦怀疑下肢深静脉血栓形成，立即行B超确诊，并安排患者转介到相应专科治疗。

5. 密切观察患肢肤温、肤色及肿胀程度，必要时测量双下肢周径。

6. 禁止患侧下肢补液，禁止按摩、热敷，以防栓子脱落造成肺栓塞。

【常见检查的管理】

一、常见监测检查项目

脑卒中常见监测检查项目主要包括以下几个方面：

1. 实验室检查　血糖、糖化血红蛋白、血脂、肝功能、肾功能、出凝血功能、同型半胱氨酸等。

2. 超声检查　包括颈/椎动脉彩色超声、经颅多普勒（TCD）。

（1）颈/椎动脉彩色超声：是评估颈/椎动脉壁病变的有效手段之一，不仅能清晰显示血管情况，并能进行准确的测量及定位，特别是可检测早期颈动脉粥样硬化病变的存在，使患者得到及时预防和治疗，对中重度颈/椎动脉狭窄和闭塞者及时确诊，对发现颅外颈部血管病变，特别是狭窄和斑块很有帮助。

（2）TCD：是利用超声多普勒效应来检测颅内脑底动脉环上各个主要动脉血流动力学及各血流生理参数的一项无创伤性血管疾病检查方法。与颈动脉彩超联合应用于临床可及时准确地观察缺血性脑血管产生的颅内、外血流动力学变化，提高颅内、外脑血管疾病的检出率和诊断正确率，为临床选择不同的治疗方法和获得有效的治疗效果提供可靠的、客观的影像学和动力学依据。检查前 1 天常规嘱患者洗净头发。

3. 影像学检查　包括 CT、MRI、数字减影血管造影（DSA）等。

（1）CT：是疑似脑卒中患者首选的影像学检查方法。急诊 CT 检查可准确识别绝大多数颅内出血，并帮助鉴别非血管性病变（如脑肿瘤）。

（2）MRI：在识别急性小梗死灶及后颅窝梗死方面明显优于 CT，可识别亚临床梗死灶，无电离辐射，不需碘造影剂。由于在核磁共振机器及核磁共振检查室内存在非常强大的磁场，装有心脏起搏器者及血管手术后留有金属夹、金属支架者，或其他冠状动脉、食管、前列腺、胆道进行金属支架手术者，绝对严禁做 MRI 检查。否则，由于金属受强大磁场的吸引而移动，将可能产生严重后果以致生命危险。在进入核磁共振检查室之前，应去除随身的手机、磁卡等金属饰品或金属物品。否则，检查时可能影响磁场的均匀性，造成图像的干扰，形成伪影，不利于病灶的显示；而且由于强磁场的作用，金属物品可能被吸进核磁共振机，从而对非常昂贵的机器造成破坏；另外，手机、磁卡、手表等物品也可能会遭到强磁场的破坏，造成个人财物不必要的损失。

（3）DSA：是监测脑血管狭窄的金标准，能准确反映缺血性脑血管病患者颅内、外动脉狭窄的情况。对造影剂过敏者、严重高血压（舒张压大于 110mmHg）者、严重肝肾功能损害者、近期有心肌梗死和严重心肌疾患、心力衰竭及心律不齐者、甲状腺功能亢进及糖尿病未控制者禁止做 DSA。

（4）其他：血压、腰围/臀围、体重指数等。

二、监测及检查频率

监测及检查频率主要根据患者自身情况和疾病状态或遵医生指导执行。详见下表：

监测项目	监测频率
血糖（空腹/餐后）	没有糖尿病者，至少 1 年监测 1 次 糖尿病患者监测频率取决于治疗的目标和方式： 1. 血糖控制差：每天 4 ~ 7 次 2. 病情稳定或血糖控制稳定：可每周检测 1 ~ 2 天 3. 使用胰岛素治疗者：开始阶段每天至少监测 5 次，达到治疗目标后每天检测血糖 2 ~ 4 次 4. 使用口服药和生活方式干预的患者达标后每周检测血糖 2 ~ 4 次
糖化血红蛋白测定	糖尿病患者每 3 个月监测 1 次
血脂	血脂正常者每 12 个月检查 1 次，血脂异常至少每 3 ~ 6 个月复检 1 次
血压	无高血压患者 3 ~ 6 个月测 1 次，血压控制平稳者 2 ~ 3 个月至少监测 1 次，血压未达标者增加监测频率
肝肾功能	肝肾功能正常者每 12 个月复查 1 次。肝肾功能异常、使用特殊药物、病情变化时，根据医嘱确定复查时间和频次
颈/椎动脉彩色超声、TCD	对于严重狭窄或斑块者每半年复查 1 次，病情变化时根据医嘱复查
影像学检查	行血管内介入治疗的患者常规半年时复查 DSA，当患者病情变化时根据医嘱复查
体重、腰围	常规每半年测量 1 次

【常用药物的管理】

指导患者按医嘱服药，勿私自停药、减量或增量；对于容易忘记服药的患者，指导患者可以通过把药物放在显而易见的地方、每天同一时间服药、用闹钟和日历提醒、把药分装在药盒里等途径来避免忘记服药。脑卒中患者常用药物的注意事项如下：

一、抗血小板聚集药

抗血小板聚集药对血小板聚集有抑制作用，可阻止血栓的形成，如阿司匹林、氯吡格雷等，是治疗缺血性脑卒中的重要治疗手段之一。其常见的不良反应有：皮疹、胃部不适、胃痛、便秘、上消化道出血及黑便等。

注意事项：①口服：肠溶阿司匹林 50 ~ 150mg，氯吡格雷 75mg，每日 1 次。②肠溶阿司匹林宜晨起空腹或睡前服用，以减轻对胃肠道的刺激。③有出血倾向者慎用。④有活动性肺结核、胃溃疡、消化道出血、严重高血压者忌用。

二、抗凝药

抗凝药抑制血凝块的形成，防止血栓的延伸，促进血栓的自发溶解，如华法林、低分子肝素钠等。其常见的不良反应有：出血倾向，可表现为皮肤、黏膜出血点、瘀斑，牙齿、牙龈、五官、胃肠道轻微出血，脑梗死出血转化。

注意事项：①适用于非瓣膜病心房颤动诱发的心源性脑栓塞的患者。②使用时必须监测 INR 值。③使用过程中注意观察有无出血症状。④使用药物期间注意监测凝血功能。⑤注射低分子肝素钠时注射部位为腹前左右两侧壁交替注射，注射后按压时间为 15～20 分钟，准确按压针眼处，防止移位引起紫癜、瘀斑。⑥华法林应每晚固定时间服用，不得随意增减药量。⑦富含维生素 K 的食物会影响华法林的药效，应减少摄入。

三、降血脂药

降血脂药通过降低胆固醇水平从而达到预防脑卒中的目的，如阿托伐他汀等。其常见不良反应为胃肠道不适，其他还有头痛、皮疹、头晕、视觉模糊和味觉障碍，偶可引起血氨基转移酶可逆性升高。

注意事项：①宜睡前服用。②定期监测肝功能，有活动性肝病或不明原因血氨基转移酶持续升高的患者禁用。③血脂复查：定期（每 3 个月）进行血脂检测（TC、LDL－C、HDL－C、TG），并调整降脂药种类和剂量。

四、降血压药

见相关论述。

五、降糖药

详见糖尿病章节。

【生活方式的管理】

一、生活起居管理

1. 居家环境　患者的居室布置应尽量整洁、安静、清新，让患者从视、听、嗅、触等方面消除一切不良刺激。尽可能将患者安置在人少的居室中，要有家人时刻陪护。房间内可放置花卉、盆景等绿色植物，使患者感到心情舒畅、精神饱满。为使患者更快、更好地融入日常生活中，应注意根据患者的需要改造居住环境，如门增宽、去掉门槛、门开关的方向及门把手方向进行改造；蹲便改为坐便，并加设活动保护扶手；降低灶台高度，灶台下设计足够的空间以利轮椅放置等。

2. 自理能力的指导

（1）洗漱：用患手操作时要选择牙刷柄加大、加长的牙刷，或在柄上加一尼龙搭扣圈或 C 形圈，使手掌套入，便于握持。拧毛巾时将毛巾绕在患侧前臂上或绕在水龙头上，用健手将毛巾拧干。

（2）进食：健手操作时，健手持匙，患手平放于桌上，扶住碗；患手操作时，将匙柄加长、加大或在柄上加一尼龙搭扣圈或 C 形圈，使手掌套入，便于握持，餐具底部加固定器或橡皮垫，使之不易倾倒、移动，杯外加 C 形圈以便握持。

（3）穿脱衣服：①服装的选择：选择开襟的衣服，或带拉链或尼龙搭扣的衣服；裤子的腰带选用松紧带；鞋子选择船型鞋。②穿脱衣服要领：先穿患侧再穿健侧；先脱患侧一半，再脱健侧，最后再脱患侧。③穿裤子要领：先穿患侧再穿健侧；在床上穿时用健腿支起臀部，提上裤子，用健手系好腰带；在椅子上穿时用健手拉住裤腰，站起，将裤子提起，再坐下用健手系好腰带。

3. 脑卒中复发的识别　如发生下列情况需警惕脑卒中复发，患者、家庭成员或目击者应启动紧急医疗救护系统——呼叫120，勿搬动患者，注意保暖。

（1）头晕，特别是突然感到眩晕。

（2）肢体麻木，突然感到一侧面部或手脚麻木，有的为舌麻、唇麻。

（3）暂时性吐字不清或讲话不灵。

（4）肢体无力或活动不灵。

（5）与平时不同的头痛。

（6）不明原因突然跌倒或晕倒。

（7）短暂意识丧失，或个性和智力突然变化。

（8）全身明显乏力，肢体软弱无力。

（9）恶心呕吐或血压波动。

（10）整天昏昏欲睡，处于嗜睡状态。

（11）一侧或某一侧肢体不自主地抽动。

（12）双眼突感一时看不清眼前出现的事物。

二、饮食营养管理

由于饮食不节是引发脑卒中的危险因素之一，发病之后，若不能给予合理的饮食营养，则又可加重病情，或者延误病程。因此，脑卒中患者在药物治疗的同时，配合适当的膳食营养，不仅有助于疾病的早日康复，而且对于预防复发也有重要的意义。恢复期和后遗症期的患者，主要表现是"本虚"为主，兼有标实。饮食则要注意扶正气，以达到"祛邪"的目的。可选用黄芪、党参、当归、三七、丹参、鸡肉、瘦肉（猪、牛）、龟类等，但"补"的法则要根据患者证候特点制定。值得提醒的是，不论哪一期患者，都应忌浓茶、酒及煎炸肥腻的食物。

1. 食物的选择

（1）低盐：每日食盐摄入量在 6g 以下。

（2）低脂：限制动物性脂肪的摄入，如猪油、牛油、奶油、动物内脏、肥肉等，多吃些植物油，如花生油、芝麻油、橄榄油等。

（3）蛋白适量：每日适量摄入一定量的蛋白质，如瘦肉、鱼类、豆制品等。

（4）多吃新鲜蔬菜、水果。

（5）吞咽障碍患者需根据吞咽能力选择不同质地、黏稠度的食物。参考本节"吞咽障碍护理"。

2. 膳食食谱举例

（1）人参猪肉汤：高丽参 9g，西洋参 6g，猪瘦肉 50g。先将高丽参和西洋参切成薄片，与洗净的猪瘦肉丝一起放进炖盅内，加入 100mL 冷开水，隔水用中火炖 2 小时，待温，饮服。适用于体虚脉弱、气虚阴亏、正气欲脱的脑卒中患者。

（2）菊花粥：干菊花瓣 15g，大米 50g。将干菊花瓣放进打粉机内打成粉末备用。大米洗净用砂锅煮粥，待粥将成时，放入菊花末再煮 1~2 分钟便可。分次服食。适用于肝火内盛、血压偏高的脑卒中患者。

（3）萝卜汁粥：鲜萝卜 500g，大米 100g。先将萝卜削去外皮，切粒，放榨汁机内榨取鲜汁备用。大米洗净加水煮粥，然后加入 100mL 鲜萝卜汁，拌匀，分 2~3 次食用。适用于气滞痰多腹胀的脑卒中患者。

（4）天麻鲍鱼汤：天麻 24g，枸杞子 30g，鲜鲍鱼（连壳）250g，生姜 1 片。将鲍鱼壳（即石决明）洗净打碎，取鲍鱼肉、天麻、枸杞子、生姜洗净，与石决明一并放入砂锅内，加适量清水，武火煮沸后，文火煮 1 小时（天麻不宜久煎），调味即可，分次饮用。适用于肝阳上亢的脑卒中患者。

（5）桃仁饮：桃仁 10g，决明子 30g，鲜香芹 250g，白蜜适量。先将香芹洗净，用榨汁机榨取鲜汁30mL备用。桃仁和决明子均打碎，放入砂锅内加清水煎药汁，煎好后加入鲜香芹汁和白蜜拌匀，饮服。适用于血栓性脑梗死伴大便秘结的患者。

（6）三七红参鸡肉汤：鸡肉90g，三七10g，红参10g，黄芪30g，生姜3片。三七打碎，加鸡肉、生姜过油，把全部用料一齐放入砂锅内，加清水适量，文火煮两小时，调味即可，随饭饮用。适用于中风后遗症之半身不遂，患肢肿胀、疼痛，语言不利，记忆力减退，头晕，心悸，舌淡暗或有瘀斑，脉细弦者。

（7）地黄龟肉汤：龟1只（约200g），干地黄30g，枸杞子20g，秦艽15g。将龟去肠杂、斩块，把全部用料一并放入砂锅内，加清水适量，文火煮两小时，调味即可，随饭饮用。适用于中风后遗症之半身不遂，患肢挛缩、僵硬，头晕，面红，口干，腰酸，舌红少苔，脉细者。

（8）三味粟米粥：取荆芥穗、薄荷叶各50g，豆豉150g，水煎取汁，去渣后入粟米（色白者佳）150g，酌加清水共煨粥。每日1次，空腹服。适用于中风后言语蹇涩、精神昏愦者。

（9）大枣粳米粥：黄芪、生姜各15g，桂枝、白芍各10g，加水浓煎取汁，去渣。取粳米100g，红枣4枚，加水煨粥。粥成后倒入药汁，调匀即可。每日1次食用。可益气通脉，温经和血，用治中风后遗症。

（10）四味粳米粥：取天麻9g（以布包好），枸杞子15g，红枣7枚，人参3g，加水烧沸后用文火煎煮约20分钟。去天麻、枣核，下入粳米50～100g共煨粥。每日2次食用。用治中风后偏瘫伴高血压者。

（11）栗子桂圆粥：栗子10个（去壳用肉），桂圆肉15g，粳米50g，白糖少许。先将栗子切成碎块，与米同煮成粥，将熟时放桂圆肉，食用时加白糖少许。可做早餐，或不拘时食用。可补肾，强筋，通脉，辅治中风后遗症。

三、运动管理

1. 日常生活的训练　训练应由简到繁，由室内到室外，由院内到院外，逐步扩大活动范围。

（1）垫上操：让患者在垫子上学习如何来回移动、侧卧和坐起，逐渐进行起床、上下床等练习。

（2）学习使用拐杖的技巧及进行上下轮椅练习。

（3）自我护理训练：例如：个人卫生、刷牙、洗脸、洗澡等；个人体表修饰、梳头、修面；上厕所或便器，大小便自我处理；就餐，穿、脱衣服；戴手表、开灯、打电话、戴眼镜等。

（4）出行活动：上下汽车及其他交通工具。

2. 自我运动训练

（1）床上翻身训练：是脑卒中患者最基本的躯干功能训练之一（见卧位的更换）。

（2）桥式运动：通过下肢负重重点训练患腿选择性伸髋屈膝，对改善患者以后的偏瘫步态作用较好。方法是：患者平躺在床上，双手平放于身体两侧，双腿屈曲，双脚平放于床上，做抬臀伸髋动作，维持数秒后再慢慢放下。在很容易完成双桥式运动后，可练习单桥运动，即健腿悬空，患腿屈曲脚踏床抬臀。

（3）上肢抬举运动：双手互握，患手拇指在上，健侧上肢带动患侧，使双上肢平举并向左右侧移动；手腕可做上、下、左、右和环转运动，以锻炼腕关节；双前臂屈伸以锻炼肘关节；举手过头以锻炼肩关节。

3. 被动运动训练　被动运动的原则是：先从简单的动作开始，从肢体的近端至远端逐级训练，最终达到患侧肢体的功能恢复。在做被动运动时应缓慢而柔和，有规律性，避免用力牵扯或大幅度动作。逐步增加被动活动的幅度和范围，每日至少进行 2 次以上，每次每个动作应重复 10 次左右，并要持之以恒。在做被动运动时，患者的健侧上下肢最好也要做相同的动作，这样可以通过健侧神经冲动的扩散刺激患侧的肌肉兴奋性冲动的产生，有利于患肢的功能恢复。被动运动常用的方法有：

（1）上肢被动运动：先从肩部开始，家属或陪护人员一手扶住患者患侧肩部，另一手托住患侧肘部，将上臂做外展、内收及向上、向下运动。动作要轻柔，防止因肩关节周围肌肉松弛造成关节损伤或脱位。做前臂被动运动时，家属一手托住患者手腕，掌心向上，另一只手托住肘关节，将前臂做屈、伸及内旋运动。手的被动运动方法是家属一手握住患者手腕，另一只手握住患者手指，做腕关节屈、伸及各手指的屈伸运动。

（2）下肢被动运动：先从近端，即髋关节的被动运动开始。将患肢膝关节屈曲，然后家属一手扶住患侧膝关节，一手扶住髋部，做左右转动动作。小腿运动的方法是家属一手扶住踝部，一手握住膝部，做膝关节的伸屈运动。足部活动时一手握住踝部，另一只手捏住脚趾，使足做背曲及向左右旋转运动。值得注意的是，在给患者做被动运动的同时应结合按摩，有助于肢体的功能恢复。

四、情志管理

1. 康复教育指导　对知识缺乏的患者可采用计划性、随机性、交谈性、示范性等不拘一格的康复教育形式向患者以及家属介绍有关脑卒中疾病的知识及康复治疗的作用和意义，充分认识情志对疾病康复的影响。针对病情及患者的情志状态，帮助他们正确对待自己的疾病，消除对疾病的疑虑和恐惧，重塑战胜疾病的信心，积极配合治疗与康复。

2. 诚挚体贴，因人施护 对角色转换一时难以适应的患者，应以诚恳热情的态度主动为患者分忧，认真听患者诉说，从而取得患者信任。然后采取因人施护的调护方法，根据辨证的结果通过说理、解释、移情、顺情、宣泄、暗示等对患者给予循循善诱，关心体贴，有的放矢。只有把情志护理做到每个患者的心坎上，才能收到良好的效果。

3. 建立良好的社会支持系统 由于脑卒中的病死率、复发率高，患者从四肢健全、生活、工作正常的人变成一个行动困难、生活不能自理的人，会认为自己给家庭和社会带来沉重的负担，心理情感障碍非常突出。相互信任、相互关心、相互支持的社会关系，家庭的支持可缓解患者的抑郁情绪，增加患者被爱的感觉，增强治疗康复的信心。因此，应鼓励患者亲友及同事探视、家人陪护，使患者正确对待自己的疾病，度过心理危机。

五、中医特色疗法

1. 中药外洗

原理：对于中风后偏瘫肢体疼痛和中风后的肩手综合征患者，采用以桂枝、细辛、透骨消、乳香、没药等具有温经散寒、舒筋活络的中药煎汤浴足或浸浴，可有效改善偏瘫肢体的疼痛情况以及肢体的运动功能。

作用：温经散寒，舒筋活络。

适应证：中风后肢体疼痛、肿胀，中风后的肩手综合征。

2. 中药药枕

原理：药枕是指枕头内芯的填充物为中草药，除了具有一般枕芯填充物的质地柔软、透气性好的特点之外，还有一定的治疗作用。通过药物的刺激，使经络疏通，气血流畅；或直接作用于皮肤感受器和神经干可以使之处于兴奋、活跃或抑制状态，从而调节血管和神经，改善局部的血液循环，松弛肌肉，神经得到调节。根据中风的不同证型，可为患者配治不同的药枕，主要有：①活络枕：由川芎、细辛组成。②清脑枕：由冬桑叶、冰片等组成。

作用：①活络枕：活血化瘀通络。②清脑枕：清热开窍。

适应证：①活络枕：适用于风痰瘀血、痹阻脉络型，气虚血瘀型，痰湿蒙塞心窍型。②清脑枕：适应于肝阳暴亢、风火上扰型，痰热腑实、风痰上扰型，阴虚风动型，风火扰清窍型及痰热内闭心窍型。

3. 通腑醒神液保留灌肠

原理：中药灌肠法是将药液从肛门灌入或滴入肠腔，使药物进入肠黏膜丰富的毛细血管，然后直接进入下腔静脉而被吸收的一种治疗方法。通过灌肠可以使中药直达病所，同时也起到局部冲洗清洁作用。通腑醒神胶囊的主要成分有牛黄、天竺黄等，具有开窍、醒脑的作用，可以改善中风中脏腑患者意识障碍。灌肠液是将通腑醒神胶囊 12 粒加到 100mL 生理盐水中配制而成。

作用：醒神开窍，涤肠通便。

适应证：中风中脏腑患者及中风便秘患者。

【管理效果的评价】

一、洼田饮水试验

目的：可简易评价吞咽困难程度。

内容：让患者端坐，喝下 30mL 温水，观察所需时间及呛咳情况。

分级	表现	评价
Ⅰ级	一次饮完，无呛咳、停顿，在 5 秒内	正常
Ⅱ级	两次饮完，无呛咳、停顿，在 5~10 秒	可疑
Ⅲ级	一次饮完，但有呛咳，在 5~10 秒	异常
Ⅳ级	两次饮完，但有呛咳，在 5~10 秒	异常
Ⅴ级	全部饮完有困难，屡屡呛咳，在 10 秒以上	异常

疗效标准：

痊愈：吞咽困难消失，饮水试验评定Ⅰ级。

有效：吞咽困难明显改善，饮水试验评定Ⅱ级。

无效：吞咽困难改善不显著，饮水试验评定Ⅲ级以上。

二、巴氏指数（BI）评定

BI 评定表评定的是患者的 10 项基本日常活动，如进食、转移、独立使用厕所、洗澡、行走或穿衣等。根据任务的难易程度将每个项目分为 0、5、10、15 分 4 个等级。如果患者不能完成活动，每个项目的分值将由实际所需要的帮助时间与数量决定。如果患者需要帮助，即使只是很少的帮助或监督，就不能得满分。当患者不能达到所规定的标准时，记为 0 分。患者若得最高分（100 分），应达到能控制便意，自己进食，起床或离开椅子，独立洗澡，行走至少 50m，以及能上下楼梯。然而，这仅仅代表其能独处，并不意味着能够独立生活（他可能不能做饭或打扫房间）。

项目	评分标准	得分
1. 大便	0 = 失禁或昏迷 5 = 偶尔失禁（每周 <1 次） 10 = 能控制	
2. 小便	0 = 失禁或昏迷或需要导尿 5 = 偶尔失禁（每 24 小时 <1 次，每周 >1 次） 10 = 能控制	
3. 修饰	0 = 需帮助 5 = 独立洗脸、梳头、刷牙、剃须	
4. 用厕	0 = 依赖别人 5 = 需部分帮助 10 = 自理	
5. 吃饭	0 = 依赖别人 5 = 需要部分帮助（夹饭、盛饭、切面包） 10 = 全面自理	
6. 转移（床←→椅子）	0 = 完全依赖别人 5 = 需要大量帮助（2 人），能坐 10 = 需要少量帮助（1 人）或指导 15 = 自理	
7. 活动（步行）（在房间及其周围不包括走远路）	0 = 不能动 5 = 在轮椅上独立行动 10 = 需要 1 人帮助步行（体力或语言指导） 15 = 独立步行（可用辅助器）	
8. 穿衣	0 = 依赖 5 = 需要一半帮助 10 = 自理（系纽扣，关、开拉锁和穿鞋）	
9. 上楼梯（上下一段楼梯，用手杖也算独立）	0 = 不能 5 = 需要帮助（体力或语言指导） 10 = 自理	
10. 洗澡	0 = 依赖 5 = 自理	

　　总分 100 分。按其依赖程度：100 分：独立；75 ~ 95 分：轻度依赖；50 ~ 70 分：中度依赖；25 ~ 45 分：重度依赖；0 ~ 20 分：完全依赖。

[评定指导]

1. 巴氏指数用来记录患者做了什么，而不是患者能做什么。

2. 其主要目的是判定在没有任何帮助（无论口头上或行动上，无论多小或什么原因）的情况下，患者的独立程度。

3. 在所测试的各项中，患者需要监督时即为不独立。

4. 患者表现应来源于最可靠的证据。通常来源于患者的朋友、亲戚及护士，但直接观察与共识也很重要。然而，直接测试并非必要。

5. 通常而言，患者在之前 24～48 小时内的表现很重要，但偶尔也与较长时间有关（如上周的大便）。

6. 意识不清的患者应记 0 分，即使未出现二便失禁。

7. 中级意味着患者做出的努力超过 50%。

8. 如果能自行控制尿意，中等分数意味仅偶尔出现二便失禁（每 24 小时少于 1 次）。

9. 允许使用辅助独立的用具（如拐杖）。

三、改良 Rankin 量表

改良 Rankin 量表（mRS）是用来衡量患者脑卒中后的功能恢复的结果。量表共分 6 级，下面显示了每一级别的正式定义，并给予了进一步指导，以期减少不同观察者间可能产生的误差，但对面谈的架构没有要求。请注意仅考虑自脑卒中以后发生的症状。假如患者无须外界帮助，可在某些辅助装置的帮助下行走，则被视为能够独立行走。

如果两个级别对患者似乎同样适用，并且进一步提问亦不太可能做出绝对正确的选择，则应选择较为严重的一级。

1 级 完全没有症状（0 分）。

尽管可能会有轻微症状，但患者自脑卒中后，没有察觉到任何新发生的功能受限和症状。

2 级 尽管有症状，但未见明显残障（1 分）。

能完成所有经常从事的职责和活动。患者有由脑卒中引起的某些症状，无论是身体上或是认知上的（如影响讲话、读书、写字，或身体运动，或感觉，或视觉，或吞咽，或情感），但可继续从事所有脑卒中以前从事的工作、社会和休闲活动。用于区分级别 1 和 2 的关键问题可以是，"是否有些事情你过去经常做，但直到脑卒中以后你不能再做"。频率超过每月 1 次的活动被认为是经常（usual）活动。

3 级 轻度残障（2 分）。

不能完成所有以前的活动，但能处理个人事务不需要帮助。某些脑卒中以前可以完成的活动（如开车、跳舞或工作），脑卒中后患者不能再从事，但仍能够每日照顾自己而不需要他人协助。患者能够不需要别人的帮助穿衣服、行走、吃饭、去卫生间、准备简单的食物、购物、本地出行等。患者生活无须监督。这一级别的患者可在无人照顾的情况下单独居家 1 周或更长的时间。

4 级　中度残障（3 分）。

需要一些协助，但行走不需要协助。在这一级别，患者可以独立行走（可借助辅助行走的机械），能够独立穿衣、去卫生间、吃饭等，但是更复杂的任务需要在别人协助下完成。例如，需要他人代替完成购物、做饭或打扫卫生的工作，以及 1 周不止一次看望患者以确保完成上述活动。需要协助的不仅是照顾身体，更多的是给予建议，如在这一级别的患者将需要监督或鼓励来处理其财务。

5 级　重度残障（4 分）。

离开他人协助不能行走，以及不能照顾自己的身体需要。患者需要其他人帮助打理日常生活，无论是行走、穿衣、去卫生间或吃饭。患者需要每天照看至少 1 次，通常是 2 次或更多次，或必须和看护者住得很近。为区分级别 4 和 5，考虑患者是否能够在一天当中常规单独生活适当的时间。

6 级　严重残障（5 分）。

卧床不起、大小便失禁、需持续护理和照顾。虽然无须受过培训的护士，但需要有人整个白天和夜间数次照看。

描述	分值
完全无症状	0
尽管有症状，但无明显功能障碍，能完成所有日常工作和生活	1
轻度残障，不能完成病前所有活动，但不需要帮助能够照料自己的日常事务	2
中度残障，需部分帮助，但能独立行走	3
重度残障，不能独立行走，日常生活需要别人帮助	4
严重残障，卧床、二便失禁，日常生活完全依赖他人	5

四、中风专门生存质量量表（SS－QOL）

1. 这些问题是关于脑卒中对您精力的影响（3 项）

您觉得最近 1 周以来	完全是这样	基本是这样	不能肯定	基本不是这样	完全不是这样
（1）大多数时间感到疲倦	1	2	3	4	5
（2）白天必须时常休息	1	2	3	4	5
（3）非常疲惫不能从事想干的工作	1	2	3	4	5

2. 这些问题是关于脑卒中对您在家庭中所担角色的影响（3 项）

您觉得最近 2 周以来	完全是这样	基本是这样	不能肯定	基本不是这样	完全不是这样
（1）不与家人一起进行消遣活动	1	2	3	4	5
（2）是家庭的负担	1	2	3	4	5
（3）身体状况影响家庭生活	1	2	3	4	5

3. 这些问题是关于脑卒中对您语言的影响（5 项）

您觉得最近 2 周以来	完全困难（不能做）	有很大困难	中等困难	有一点困难	完全没有困难
（1）语言是否有困难？比如停顿、结巴、口吃、吐字不清等	1	2	3	4	5
（2）是否由于说话不清，打电话存在困难	1	2	3	4	5
（3）他人是否难于理解你的话语	1	2	3	4	5
（4）是否常常难于找到恰当的词达意	1	2	3	4	5
（5）是否要重复说才能让他人明白你的意思	1	2	3	4	5

4. 这些问题是关于脑卒中对您活动能力的影响（6 项）

您觉得最近 2 周以来	完全困难（不能做）	有很大困难	中等困难	有一点困难	完全没有困难
（1）走路是否有困难（如是，见问题4）	1	2	3	4	5
（2）俯身或者取物时是否会失去平衡	1	2	3	4	5
（3）上楼梯是否困难	1	2	3	4	5
（4）站立或者乘轮椅时，是否不得不时常休息	1	2	3	4	5
（5）站立是否有困难	1	2	3	4	5
（6）从椅子上起来是否有困难	1	2	3	4	5

5. 这些问题是关于脑卒中对您情绪的影响（5 项）

您觉得最近 2 周以来	完全是这样	基本是这样	不能肯定	基本不是这样	完全不是这样
（1）对前途失望	1	2	3	4	5
（2）对他人、对周围活动没兴趣	1	2	3	4	5
（3）不愿与他人交往	1	2	3	4	5
（4）对自己没有信心	1	2	3	4	5
（5）对食物没兴趣（厌食）	1	2	3	4	5

6. 这些问题是关于脑卒中对您个性的影响（3 项）

您觉得最近 2 周以来	完全是 这样	基本是 这样	不能肯定	基本不是 这样	完全不是 这样
（1）爱发脾气	1	2	3	4	5
（2）对别人没耐心	1	2	3	4	5
（3）性格变了	1	2	3	4	5

7. 这些问题是关于脑卒中对您自理能力的影响（5 项）

您觉得最近 2 周以来	完全困难 （不能做）	有很大 困难	中等 困难	有一点 困难	完全没有 困难
（1）吃饭是否有困难	1	2	3	4	5
（2）做饭，比如在切食品或者准备特殊食品时， 是否有困难	1	2	3	4	5
（3）穿衣，比如在穿袜子、穿鞋、解衣扣或者 拉拉锁时是否有困难	1	2	3	4	5
（4）洗浴有困难	1	2	3	4	5
（5）大小便有困难	1	2	3	4	5

8. 这些问题是关于脑卒中对您社会角色的影响（5 项）

您觉得最近 2 周以来	完全是 这样	基本是 这样	不能 肯定	基本不是 这样	完全不是 这样
（1）想出去，但常常不能出去	1	2	3	4	5
（2）想消遣娱乐，但是不能时间长	1	2	3	4	5
（3）想见朋友，但是常常不能如愿去见	1	2	3	4	5
（4）性生活不如以前	1	2	3	4	5
（5）身体状况影响了社交	1	2	3	4	5

9. 些问题是关于脑卒中对您思维的影响（3 项）

您觉得最近 2 周以来	完全是 这样	基本是 这样	不能肯定	基本不是 这样	完全不是 这样
（1）思想很难集中	1	2	3	4	5
（2）记事困难	1	2	3	4	5
（3）把事情写下来才能记住	1	2	3	4	5

10. 这些问题是关于脑卒中对您上肢功能的影响（5 项）

您觉得最近 2 周以来	完全困难 （不能做）	有很大 困难	中等 困难	有一点 困难	完全没有 困难
（1）书写有困难吗	1	2	3	4	5
（2）穿袜子有困难吗	1	2	3	4	5
（3）解衣扣有困难吗	1	2	3	4	5
（4）拉拉锁有困难吗	1	2	3	4	5
（5）启瓶盖有困难吗	1	2	3	4	5

11. 这些问题是关于脑卒中对您视力的影响（3 项）

您觉得最近 2 周以来	完全困难 （不能做）	有很大 困难	中等 困难	有一点 困难	完全没有 困难
（1）是否因看不清而难以有爱看的电视节目	1	2	3	4	5
（2）因视力不好而难以看清东西吗	1	2	3	4	5
（3）从旁边过的东西难以看见吗	1	2	3	4	5

12. 这些问题是关于脑卒中对您工作或劳动的影响（5 项）

您觉得最近 2 周以来	完全困难 （不能做）	有很大 困难	中等 困难	有一点 困难	完全没有 困难
（1）户外日常的工作或活动有困难吗	1	2	3	4	5
（2）开始的工作或活动完成有困难吗	1	2	3	4	5
（3）以前的工作或活动现在做有困难吗	1	2	3	4	5

13. 这个问题是关于脑卒中对您总的健康状况的影响（1 项）

您觉得现在与脑卒中前比较	差多了	差一些	差不多
（1）您的健康状况	1	2	3

14. 您对上述做出的评价，自己认为准确可靠吗

1 = 不准确可靠　　2 = 不十分肯定　　3 = 相当准确可靠　　4 = 绝对准确可靠

相关链接

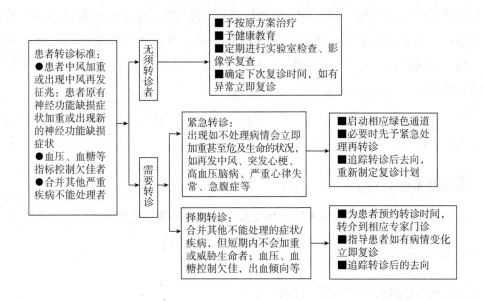

脑卒中患者复诊、转诊流程图

（黄燕　魏琳　张小培）

第三节　高血压的管理模式与实践

由于社会经济的快速发展和人们生活方式的改变，高血压已成为威胁我国居民健康的头号杀手，也是我国人群脑卒中及冠心病发病及死亡的主要危险因素。控制高血压可遏制心脑血管疾病发病及死亡的增长态势。然而，我国高血压群体具有"三低"的特点，即高血压的知晓率、治疗率和控制率明显较低，分别低于50%、40%和10%。目前，高血压的防治受到越来越多的重视，在我国已经建立了高血压慢病管理体系，旨在通过疾病管理，提高高血压的知晓率、治疗率和控制率，减少各种并发症的发生。

【定义】

高血压（hypertension）是以血压升高为主要临床表现的综合征，是多种心脑血管疾病的重要病因和危险因素，影响重要脏器如心、脑、肾的结构和功能，最终导致这些器官的功能衰竭，迄今仍是心血管疾病死亡的重要原因之一。

WHO 建议使用的血压标准是：凡正常成人收缩压应小于或等于 140mmHg（18.6kPa），舒张压小于或等于 90mmHg（12kPa）。亦即收缩压在 141～159mmHg（18.9～21.2kPa）之间，舒张压在 91～94mmHg（12.1～12.5kPa）之间，为临界高血压。诊断高血压时，必须多次测量血压，至少有 2 次或 2 次以上非同日血压测定所得收缩压的平均值 ≥140mmHg（18.6kPa）或者舒张压的平均值 ≥90mmHg（12kPa）才能确诊为高血压。仅一次血压升高者尚不能确诊，但需随访观察。

高血压属于中医的"眩晕""头痛"等病范畴。中医学认为，高血压发病的原因主要是由于七情内伤或脏腑功能失调引起。

【高危因素的管理】

高血压的相关高危因素包括不可干预高危因素和可干预高危因素。

一、不可干预高危因素

不可干预高危因素包括年龄、性别、家族史等。

1. 年龄　通常高血压患病率随年龄增长而升高。近几年高血压有年轻化的趋势，血压正常高值水平人群占总成年人群的比例不断增长，尤其是中青年人群，是我国高血压患病率持续升高和患病人数剧增的主要来源。

2. 性别　女性在更年期前患病率略低于男性，但在更年期后迅速升高，甚至高于男性。

3. 家族史　父母均有高血压，子女的发病概率高达 46%，约 60% 的高血压患者可询问到高血压家族史。

二、可干预高危因素及管理

可干预高危因素如高钠、低钾膳食，超重和肥胖，饮酒，精神紧张等，是我国人群高血压发病的重要危险因素，是慢病管理的重点。

（一）高钠、低钾膳食

人群中，钠盐（氯化钠）摄入量与血压水平和高血压患病率呈正相关，而钾盐摄入量与血压水平呈负相关。膳食钠/钾比值与血压的相关性甚至更强。有研究表明，膳食钠盐摄入量平均每天增加 2g，收缩压和舒张压分别增高 2mmHg 和 1.2mmHg。高钠、低钾膳食是我国大多数高血压患者发病最主要的危险因素。我国大部分地区，人均每天盐摄入量12～15g 以上。有研究表明，反映膳食钠/钾量的 24 小时尿钠/钾比值，我国人群在 6 以上，而西方人群仅为 2 ~ 3。

[**管理指导**] 主要原则是尽可能减少钠盐的摄入量，个体每日钠盐摄入量≤6g，并适当增加食物中钾盐的摄入量。主要措施包括：尽可能减少烹调用盐，建议使用可定量的盐勺；减少味精、酱油等含钠盐的调味品用量；少食或不食含钠盐较高的各类加工食品，如咸菜、火腿、香肠及各类炒货。增加蔬菜和水果的摄入量；肾功能良好者，使用含钾的烹调用盐。

（二）超重和肥胖

超重和肥胖，特别是向心性肥胖是高血压的重要因素。身体脂肪含量与血压水平呈正相关。人群中体重指数（BMI）与血压水平呈正相关，BMI 每增加 3，4 年内发生高血压的风险男性则增加 50%，女性则增加 57%。我国 24 万成人随访资料的汇总分析显示，BMI≥24 者发生高血压的风险是体重正常者的 34 倍。身体脂肪的分布与高血压发生也有关。腹部脂肪聚集越多，血压水平就越高。腰围男性≥90cm 或女性≥85cm，发生高血压的风险是腰围正常者的 4 倍以上。

[**管理指导**] 成年人正常体重指数为 18.5 ~ 23.9，在 24 ~ 27.9 为超重，提示需要控制体重；>28 为肥胖，应减重。成年人正常腰围 90/85cm（男/女），如果腰围 >90/85cm，同样提示需要控制体重。

最有效的减重措施是控制能量摄入和增加体力活动。在饮食方面要遵循平衡膳食的原则，控制高热量食物（高脂肪食物、含糖饮料及酒类等）的摄入，适当控制主食（碳水化合物）用量。在运动方面，规律的、中等强度的有氧运动是控制体重的有效方法。减重的速度因人而异，通常以每周减重 0.5 ~ 1kg 为宜。对于非药物措施减重效果不理想的重度肥胖患者，应在医生指导下使用减肥药物控制体重。

（三）饮酒

过量饮酒是高血压发病的危险因素，人群高血压患病率随饮酒量增加而升高。虽然少量饮酒后短时间内血压会有所下降，但长期少量饮酒可使血压轻度升高；过量饮酒则使血压明显升高。如果每天平均饮酒 >3 个标准杯（1 个标准杯相当于 12g 酒精，约合 360g 啤酒，或 100g 葡萄酒，或 30g 白酒），收缩压与舒张压分别平均升高 3.5mmHg 与 2.1mmHg，且血压上升幅度随着饮酒量增加而增加。饮酒还会降低降压治疗的疗效，而过量饮酒可诱发急性脑出血或心肌梗死的发作。

[**管理指导**] 所有患者均应控制饮酒量。每日酒精摄入量男性不应超过 25g，女性不应超过 15g。不提倡高血压患者饮酒，如饮酒则应少量，白酒、葡萄酒（或米酒）与啤酒

的量分别少于 50mL、100mL、300mL。

（四）精神紧张

长期精神过度紧张也是高血压发病的危险因素，长期从事高度精神紧张工作的人群高血压患病率增加。

[**管理指导**] 精神压力增加的主要原因有过度的工作和生活压力及病态心理，如抑郁症、焦虑症、A 型性格（一种以敌意、好胜和妒忌心理及时间紧迫感为特征的性格）、社会孤立和缺乏社会支持等。应采取各种措施，帮助患者预防和缓解精神压力，纠正和治疗病态心理，必要时建议患者寻求专业心理辅导或治疗。

（五）缺乏体力活动

正常血压人群中，久坐和体力活动不足者与活跃的同龄对照者相比，发生高血压的危险率增加 20%～50%。

[**管理指导**] 建议每天应进行适当的 30 分钟左右的体力活动，每周则应有 1 次以上的有氧体育锻炼，如步行、慢跑、骑车、游泳、做健美操、跳舞和非比赛性划船等。典型的体力活动计划包括 3 个阶段：① 5～10 分钟的轻度热身活动。② 20～30 分钟的耐力活动或有氧运动。③放松阶段，约 5 分钟，逐渐减少用力，使心脑血管系统的反应和身体产热功能逐渐稳定下来。运动的形式和运动量均应根据个人的兴趣、身体状况而定。

（六）吸烟

吸烟是心血管病的主要危险因素之一。被动吸烟也会显著增加发生心血管疾病的风险。吸烟可导致血管内皮损害，显著增加高血压患者发生动脉粥样硬化性疾病的风险。

[**管理指导**] 任何年龄戒烟均能获益。烟草依赖是一种慢性成瘾性疾病，不仅戒断困难，复发率也很高。因此，应强烈建议并督促高血压患者戒烟，并鼓励患者寻求药物辅助戒烟（使用尼古丁替代品、安非他酮缓释片和伐尼克兰等），同时也应对戒烟成功者进行随访和监督，避免复吸。

【常见症状的管理】

原发性高血压患者通常起病缓慢，早期多无症状，偶于体检时发现血压升高，少数人则在出现心、脑、肾等并发症后被发现。高血压患者可有头痛、头晕、心悸、失眠、疲劳等症状，呈轻度持续性，在紧张或劳累后加重，不一定与血压水平有关，多数症状可自行缓解，有时血压极度升高可出现高血压危象或高血压脑病。

一、头晕

头晕为高血压最常见的症状，有些是一过性的，常在突然下蹲或起立时出现，有些则是持续性的。患者头部有持续性的沉闷不适感，严重时妨碍思考，影响工作，对周围事物失去兴趣而倍感痛苦。高血压患者的头晕不同于内耳眩晕症的真性眩晕，后者呈发作性，发作时有天旋地转，如立舟车之感，并伴有恶心呕吐。但在高血压危象或椎－基底动脉供血不足时，可出现与内耳眩晕症相类似的症状。

[管理指导]

1. 指导患者改变体位时动作宜慢，坚持"三个半分钟"。"三个半分钟"是指夜间起床时和清晨醒来后要继续平卧半分钟，再在床上坐半分钟，然后双腿下垂于床沿半分钟，最后再下地活动。

2. 当患者头晕严重时，应卧床休息，协助其在床上大小便。

3. 指导患者营造轻松的环境，避免外界不良因素的刺激。通过聆听轻音乐等舒缓情绪，转移注意力。可指导患者使用药枕减缓长期头晕的症状。

4. 在医生的指导下进行降压治疗，避免自行增减药物的剂量。特别是对脑动脉硬化和存在脑血管狭窄/闭塞的患者不可一味追求快速降压，以免导致脑供血不足引起头晕，或诱发缺血性脑卒中。

5. 指导患者做好血压监测和自我症状的观察。当症状加重，怀疑发生高血压危象、高血压脑病等严重症状时要及时联系慢病管理专职护士，做好转诊安排或急诊处理。

6. 高血压患者的症状并不一定与血压水平相关，有的高血压患者常以头晕、头痛之有无或轻重来指导自己服药，这是服用降压药物的误区。

二、头痛

头痛也是高血压的常见症状，多为持续性钝痛或搏动性胀痛，甚至可有炸裂样剧痛。常在早晨睡醒时发生，起床活动及饭后逐渐减轻，但也可在午后或疲劳之后再度出现。疼痛的部位以两侧太阳穴和后脑多见，其主要原因为高血压造成头部血管扩张及充血。

[管理指导]

1. 指导患者头痛时卧床休息，抬高床头，改变体位时动作要慢。

2. 避免劳累、情绪激动、精神紧张、吸烟、酗酒、环境嘈杂、不规律服药等；合理安排休息与工作，放慢生活节奏。

3. 对血压持续增高的患者，应每日测量血压 2~3 次，并做好记录，必要时测量立、坐、卧位血压，掌握血压变化规律。

4. 规律服用降血压药物，也可指导患者通过中药沐足、穴位按摩等缓解头痛。

5. 如血压波动过大，要警惕脑出血的发生。如在血压急剧增高的同时，出现头痛、视物模糊、恶心、呕吐、抽搐等症状，应考虑高血压脑病的发生。出现上述各种表现时均应立即送医院进行紧急救治。

三、心悸、失眠、疲劳

高血压患者性情多较急躁，遇事敏感，易激动，心悸、失眠比较常见。心悸多伴有心慌；失眠多为入睡困难或早醒，睡眠不实，恶梦纷纭，甚或似睡非睡，易惊醒，醒后常感头晕脑涨。这些症状与大脑皮层功能紊乱及自主神经功能失调有关。

[管理指导]

1. 指导患者应当学会调节情志，培养多种兴趣，戒刺激，劳逸结合，勇于面对挫折。从自身着手，要胸怀坦荡、目光远大、宽宏大量；遇事要冷静处理，不要心胸狭窄、鼠目寸光，无急躁及嫉妒心；要树立与疾病做斗争的信心，积极配合医生的治疗，千万不可悲观失望，但也不能满不在乎。

2. 指导患者掌握一些缓解症状的保健方法，如穴位按摩（头部、耳部、足部等）、打太极拳、做导引运动等。

四、肢体麻木

肢体麻木以中、晚期年龄较大的高血压患者多见，特别是在久坐后更易出现。常见手指、足趾麻木，或皮肤如蚁行感，或项背肌肉紧张、酸痛，部分患者常感手指不灵活。长期高血压合并动脉硬化，使血管管腔狭窄，血流不畅，肢体缺血。由此所致的肢体麻木多较为顽固，持续时间也长，而且常固定出现于某一肢体。

[管理指导] 若伴有肢体无力、抽筋、跳痛等现象时，应及时到医院就诊，以免中风的发生。

【常见并发症的管理】

高血压患者由于血压持续性升高，引发全身小动脉硬化，从而影响组织器官的血液供应，造成各种严重的后果，出现高血压并发症。高血压常见的并发症有高血压危象、高血压脑病、脑血管病、高血压性心脏病、高血压性肾病等。在慢病管理的过程中，要做好高血压患者的管理，预防相关并发症的发生。

一、高血压危象

高血压危象在高血压早期及晚期均可发生。危象发生时，血压显著升高，以收缩压升高为主。出现头痛、烦躁、眩晕、心悸、气急、恶心、呕吐、视力模糊等严重症状，伴有痉挛动脉（椎－基底动脉、颈内动脉、视网膜动脉、冠状动脉等）累及的靶器官缺血症状。

[管理指导]

1. 做好患者的用药管理，避免停服降压药、紧张、疲劳、寒冷等高血压危象的诱因。

2. 指导患者发生高血压急症时要及时就诊，避免延误治疗或引起其他并发症。

3. 保持静脉通道通畅，选择适宜的降压药物控制性降压。同时，避免短时间内血压急骤下降，引起重要器官的血流灌注减少。

4. 为患者创造舒适安静的环境，卧床休息，并做好相关症状的护理。

二、高血压脑病

高血压脑病表现为血压极度升高的同时伴有严重头痛、呕吐、神志改变，轻者可仅有烦躁、意识模糊，重者可发生抽搐、昏迷。其发生机制可能为过高的血压突破了脑血管的自身调节机制导致脑灌注过多，引起脑水肿。

[管理指导]

1. 绝对卧床休息，抬高床头，避免一切不良刺激和不必要的活动，协助生活护理。

2. 保持呼吸道通畅，吸氧。

3. 稳定患者的情绪，必要时用镇静剂。

4. 进行心电、血压、呼吸等监护。

5. 迅速建立静脉通道，遵医嘱尽早准确给药，动态调整降压药的给药速度；使用脱水剂时做好相应的护理。

三、脑血管病

高血压是脑血管病最主要的危险因素。长期高血压可形成小动脉的微小动脉瘤，血压骤然升高可引起破裂而致脑出血。高血压也可使动脉粥样硬化发生，引起短暂性脑缺血发作及脑动脉血栓形成。血压极度升高可发生高血压脑病，血压降低即可逆转。

[管理指导]

1. 高血压患者预防脑血管病的关键是做好患者的长期血压管理，避免血压波动过大。

2. 对高血压患者建议进行脑卒中筛查，若为脑卒中高危患者，应进行强化管理。

3. 指导患者了解脑卒中的征兆和症状，若有不适及时就诊。脑血管病常见的症状有单侧肢体麻木、乏力，口眼歪斜，视物模糊，头晕，失语，吞咽困难等，出现这些症状时要提高警惕，及时就诊。

4. 当怀疑发生脑卒中时，指导患者不要自行服药，特别是降血压药物。避免血压下降过快导致脑组织血流灌注减少，加重脑缺血和脑水肿。常规来讲，在脑梗死急性期，当血压≥220/110mmHg 时才需降压。在脑出血急性期，当血压≥185/100mmHg 时，一般可先通过使用脱水药物降低颅内压，血压会自行下降；若血压未降，才可使用降压药。

5. 脑血管病相应症状和并发症的护理详见脑卒中的管理模式与实践章节。

四、高血压性心脏病

高血压性心脏病是由于血压长期升高使左心室负荷逐渐加重，左心室因代偿、逐渐肥厚和扩张而形成的器质性心脏病。高血压性心脏病一般出现在高血压病起病数年至10余年后，根据心功能变化情况可分为心功能代偿期和心功能失代偿期。在心功能代偿期，病人可无明显自觉症状，但在心功能失代偿期，则逐渐出现左心衰竭的症状，开始时仅在劳累、饱食或说话过多时感觉心悸、气喘、咳嗽，以后症状逐渐加重，上述症状呈阵发性发作，多表现为夜间阵发性呼吸困难并痰中带血，严重时可发生急性肺水肿。

[管理指导]

1. 高血压性心脏病发生和发展的最重要因素是长期持续的高血压状态，在高血压性心脏病未发生前，就应采取积极有效的措施治疗高血压。

2. 避免诱发和加重心衰的因素，如感染、暴饮暴食、情绪激动、饮酒、劳累等。

3. 轻度心衰时，患者应适当休息，加强饮食调理，并在医生指导下用药，恢复后可照常工作。心衰较重时，应长期低盐饮食，饮食应少量多餐，选用营养丰富及易消化的食物。经治疗好转后，可参加一般轻体力活动。

4. 做好扩张血管药物及降压、调脂、抗血小板聚集等相关药物的护理。

五、高血压性肾病

长期血压升高使肾小球入球小动脉硬化，肾实质缺血，导致进行性肾硬化，并导致肾动脉粥样硬化的发生，可出现蛋白尿、肾功能损害等。

[管理指导]

1. 积极控制血压，做好血压的自我监测，避免对靶器官的损害。

2. 根据患者肾功能分期做好分期管理，详见慢性肾脏病的管理模式与实践章节。

【常见检查的管理】

一、常见监测检查项目

高血压患者除规范的血压测量，注意患者的体态、身高、胖瘦、面容外，尚应注意其他一些重要内容：①心血管系统检查，特别是心脏大小，颈动脉、肾动脉、周围动脉及主动脉病变的证据，心力衰竭的证据。②腹部检查，血管杂音，肾脏增大和其他肿块的证据。③肺部检查，神经系统和眼底检查证实是否存在脑血管损害。

1. 实验室检查　常用生化指标检测包括肾性高血压的尿常规和尿细菌培养，血液尿素氮和肌酐、血糖、血脂、血钾、循环与局部肾素－血管紧张素测定，循环与组织血管紧张素转换酶（ACE）活性的测定，醛固酮、儿茶酚胺、心钠素和加压素测定等。

2. 超声检查　主要为超声心动图检查。高血压与心脏和主动脉的关系非常密切，超声心动图检查对指导高血压临床治疗和评价预后具有重要的意义。利用超声心动图可以观察心脏的大小、心室壁的厚度及心肌、心瓣膜和大动脉的活动情形。它不仅能反映心脏的结构，而且还可以反映心血管功能的变化，在一定程度上弥补了通常 X 线检查只能显示心脏外形轮廓的不足。超声心动图检查包括 M 型超声心动图、二维超声心动图、彩色多普勒血流显像、频谱多普勒和经食道超声心动图。

3. 心电图检查　高血压患者如果血压得不到控制并持续升高，会进一步影响心脏功能，如冠状动脉狭窄、心肌缺血等，但这些心脏病变早期自觉症状并不明显，所以要定期做心电图检查。

4. 动态血压监测　对高血压患者进行 24 小时动态血压监测（ABPM），并掌握其血压变化的规律，可克服偶测血压存在的实际问题，对更好地开展高血压的防治具有重要的意义。动态血压监测应使用符合国际标准（BHS 和 AAMI）的监测仪。动态血压的国内正常值参考标准：24 小时平均值＜130/80mmHg，白昼平均值＜135/85mmHg，夜间平均值＜125/75mmHg。正常情况下，夜间血压值比白昼血压均值低 10%～15%。

动态血压监测可用于诊断白大衣高血压、隐蔽性高血压、顽固难治性高血压、发作性高血压、低血压；评估血压升高严重程度；用于临床研究，指导评价治疗效果，评估心血管调节机制、预后。目前尚不能取代诊所血压测量。

对于需要进行 24 小时动态血压监测的患者来说，监测当天所测试肢体要避免抽血等小的外伤，以免瘀血或感染。患者可以照常工作、生活，但要求当天晚上 10 时上床休息，不上夜班，以使日常活动大体保持一致。安装监测仪器时，要教会患者对袖带松紧、挪位的处理，保证部位准确、松紧合适，以防太紧造成血管受压不良；太松则测量不准确。监测时，患者佩戴袖带的上臂要尽量保持静止状态，避免上肢肌肉收缩。注意保护仪器不受损及浸湿等。仪器安装好后应严格登记，教会患者填写日记，并核实日记的准确性，特别是对药物记录不清者，一定要当面问清后补上。睡眠时上臂位置变化或被躯干压迫可影响血压读数的准确性，因此在袖带外穿件睡衣可防止滑脱。另外，为了观察患者自然血压波动曲线，最好在用降压药物、利尿剂、β 受体阻滞剂等药物之前，及时做 24 小时动态血压监测。如果患者已经服药或病情重需要立即治疗，应在正规服药使血压达到一定疗效后再监测，以便检查治疗效果。

5. 血液流变学测定　了解血液流变学特性的变化，有利于研究高血压的发病机制，有助于理解心血管病的发病机制，有利于正确评价高血压的病情与诊断、治疗和预防的合理性。血液流变学测定需要在空腹状态下抽取全血，检测前也不能喝水、不要运动、不能出汗，否则会影响测试结果的准确性。

6. 眼底检查　眼底血管病变能部分反映全身血管的情况，是全身唯一能直接观察动脉血管状态的窗口，一旦眼底小动脉硬化，则说明全身动脉的硬化情况，对于高血压病的诊断和治疗可提供重要的参考依据。

7. 肾功能检查　一般轻、中度高血压病早期不出现肾损害，如果长期得不到控制，会出现肾小动脉硬化，继续发展出现肾功能不全。所以，高血压患者要定期检查血尿素氮、肌酐、尿酸等，了解肾功能受损程度，以指导降压药物的选择和服用。

8. 胸部 X 线检查　观察患者的左心室肥厚和心脏增大程度，常需定期拍摄 X 线胸片，以便早期发现高血压性心脏病。当心脏受累时左心室增大，心力衰竭时心脏明显扩大。

二、监测及检查频率

高血压患者除了应做好自我血压监测外，也应定期回医院复诊，上述检查项目应在专科医生的指导下进行。检查频率和检查的项目应根据高血压病情的不同阶段而有不同的要求，如高血压 1 期患者可做 24 小时动态血压监测；2 期、3 期患者则更多选择其余的检查项目。患者应与医生密切配合，做好各项治疗和预防措施，若检查结果异常，应按照医生的规定定期复诊。

三、特殊检查结果的管理

如原发性醛固酮增多症患者血钾偏低、血中醛固酮浓度升高，而肾素－血管紧张素水平则往往偏低；库欣综合征时血浆皮质醇升高，尿中皮质醇代谢产物（17－羟皮质类固醇）也相应升高；嗜铬细胞瘤患者发作时血中肾上腺素及去甲肾上腺素浓度显著升高，发作后 24 小时内尿 VMA（香草基杏仁酸）测定也为阳性；肌酐清除率的降低反映了肾小球功能的减退；酚红排泄试验是测定近端肾小管功能最好的方法；浓缩稀释试验帮助了解远端肾小球功能；血尿微球蛋白测定的异常可以较早地反映肾脏功能（包括肾小球或肾小管功能）损害；血肌酐和尿素氮测定对判断肾功能受损程度有帮助；另外，肾素－血管紧张素－醛固酮系统检查或血管紧张素转换酶测定对判定肾素瘤或高肾素型高血压也有帮助。

【常用药物的管理】

高血压初步诊断后，应立即采取治疗性生活方式干预。3级高血压或伴发心脑血管病、糖尿病、肾脏病等高危患者，立即开始并长期药物治疗。1~2级高血压患者伴头晕等不适症状，考虑小剂量药物治疗；如无症状，则仔细评估有关危险因素、靶器官损害及伴发临床疾患，危险分层属高危者，立即药物治疗；属中危者，则随访1个月内2次测量血压，如平均血压≥140/90mmHg，则开始药物治疗；如血压<140/90mmHg，继续监测血压；属低危者，则随访3个月内多次测量血压，如平均血压≥140/90mmHg，考虑开始药物治疗；如血压<140/90mmHg，继续监测血压。

一、常用降压药物

（一）利尿剂

常用的有氢氯噻嗪和吲达帕胺。

注意事项：小剂量使用通常安全有效，长期大剂量使用可导致低钾血症、胰岛素抵抗及脂质代谢紊乱。因此，使用该类药物时需注意以下几点：①伴有高尿酸血症、痛风、肾功能不全、血肌酐>265.2μmol/L（3mg/dL）者慎用。②袢利尿剂（如呋塞米）多用于高血压急症及肾性高血压，一般不用于长期高血压治疗。③剂量宜小不宜大，鼓励多吃富含钾的食物及水果，如芹菜、香蕉、橘汁等。

（二）β受体阻滞剂

常用的有普萘洛尔、阿替洛尔、倍他洛尔、美托洛尔和比索洛尔。

注意事项：该类药物常见的副作用包括疲劳、肢体寒冷，并可引起糖代谢、脂质代谢紊乱。因此，使用该类药物时需注意以下几点：①用药前心率低于55次/分或二度以上房室传导阻滞时，不用β受体阻滞剂。②停用β受体阻滞剂可发生反跳现象，故在缺血性心脏病及高血压治疗中应逐渐停用。③应用β受体阻滞剂后心率下降为药物的治疗作用，但若心率低于50次/分，应减量或停药。④哮喘、慢性阻塞性肺疾病和周围血管疾病的患者禁用β受体阻滞剂，心功能不全、糖尿病、严重的血脂紊乱患者慎用。

（三）血管紧张素转换酶抑制剂（ACEI）

常见的有卡托普利、依那普利、苯那普利、赖诺普利、福辛普利、西拉普利、雷米普利和培哚普利。

注意事项：ACEI 类和 ARB 类药物最常引起咳嗽，为无痰干咳，夜间为重，常影响患者睡眠。护理人员应指导患者及时向医生咨询可否减少用药剂量或停药，若不能停用该类药物，则应在医生的指导下使用止咳药物。其他副作用包括首剂低血压反应和高钾血症，最严重而罕见的副作用为血管性进行水肿。因此，使用该类药物时需注意以下几点：①妊娠高血压禁用，因可致胎儿畸形。②肾血管性高血压尤其是双侧肾血管病变或孤立肾伴肾动脉狭窄者禁用。③重度血容量减少，重度主动脉瓣、二尖瓣狭窄，缩窄性心包炎，重度充血性心衰，肾功能不全［肌酐 > 265.2μmol/L（3mg/dL）］时慎用或禁用。④一般不与保钾利尿药合用，以免发生高钾血症，与噻嗪类利尿剂合用无须常规补钾。

（四）钙拮抗剂（CCB）

常用的有硝苯地平、尼群地平、非洛地平缓释片、氨氯地平、拉西地平、地尔硫䓬和维拉帕米。

注意事项：CCB 类降压药常见副作用为水肿，护理人员应指导患者根据医生的建议进行剂量调整，日常生活中注意个人卫生，保护皮肤，限制入水量并密切监测 24 小时尿量。二氢吡啶类钙拮抗剂（如硝苯地平等）的副作用主要有反射性心动过速、头痛、面红、外踝水肿、便秘等，但长效及控制剂的副作用轻微。非二氢吡啶类钙拮抗剂（如地尔硫䓬等）的副作用主要有降低心率、抑制心肌收缩力等。因此，使用该类药物时需注意以下几点：①不稳定性心绞痛、急性心肌梗死或心功能不全时不用短效二氢吡啶类钙拮抗剂。②非二氢吡啶类钙拮抗剂不宜与 β 受体阻滞剂合用。

（五）血管紧张素 II 受体拮抗剂（ARB）

常用的有氯沙坦、缬沙坦和依贝沙坦。

ARB 是最新使用的一类降压药物，其适应证与禁忌证同 ACEI。不良反应少，适用于对 ACEI 不能耐受的患者。其注意事项见 ACEI。

（六）α 受体阻滞剂

常用的有哌唑嗪和特拉唑嗪。

注意事项：该类药物主要的副作用为体位性低血压，多见于老年单纯收缩性高血压、脑血管病患者，故应用过程中应监测立位血压。使用该类药物时另需注意以下几点：①为防止体位性低血压，首剂应减半，并在入睡前服用。②随疗程延长易产生耐药性，应根据血压变化调整剂量。

（七）肾素抑制剂

肾素抑制剂为一类新型降压药，其代表药为阿利吉仑，可显著降低高血压患者的血压水平，但对心脑血管事件的影响尚待大规模临床试验的评估。

注意事项：①严重充血性心衰患者慎用。②如发生严重和持续的腹泻、血管性水肿、肾功能衰竭，需停用本品，并给予适当的治疗和监护。应在服用本品前纠正钠和/或血容量不足。③重度肾功能不全、有透析史、肾病综合征、肾血管性高血压、可能发生肾功能不全、肾动脉狭窄、高钾血症患者慎用。

（八）固定配比复方制剂

固定配比复方制剂是常用的一组高血压联合治疗药物，通常由不同作用机制的两种小剂量降压药组成，也称为单片固定复方制剂。与分别处方的降压联合治疗相比，其优点是使用方便，可改善治疗的依从性，是联合治疗的新趋势。对2级或3级高血压或某些高危患者可作为初始治疗的药物选择之一。应用时注意其相应组成成分的禁忌证或可能的副作用。

1. 我国传统的固定配比复方制剂 如复方利血平（复方降压片）、复方利血平氨苯蝶啶片（降压0号）、珍菊降压片等。以当时常用的利血平、氢氯噻嗪、盐酸双屈嗪或可乐定为主要成分。此类复方制剂组成成分的合理性虽有争议，但仍在基层广泛使用。

2. 新型的固定配比复方制剂 一般由不同作用机制的两种药物组成，多数每日口服1次，每次1片。其使用方便，可改善依从性。目前我国上市的新型固定配比复方制剂主要包括：ACEI + 噻嗪类利尿剂，ARB + 噻嗪类利尿剂，二氢吡啶类钙通道阻滞剂 + ARB，二氢吡啶类钙通道阻滞剂 + β受体阻滞剂，噻嗪类利尿剂 + 保钾利尿剂等。

3. 降压药与其他心血管治疗药物组成的固定配比复方制剂 有二氢吡啶类钙通道阻滞剂 + 他汀，ACEI + 叶酸。此类复方制剂使用应基于患者伴发的危险因素或临床疾患，需掌握降压药和相应非降压药治疗的适应证及禁忌证。

注意事项：应用时注意其主要组成成分所可能引起的副作用，参见上述各类降压药物的注意事项或药物说明书。

二、长期服药的自我管理

高血压患者需要长期服药，有的甚至要终身服药，因此提高服药的依从性十分重要。患者应在医生的协助和指导下用药，不能擅自改药、停药，如果偶尔漏服 1 次应尽快补服，若离下次服药不足 4 小时，不要再补服，此时尽快与医师联系。

平时、外出或旅游时应准备充足的药品，以免断药。护士应指导患者掌握用药时间、剂量、药物的作用机制及用药后可能出现的不良反应。长期服药患者应建立自己的作息时间，以遵从服药时间与饮食的规定，当日常作息不稳定时，应强调有家属的提醒和支持。患者也可根据自身情况使用一些服药小技巧，如设一个服药备忘录，将服药时间、方法、注意事项记录下来，做好自我监护；用不同颜色的盒子将每次服用的药分别放置，并放在醒目的地方。服用降压药应从小剂量开始，逐渐加量。同时，密切观察疗效，如血压下降过快，应调整药物剂量。在血压长期控制稳定后，可按医嘱逐渐减量，不得随意停药。某些降压药物可引起体位性低血压，在服药后应卧床 2 ~ 3 小时，必要时协助患者起床，待其坐起片刻无异常后，方可下床活动。由于老年人的药物代谢动力学参数均有所改变，常规剂量的降压药在老年人极易出现较多的副反应。因此，老年高血压患者的用药剂量一般以常规用量的 1/2 ~ 2/3 为宜。由于各种降压药的药理作用时程不同，故给药的次数不能一概采用每日 3 次的给药方法。如心得安、甲基多巴、肼苯哒嗪等，其药效仅能维持 3 ~ 6 小时，因而每日需服 3 次；而利血平、胍乙啶等作用持续时间较长，一般每日给药 1 ~ 2 次即可。

三、药物副作用的管理

高血压患者所服药物的种类很多，并且许多药物存在副作用。当遇到有特殊副作用的药物时，应提前告知患者，并指导他们如何应对。如胍乙啶、哌唑嗪及神经节阻滞剂等均容易引起体位性低血压，在服用这些药物期间，应注意从坐位起立或从平卧起身时，动作应尽量缓慢，切忌骤然起立；站立行走不宜过久，刚服药后宜平卧休息，解大便应当采取坐位，尤其是夜间起床上厕所时更应注意，以免因血压突然下降引起昏厥摔倒而发生意外。利血平、胍乙啶等可使心率减慢，且与降压作用不一定呈平行关系，有心动过缓及心绞痛病史者须慎用。而肼苯哒嗪却反射性地引起心率加快，故忌用于伴有心动过速及心力衰竭患者。合并糖尿病的高血压患者不宜用噻嗪类利尿降压药。兼有溃疡者慎用利血平。哮喘及过敏性鼻炎患者忌用心得安。肝病者禁用甲基多巴。利血平、甲基多巴及心得安等均有不同程度的中枢抑制作用，对高空作业人员、驾驶员、机械工人等应避免使用。同时在服用单胺氧化酶抑制剂（如优降灵）期间，应忌食扁豆、干酪、红葡萄酒和啤酒等富含酪胺的食物，否则可发生高血压危象，甚或猝死。速尿及利尿酸等利尿药物应用后可出现低血压、低血钾及血尿酸增高，从而出现腹胀，诱发痛风引起关节疼痛，有时可引起低血氯性碱中毒，使患者出现乏力、抽搐等症状。噻嗪类利尿剂可引起血糖、血胆固醇增高及对光敏感等副作用，故患者应定时复查血糖、血脂、血电解质等与酸碱平衡方面有关的检查。安体舒通、氨苯喋啶、氨氯吡咪等保钾利尿药物应用时可出现高血钾，严重时可导致心律失常，肾功能不全者应慎用。心得安、心得平、阿替洛尔、美托洛尔等 β 受体阻滞剂应用时，可出现心动过缓、支气管痉挛、恶心、腹泻、抽搐、乏力等症状，并可升高血清甘油三酯及降低高密度脂蛋白水平，故用药时应注意检查血脂变化；长期应用利血平可出现鼻塞、心动过缓、胃酸过多、腹泻、乏力、嗜睡等症状，有时甚至可导致严重的抑郁及消化道出血等副作用。以上所介绍的药物副作用大都比较常见，有时因个体差异而表现有所不同。因此，高血压患者服降压药时需注意自我检查，有不适症状时应及时向医生汇报，以便调整用药。

【生活方式的管理】

一、生活起居管理

中医学认为，人处在天地之间，生活于自然环境之中，作为自然界的一部分，人与自然是息息相关的，机体内外环境应统一协调，人体内外环境相对平衡的失调则导致疾病。因此，适环境、慎起居、节劳逸以适应自然是高血压病中医康复保健措施的一个重要方面。

1. 生活规律，休作有时　良好的生活习惯是保持健康、防治高血压病必不可少的重要条件。一般应做到定时就寝、按时起床、保证充足的睡眠，每天以睡 7 ~ 8 小时为宜（老年人可适当减少），中午最好略睡片刻；注意保持大便通畅，养成定时排便的习惯，防止便秘，大便不畅时用力排便可使血压升高，甚至发生严重的并发症。不要过度憋尿以防造成血压升高；腰带松紧要适宜，系领带不可过紧；洗澡时，水温要适中，最好为34℃ ~ 40℃，洗的时间不宜过长，一般不超过 15 分钟，若为盆浴时，注意勿让水满过胸部；注意预防跌倒，尤其是年龄较大的高血压患者更应注意；外出旅行时，应随身携带降压药，最好能随身携带便携式血压计，以备随时检测；合理安排工作和休息，加强工作的计划性，做到忙而不乱，减少紧张；时间安排要得当，留有余地，做到从容不迫，切勿因赶时间而匆匆忙忙。此外，各种不同性质的工作交替或轮流进行，亦有助于大脑疲劳的恢复；看电视的时间不宜过久，性生活也须合理安排。

2. 改善环境，注意保暖　保持居室环境整洁，可在室内外栽花、种草、种树，既可美化环境，又可陶冶情操；尽量避免噪音刺激，室内装饰以蓝色、绿色及白色等冷色调为宜，有利于保持情绪的稳定，避免发生冲动；室内空气要流通，光线适中，温度适宜。由于寒冷刺激会引起机体内小动脉反射性收缩，使血压增高而诱发中风，故高血压患者必须随时注意保暖，避免寒冷刺激。

二、饮食营养管理

高血压患者的饮食要保持营养均衡，要坚持"三高五低"的原则。"三高"指食物高新鲜度、高纤维素、高蛋白质。"五低"指低糖、低盐、低脂肪、低胆固醇、低刺激性。每天摄入盐一般控制在 6g 以下；脂肪摄取总量不超过膳食总热量的 15% ~ 30%，这对防止肥胖症、高脂血症、冠心病和某些癌症有重要意义，尤其对已有肥胖症状者更为重要；胆固醇的摄取量每天不超过 300g，中、老年人尽量少吃动物内脏等含胆固醇较高的食物。注意饮食结构的合理搭配，避免营养过剩，吃饭要定时，饮食不要过饱，切忌暴饮暴食，以免发生中风。多吃新鲜的蔬菜和水果，少饮酒或不饮酒，不喝浓茶和咖啡，戒烟。

对服用排钾利尿剂的患者应注意补充含钾高的食物，如蘑菇、香蕉、橘子等。肥胖者应限制热能摄入，控制体重在理想范围之内。避免高钠饮食（如腌泡食物、薯片、罐装汤和冷盘）、过咸食物及高胆固醇、高饱和脂肪食物（如蛋黄、奶油、猪肝、猪脑等），饮食加工不宜太精细，以免有害元素（铅、镉等）增多及有利微量元素被破坏过多。多饮矿泉水、冰化水（结冰后融化的水），少饮含糖饮料，忌过热过凉，忌一次喝水过多，忌喝盐水。

1. 食物的选择　参考脑卒中的管理模式与实践相关内容。

2. 膳食食谱举例

（1）鲜芹菜汁：取鲜芹菜 250g，洗净后用沸水浸泡约 3 分钟，切细捣碎取汁饮用，每次 1 小杯，每日 2 ~ 3 次。鲜芹菜汁具有降压的功效，适合各型高血压。

（2）麻油拌菠菜：将新鲜菠菜洗净，置沸水中浸泡约 3 分钟，以麻油、盐拌食，每日 2 ~ 3 次。用于高血压头痛、面赤、目眩。

（3）荷叶冰糖粥：取新鲜荷叶 1 张，洗净煎汤，用荷叶汤与粳米 100g 煮粥，粥将熟时加入适量冰糖，再煮一二沸即可。适用于阴虚阳亢型高血压。

（4）决明冰糖粥：取决明子（炒）10 ~ 15g 煎汁，去渣，放入 100g 粳米同煮粥，粥将熟时加入适量冰糖，再煮一二沸即可食用。该粥有清肝、明目、通便的作用，适用于阴虚阳亢型高血压。

（5）胡萝卜粥：将新鲜的胡萝卜洗净切碎，与粳米同入锅内加清水适量，煮至米开粥稠即可。该粥有健脾和胃、下气化滞、明目、降压利尿的作用，适用于高血压兼有消化不良等症状者。

（6）葛根粉粥：取粳米100g浸泡一宿，与葛根粉同入砂锅内，加水500g，用文火煮至米开粥稠即可。适用于高血压合并冠心病、老年性糖尿病者。

（7）豆浆粥：将豆浆汁500g、粳米100g同入砂锅内煮至粥稠，以表面有粥油为度，加入少量砂糖或细盐即可食用。该粥有补虚润燥的作用，适用于高血压兼有动脉硬化、高脂血症者。

（8）松花淡菜粥：取松花蛋1个（去皮），50g淡菜浸泡洗净，同粳米共煮粥，可加少许盐调味，宜空腹服用。具有清心降火的功效，用于高血压伴耳鸣、眩晕等症。

（9）玉米须炖龟：取玉米须100g，乌龟1只（约500g），洗净后将龟肉与用纱布包扎的玉米须一起放入砂锅内，加葱、姜、盐、黄酒、水，先用旺火烧沸，转用文火炖烂即可。本品具有滋阴补血、生津降压的功效，适用于高血压兼有口渴神疲、湿痹、风痹等症状者。

（10）海带决明汤：取海带30g，草决明15g，猪瘦肉50g，共入锅煮汤，加适量盐调味即可。本品具有清肝明目、降压的功效，适用于阴虚阳亢型高血压。

三、运动管理

1. 高血压患者运动原则　适当、科学的运动对高血压的治疗是非常有益的。但高血压患者进行运动应遵循量力而行、循序渐进的原则，并应进行自我监测。运动量和运动类型的选择最好依照医生的运动处方，同时避免在运动中做推、拉、举等静力性力量练习或憋气练习，应选择一些全身性、有节奏的、容易放松、便于全面监控的项目（如步行运动、慢跑运动、甩手运动、跳舞等），并重视运动前的热身及运动后的整理活动。高血压患者在运动时需注意以下几点：①运动宜适度、不疲劳。②运动宜动静结合。③运动宜有张有弛。④运动宜因人而异。⑤运动宜长久坚持。⑥运动忌幅度过大。⑦忌餐后运动。⑧忌竞技运动。⑨运动时忌喝冷水。⑩运动后不要立即坐地休息。⑪运动后忌急于进食。⑫运动后宜科学补水。值得注意的是，严重的高血压患者应卧床休息，高血压危象者则应绝对卧床，并需在医院内进行观察。

2. 高血压患者运动量的控制　运动量对运动的效果和运动安全有直接的影响。掌握适当的运动量对高血压患者来说是非常必要的。通常以心率作为判断最佳运动量的指标。可用以下公式进行大致的估算：最大心率＝220－年龄。除非患者必须进行某种特殊检查（如运动试验），一般不应让患者的运动量达到最大心率，而以靶心率作为运动目标。所谓靶心率是指既安全又能达到锻炼目的的心率，可用下列公式计算：靶心率＝最大心率×70%。高血压患者应根据身体状况与爱好，选择参加一些力所能及的医疗体育运动。每周运动 5 次以上，每次 30 分钟，就可达到锻炼效果。

3. 可推荐的中医特色运动

（1）太极拳：太极拳适用于各期高血压患者，对防治高血压有显著效果。长期坚持太极拳运动可有以下作用：能够使全身肌肉放松，血管舒张；打太极拳时用意念引导动作，有助于消除精神紧张因素对人体的刺激，从而有利于血压下降；太极拳包含平衡性与协调性的动作，有助于改善高血压患者神经肌肉系统的平衡性和协调性。

（2）导引（气功）运动：研究表明，气功对控制血压有明显的作用。坚持气功练习，控制血压的近期有效率可达 90% 左右。初学者可选择内养静坐导引法。取坐姿或站姿，坐姿是坐于椅子上，双腿分开自然踏地，两手放于大腿上，手心向下，全身放松，心情怡静，排出杂念，意守丹田，口唇轻闭，双目微合，调整鼻息；站姿是身体自然站立，双腿分开与肩同宽，双膝微屈，两手抱球放于身前，全身放松，意守丹田，调整呼吸。每次 10 ~ 30 分钟，每日 1 ~ 2 次。

（3）甩手运动：甩手是一种十分简单的锻炼方法，对于高血压患者、体弱者特别适合。甩手有利于活跃人体的生理功能，行气活血，疏通经络，从而增强体质，提高机体抗病能力。

具体操作方法：双腿站直，全身肌肉尽量放松，双肩、臂自然下垂，双脚分开与肩同宽，双肩松沉，掌心向内，眼平视前方。双臂前摆（勿向上甩），以拇指不超过脐部为度；返回以小指外缘不超过臀部为限，如此来回摆动。

四、情志管理

高血压病是慢性疾病，高血压病的治疗是一个漫长的综合治疗过程，患者应有充分的思想准备。患病后不宜过度忧虑与悲观，要树立良好的生活信念，努力改变性格上的缺陷，积极配合医师的治疗，才能取得满意的疗效。首先要保持情绪稳定，忌情绪紧张。当人处于紧张、忧虑、愤怒、悲伤等情绪之中时，可出现心慌、气急和血压升高现象，甚至导致脑血管痉挛或破裂，诱发中风甚至导致死亡。

当患者感到心情不佳、紧张焦虑时，可有意识地转移注意力，如进行一些练字、绘画、钓鱼等可使大脑处于比较平稳状态的活动，也可通过转换环境来放松心情，如爬山，或去郊外、公园、河边欣赏大自然美景。遇到令人不愉快的事，要进行"冷处理"，避免正面冲突，学会遇事想得开，切忌生闷气或发脾气。另一方面，要保持心情开朗，正确面对疾病。有的高血压患者一旦发现血压增高，思想负担加重，终日忧心忡忡，结果血压进一步增高；有的患者因觉得自己给家庭和社会带来了负担，成为家庭的"包袱"，表现出消极沮丧的情绪，对治疗失去信心，因此抗拒按时服药，抗拒配合医疗护理，等待"最后的归宿"；也有的患者因降压治疗一时不理想，变得焦躁不安，怨天尤人；而一些患者一旦确诊为高血压病后，便把注意力集中在疾病上，稍有不适便神经过敏，猜疑血压是否升高了，是否出现严重并发症等，惶惶不可终日。上述患者的表现均是不可取的，对疾病的康复也是极为不利的。高血压患者应当学会节七情、戒刺激、劳逸结合、勇于面对。从自身着手，要胸怀坦荡、目光远大、宽宏大量；遇事要冷静处理，不要心胸狭窄、鼠目寸光，无急躁及嫉妒心，要树立与疾病做斗争的信心，积极配合医生的治疗；千万不可悲观失望，但也不能满不在乎。

此外，高血压患者应培养多种兴趣，多参加一些公益活动及娱乐活动，做到笑口常开，乐观轻松。可根据自己的爱好与身体状况选择娱乐活动，如唱歌、跳舞、下棋、打牌、听音乐、写诗、绘画、弹琴等，通过这些娱乐活动，陶冶情操，增进人际关系，增加生活情趣，消除紧张忧虑，进而达到改善高血压症状的目的。

五、中医特色疗法

高血压病中医特色护理疗法包括推拿、药物敷贴法、药枕、药浴等，不仅能够为治疗高血压病提供更多的治疗途径，而且可以避免或减少口服药对身体可能造成的不良反应。

1. 推拿按摩疗法

原理与作用：通过手法作用于人体体表的特定部位，并通过穴位、经络、脏腑、气血、阴阳等不同环节的介导、调整作用，改善周围血管血流量，增强血管弹性，减低血液黏稠度，改善血液循环和大脑皮质功能，解除精神紧张，防止动脉痉挛和硬化。

取穴：①头面部：哑门、风池、大椎、百会、太阳、攒竹、丝竹空。②颈肩部：肩井。③胸腹部：膻中、中脘、气海、关元、天枢。④上肢：曲池、神门、内关、外关、合谷。⑤下肢：足三里、三阴交、行间、涌泉。⑥耳部：耳尖、心、内分泌、肾上腺、耳轮、屏尖、皮质下、耳背心。

操作手法：点法、按法、分法、揉法、拿法、推法、摩法、擦法、叩法、击法。

适应证：1～2级高血压患者。

2. 足部按摩疗法

原理与作用：脚心是肾经涌泉穴的部位，经常用手掌摩擦脚心，有健肾、理气、益智、交通心肾等功效，使水火相济，心肾相交，防治失眠、多梦等，对高血压病也有很好的疗效。

按摩涌泉穴：取坐位，用两手拇指指腹自涌泉穴推至足根，反复30～40次，至脚心发热为止，每日1～2次。在按摩脚心的同时，还要多活动脚趾。

拿捏大脚趾：大脚趾是血压反射区所在，用手上下、左右旋转揉搓即可。在血压突然升高时，用手指掐在大脚趾与趾掌关节横纹正中央，有一定的降压作用。

全息穴按摩：取第2掌骨尺侧生物全息穴的肾穴、肝穴为主穴。肝阳上亢者，重按肝穴；肾阴不足、阴阳两虚、风痰痹阻者，均以一指禅推揉肾穴。柔缓按摩2分钟。

3. 神阙穴敷贴疗法

原理：神阙穴属任脉，又为冲脉循行之所，任脉为阴脉之海，并与阳脉之海的督脉首尾相连，故药敷神阙穴可调和阴阳，使"阴平阳秘"，达祛病之效。

操作手法：可选用清肝泻火、化痰活血的龙胆草、川芎、三棱、天麻、夏枯草等中药研成粉末，醋调成糊状，以橡皮膏固定穴位处。每次贴24小时以上，每周贴3次，6周为1个疗程。

适应证：1~2级高血压患者。

4. 耳穴埋籽法

原理：中医认为，耳与人体五脏六腑和经络关系密切，在耳廓上可找到相应的反应区，在这些耳廓反应区加上适当的刺激可治疗疾病。采用小粒药物种子或药丸等贴压耳穴治疗，常用王不留行，取其活血、通经、止痛的功效。

操作手法：取穴神门、皮质下、降压沟、高血压点、三焦、交感等。每天按压穴位，使穴位保持长时间刺激，两耳交替进行，10次为1个疗程。

适应证：1~2级高血压患者。

5. 药枕疗法

原理：中医认为，头为诸阳之会、精明之府，气血皆上聚于头部，头与全身经络紧密相连。高血压药枕选用芳香开窍、活血通脉、镇静安神、益智醒脑等效用之中草药，经过炮制之后，作为枕芯装入枕中。药物经过颈部摩擦和微热直接作用于头部，促使头部经络疏通、气血流畅，改善局部微循环。应用药枕防治高血压是一种有效、简便的方法。

适应证：由肝阳上亢型高血压出现耳鸣、头晕目眩症状者。药枕可使用6个月。

6. 中药浴足

原理：利用平肝潜阳的中药配合芳香中药煎汤浴足。该疗法结合了中医外治法的思想及透皮给药技术，能起到降压、安眠、保健等多种功效，有效降低患者血压，改善头晕、头痛症状。中药浴足方（可选用牛膝、白芍、天麻、钩藤等多味中药配方而成）加水2000mL煎煮，水沸后再煮20分钟，取汁温热（夏季38℃~41℃，冬季41℃~43℃），倒进恒温浴足盆内浴足30分钟，每日1次。

适应证：用于气虚痰瘀、痰湿壅盛等所致高血压病。禁用于伴有急性心肌梗死、糖尿病足、静滴血管活性药物（如硝酸甘油、硝普钠、多巴胺、压宁定）、皮肤有皮损或有水疱、对浴足成分过敏、有足部水肿、有外周血管病等对温度感觉异常者，以及烧伤、烫伤、脓疱疮、皮肤病等患者。

【管理效果的评价】

一、个体血压控制效果评价标准

每年年终，对实施社区分级管理的每例高血压患者做出当年血压控制效果评定，按其全年内血压控制情况分为优良、尚可、不良3级。

优良：全年有3/4以上时间（>9个月）血压记录在140/90mmHg以下。

尚可：全年有1/2以上时间（>6个月）血压记录在140/90mmHg以下。

不良：全年有1/2以下时间（<6个月）血压记录在140/90mmHg以下。

二、总体综合防治效果评价标准

考核评价指标为管理覆盖率、规范管理率、血压控制率、脑卒中死亡率、高血压知识知晓率。根据需要可不定期进行高血压知晓率的评价。

1. 高血压知晓率　是指高血压患者中知道自己患高血压的人数与患高血压总人数之比。

计算公式：高血压知晓率＝被调查者中知道自己患高血压的人数/社区中被调查的高血压患者数×100%

2. 管理覆盖率　是指社区卫生服务机构登记管理的高血压患者人数在辖区高血压患病总人数的比例。

计算公式：管理覆盖率＝登记管理高血压人数/辖区高血压患病总人数×100%

3. 规范管理率　是指实施分级规范管理的高血压患者（进行药物及非药物治疗并定期随访的患者）人数占年初登记管理的高血压患者人数的比例。

计算公式：规范管理率＝规范管理人数/年初登记管理人数×100%

4. 血压控制率　是指规范管理患者中血压个体评定等级为"优良"和"尚可"的高血压患者人数占规范管理患者人数的比例。

计算公式：血压控制率＝（血压控制"优良"人数＋血压控制"尚可"人数）/规范管理人数×100%

5. 脑卒中死亡率　是指社区内脑卒中死亡的人数与社区总人口数的比例。

计算公式：脑卒中死亡率＝社区脑卒中死亡的患者数/社区总人数×100%

6. 高血压防治知识知晓率 是指社区居民中对高血压防治知识了解掌握的比率。

计算公式：高血压防治知识知晓率＝被调查社区居民高血压防治知识正确人数/被调查总人数×100%

相关链接

1. 社区高血压筛查管理

（1）机会性筛查 ①全科医生在诊疗过程中，对到社区卫生服务中心（站）就诊者测量血压时，如发现血压增高应登记，并嘱患者进一步检查确诊。②在各种可能利用的公共活动场所，如老年活动站、单位医务室、居委会血压测量站等随时测量血压，如发现血压增高，应建议到社区卫生服务中心（站）进一步检查。

（2）重点人群筛查 ①在各级医疗机构门诊对35岁以上的首诊患者测量血压。②高血压高危人群筛查。

（3）健康体检筛查 通过各类从业人员体检、单位健康体检等测量血压，如发现血压增高者，应建议进一步检查确诊。

（4）其他 建立健康档案，进行基线调查、高血压筛查等工作中进行血压测量，发现患者；通过健康教育使患者或高危人群主动测量血压。

2. 社区高血压患者的转诊管理

（1）转诊原则 确保患者的安全和有效治疗；减轻患者经济负担；最大限度地发挥基层医生和专科医生各自的优势和协同作用。

（2）转诊的条件与内容

1）社区初诊高血压转出条件：①合并严重的临床情况或靶器官的损害。②患者年龄小于30岁且血压水平达3级。③怀疑继发性高血压的患者。④妊娠和哺乳期妇女。⑤可能有"白大衣高血压"的存在，需明确诊断者。⑥因诊断或调整治疗方案需要到上级医院进一步检查。

2）社区随诊高血压转出条件：①按治疗方案用药2～3个月，血压仍不能达标。②血压控制平稳的患者，再度出现血压升高并难以控制者。③血压波动较大，临床处理有困难者。④随访过程中发现新的严重临床情况或靶器官损害。⑤患者服降压药后出现不能解释或难以处理的不良反应或并发症。

3）上级医院转回社区条件：①高血压的诊断已明确。②治疗方案已确定。③血压及伴随临床情况已控制稳定。

3. 高血压患者社区筛查

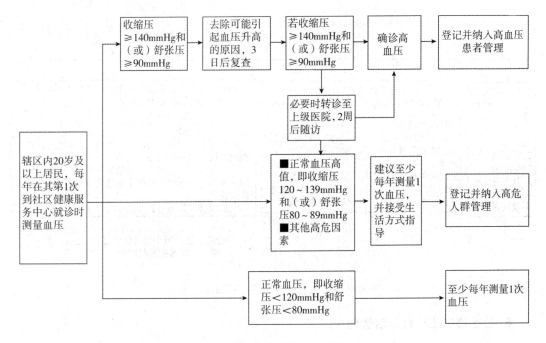

高血压患者社区筛查流程图

4. 社区高血压病例初诊

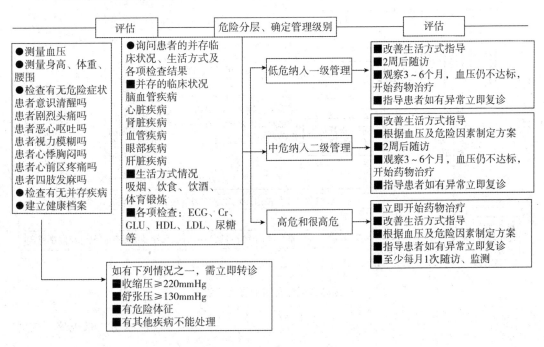

社区高血压病例初诊流程图

5. 社区高血压病例药物治疗随访

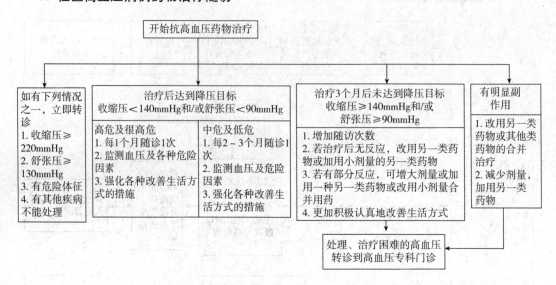

社区高血压病例药物治疗随访流程图

6. 社区高血压综合防治管理

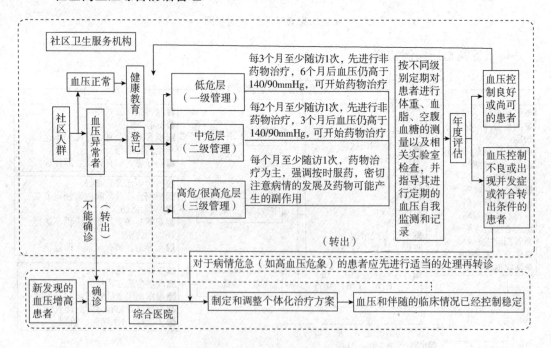

社区高血压综合防治管理流程图

（卢咏梅　张小培　邹涛）

第四节　高脂血症的管理模式与实践

高脂血症是指由各种原因引起的机体脂代谢紊乱，从而使血总胆固醇（TC）和甘油三酯（TG）水平升高的情况。长期血脂增高的直接后果是脂质尤其是胆固醇在大血管壁沉积、集聚，促使动脉内膜平滑肌细胞和纤维细胞增生，易诱发心脑血管疾病。因此，积极检测、预防、控制血脂，建立高脂血症的慢病管理体系，是预防心脑血管疾病的主要内容之一。

【定义】

高脂血症又称高脂蛋白血症、血脂蛋白异常或血脂异常，是一种慢性非传染性疾病，是由于脂肪代谢或运转异常使血浆一种或多种脂质高于正常，导致全身代谢功能异常，并引起一系列并发症，严重危害人们的生命健康。血脂，是指血浆或血清中所含的脂类，包括胆固醇（CH）、甘油三酯（TG）、磷脂（PL）和游离脂肪酸（FFA）等，其与其他心血管风险因素相互作用，导致动脉粥样硬化，增加心脑血管疾病的发病率和死亡率。

按照 2007 年中国成人血脂异常防治指南制定联合委员会制定的《中国成人血脂异常防治指南》的标准：①血清 TC：5.2mmol/L（200mg/dL）以下，适合范围；5.23 ~ 6.19mmol/L（201 ~ 219mg/dL），边缘升高；6.22mol/L（240mg/dL）以上，升高。②血清 LDL - C：3.21mmol/L（120mg/dL）以下，适合范围；3.15 ~ 3.61mmol/L（121 ~ 139mg/dL），边缘升高；3.64mmol/L（140mg/dL）以上，升高。③血清 HDL - C：1.04mmol/L（140mg/dL）以上，适合范围；0.91mmol/L（150mg/dL）以下，减低。④血清 TG：1.7mmol/L（150mg/dL）以下，适合范围；1.7 ~ 2.25mmol/L（150 ~ 199mg/dL），边缘升高；2.26mol/L（200mg/dL）以上，升高。血脂检查是在正常饮食情况下，检测禁食 12 ~ 14 小时后的血脂水平。在判断是否高血脂时，必须具有 1 ~ 2 周内 2 次血标本监测记录。

中医学多将高脂血症归于痰证、瘀证，其发病的外源因素主要有饮食不节，过逸少劳；内源因素则主要有情志内伤，年老体衰正气不足，先天禀赋异常。

【高危因素的管理】

一、不可干预高危因素

不可干预高危因素包括年龄、性别等。

1. 年龄　无论男性和女性，在 50～69 岁血脂都随年龄增加而增高，70 岁以后略有降低。

2. 性别　35 岁以上的人群，高脂血症男女总检出率分别为 42.57% 和 32.34%，男性高于女性，这可能与男性工作紧张、劳累、缺少体育锻炼、面临家庭和社会双重压力，加之多喜肉食、吸烟、饮酒等因素有关。

二、可干预高危因素及管理

可干预高危因素主要是不正常的生活方式，如高糖、高动物脂肪膳食，肥胖，吸烟、大量饮酒，缺乏体力活动等。

（一）高糖、高动物脂肪膳食

高糖、高动物脂肪膳食对人体健康有直接的危害。其中高糖膳食可诱发载脂蛋白 C Ⅲ（ApoC Ⅲ）基因表达增加，使血浆 ApoC Ⅲ 浓度增高，而 ApoC Ⅲ 是脂蛋白酯酶的抑制因子，血浆中 ApoC Ⅲ 增高可造成脂蛋白酯酶的活性降低，继之影响乳糜微粒（CM）和极低密度脂蛋白（VLDL）的水解，引起高脂血症。高脂肪饮食可促进胆汁分泌，增加胆固醇的吸收率，提高胆固醇、甘油三酯的合成速率及血浆水平，刺激肝脏合成更多的胆固醇，增加 HMG－COA 还原酶活性而增加胆固醇合成。有研究表明，有高脂肪饮食习惯的老年人微循环存在中至重度的异常，绝大多数患有不同程度的动脉硬化症、高脂血症及高黏血症。有动物实验表明，高脂饲料可使实验动物血清 TC 和 TG 升高明显，高密度脂蛋白（HDL－C）有所降低，引起高脂血症。

［管理指导］详见本节生活方式的管理中"饮食营养管理"。

（二）肥胖

有研究表明，肥胖和高血脂成正相关，即随着 BMI 的增加，TC、LDL－C、TG 和载脂蛋白 B（ApoB）水平升高，而 HDL－C 和载脂蛋白 AI（ApoAI）水平下降，形成了一个促进心血管疾病发生的血脂谱。BMI≥24 者，患高脂血症的危险是体重正常者的 3～4 倍。有证据显示，在人群中 BMI 从达到 21 开始发生相应慢性疾病（高脂血症、高血压病、糖尿病）的风险就逐渐上升。

［管理指导］肥胖的预防应将环境因素改变作为切入点，应采取综合措施：①控制膳食平衡，改变不良生活习惯是基础。减少食品和饮料中能量的摄入，减少总摄食量；避免睡前进餐，避免暴饮暴食；能量限制应考虑到个体化原则，兼顾营养需求、体力活动度等。②积极参与体育锻炼是根本。减少久坐的行为方式；增加每天的运动量，本着循序渐

进和安全第一的原则，建议患者每天进行 30~60 分钟中等强度的体力活动。③积极开展健康教育，提高人群的认知水平。其中认知行为治疗以改变患者对肥胖和体重控制的观念与知识结构，建立信念为目的，通过自我管理（如写饮食日记）控制进餐过程，强化认知的技巧等方法，实现有效减轻并维持体重的目标。对于非药物措施减重效果不理想的重度肥胖患者，应在医生指导下使用减肥药物控制体重。

（三）吸烟

心脑血管疾病死亡风险与吸烟量直接相关。烟草中尼古丁和一氧化碳可升高 TC，尼古丁能使游离脂肪酸增加，后者进入肝脏，可刺激肝脏大量合成 TG 和 VLDL-L，抑制肝脏微粒体合成，并可损伤血管内皮，引起动脉粥样硬化，使心血管疾病病死率增加 50%。

[**管理指导**] 戒烟是改善健康状况最有成效的方法之一，且可使不同人群受益。大多数吸烟者对烟草具有依赖性，当他们尝试戒烟时，会受到易怒、注意力不集中、烦躁不安等戒断症状的困扰。尼古丁替代疗法是一种经济有效的治疗方法，它通过减轻烟瘾，可以使戒烟率提高 1 倍多。同时也应对戒烟者提供技能培训和社会支持，必要时进行药物治疗，联合中医针灸戒烟穴等治疗，多种方法联合使用，效果会更明显。

（四）大量饮酒

大量饮酒，主要通过提高 LDL-C、TC、HDL-C 及载脂蛋白 ApoB、ApoC2、apoA2 的水平来增加高胆固醇血症发病率，对高甘油三酯血症发病的影响则不如对高胆固醇血症显著。并且长期大量饮酒者易出现脂肪肝，并易引起不同程度的动脉粥样硬化及肝硬化等疾病。

[**管理指导**] 所有患者均应控制饮酒量。大量饮酒，特别是长期酗酒会使血脂升高，对健康极为不利。有高血压、肝、脑等疾病的患者及长期服用阿司匹林者需特别注意，以不饮酒为宜。有研究认为，葡萄酒特别是红葡萄酒有升高 HDL-C 水平的作用，对血管有保护作用；而烈性酒对人体危害性较大。尽管饮红酒可提高 HDL-C 水平，但不主张低水平血清 HDL-C 者以饮酒作为治疗选择，因为饮酒引起血清 HDL-C 水平升高的同时也使血清 TG 水平升高。

（五）缺乏体力活动

正常人群中，久坐和体力活动不足者与喜爱运动的同龄人相比，患有肥胖和高脂血症的风险增加。

[**管理指导**] 运动是治疗高血脂的重要环节。建议患者每周 5~7 天，每天 30~60 分钟进行中等强度运动，可依据各自的体力和爱好选择简便、有效可行的运动项目，如慢

跑、骑自行车及打太极拳、八段锦等。有研究表明，下午和晚上运动者较早晨和上午运动者患高脂血症的风险下降。

【常见症状的管理】

高脂血症的临床表现主要是脂质在真皮内沉积所引起的黄色瘤和脂质在血管内皮沉积所引起的动脉粥样硬化。尽管高脂血症可引起黄色瘤，但其发生率并不很高；而动脉粥样硬化的发生和发展又是一种缓慢渐进的过程。因此，在通常情况下，多数患者并无明显症状和异常体征，多是在检查身体时发现。较重时会出现眩晕、胸闷、气短、心慌、胸痛、肢体乏力、口角歪斜等症状，最终会导致冠心病、脑卒中等严重疾病，并出现相应表现。以下针对高脂血症患者常见的症状进行健康指导。

一、眩晕

高脂血症引起动脉血管管壁平滑肌细胞增生、脂质沉积、各种生物因子活化、血管收缩，影响椎－基底动脉系统，造成前庭系统缺血，出现眩晕。表现为患者自觉周围环境和（或）自身旋转，或有摇摆不稳，晃动，有头重脚轻感。眩晕是各种高脂血症常见的早期症状之一。

[管理指导]

1. 指导患者眩晕发作时，应立即取卧位，避免头部活动及声光刺激，如有伴随症状，如恶心、呕吐、耳鸣等，教会患者深呼吸，鼓励患者放松。

2. 指导患者做好自我情志护理，通过聆听轻音乐、冥想、松静功等舒缓情绪和转移注意力，保持情绪稳定。

3. 指导患者进食补益肝肾之品和含钙较高的食物，如鱼、虾、海产品、牛奶、瘦肉、排骨，以及防止血管硬化作用的食物，如山楂、黑木耳、黑芝麻、香菇、茶叶、莲心、蜂蜜等，多食用新鲜蔬菜、水果，多饮水，以保持二便正常，并鼓励患者忌辛辣烟酒，少食肥甘厚腻，少食动物脂肪、动物内脏等。

4. 指导患者营造安静的环境，避免外界不良因素的刺激，保证患者充分的休息和睡眠，维持最佳的身心状态。

5. 在病情许可时，鼓励患者到室外活动，如散步、打太极拳等，以增加运动量，提高心肺功能，改善全身血液循环，增进食欲，改善营养状况，有利于全身功能的恢复。

二、胸闷胸痛

高脂血症可促进动脉粥样硬化的形成和发展，还可导致血栓的形成，使原来已经硬化的血管管腔进一步狭窄，心肌血供不足，导致胸闷胸痛。

[管理指导]

1. 发作时，指导患者立即停止活动，严格卧床休息，必要时硝酸甘油舌下含服。避免情绪紧张，以减少心肌耗氧量。

2. 嘱患者注意保暖，慎防外感，避免过度劳累、情绪激动、饱餐等不良刺激，保持排便通畅，避免用力排便等，以免诱发胸闷发作。

3. 指导患者平心静气，避免七情过极和外界不良刺激，不宜观看紧张刺激性电影、电视、小说等。

4. 指导患者合理膳食，饮食宜低盐、低脂、低胆固醇、高纤维素，应定时定量，防止过饱过饥，夜餐尤应忌过饱。戒烟酒，忌辛辣刺激之品，少饮浓茶、咖啡。

5. 教会患者按压内关、神门、心俞等穴位，有助于疏通经络，调和血脉，宁心安神。

6. 患者无胸闷胸痛不适时，可适当活动，如散步、做操、打太极拳等，以促进康复。

【常见并发症的管理】

高脂血症对身体的损害是隐匿、逐渐、进行性和全身性的。大量研究资料表明，高脂血症是脑卒中、冠心病、心肌梗死、心脏猝死独立而重要的危险因素。此外，高脂血症也可诱发胆结石、胰腺炎，加重肝炎症状，导致男性性功能障碍、老年性痴呆等疾病。最新研究提示，高脂血症可能与癌症的发病有关。其中，发病率高和危害严重的冠心病和脑卒中的慢病管理详见本书相关章节。

【常见检查的管理】

为了及时发现和检出血脂异常，建议 20 岁以上的成年人至少每 5 年测量 1 次血脂，包括 TC、LDL－C、HDL－C 和 TG 测定。建议 40 岁以上男性和绝经期后女性应每年进行血脂检查。对于缺血性心血管病及高危人群，则应每 3 ~ 6 个月测 1 次血脂。对于因缺血性心血管病住院治疗的患者应在入院时或 24 小时内检测血脂。

一、受检者的准备

1. 空腹 12 小时（可少量饮水）后取前臂静脉血（只查 TC 时可以不空腹）。

2. 取血前应有 2 周时间保持平时的饮食习惯，近期内无急性病、外伤、手术等意外情况。

3. 取血前 24 小时内不饮酒，不做剧烈运动。

4. 取血前最好停止应用影响血脂的药物（如血脂调节药、避孕药、某些降压药、激素等）数天或数周，否则应记录用药情况。

5. 除卧床的患者外，应取坐位 5 分钟后取血。

二、检查项目

1. 体格检查

（1）测量身高、腰围、腹围，计算体重指数、腰臀比。

（2）观察患者有无黄色瘤，触诊有无肝、脾肿大。检查患者关节，结合病史确诊有无游走性多关节炎。

2. 实验室检查　目前血脂异常是通过实验室检查而发现、诊断及分型的。主要检查项目有：

（1）血浆脂质测定：CH、TG、PL、FFA、LPO。

（2）血浆脂蛋白测定：HDL－C、LDL－C、Lp（a）、Lp－x。

（3）载脂蛋白测定：ApoA1、ApoA2、ApoB。

（4）有关酶及特殊蛋白质测定。

（5）脂蛋白相关基因检测：ApoE 多态性分析和 ApoC2 微卫星 DNA 多态性分析。

3. 肝肾功能、尿液分析等　排除继发性血脂异常。

【常用药物的管理】

血脂异常与饮食和生活方式有密切关系，所以饮食治疗和改善生活方式是血脂异常治疗的基础措施。无论是否进行药物调脂治疗，都必须坚持控制饮食和改善生活方式。根据病情、危险因素、血脂水平决定是否或何时开始药物治疗，并根据血脂异常的类型及治疗需要达到的目的，选择合适的调脂药物。需要定期进行调脂疗效和药物不良反应的监测。

在决定采用药物进行调脂治疗时，需要全面了解患者患病及伴随的危险因素情况。在进行调脂治疗时，应将降低 LDL－C 作为首要目标。不同的危险人群，开始药物治疗的 LDL－C 水平及需达到的 LDL－C 目标值有很大的不同。

患者开始调脂治疗的 TC 和 LDL－C 值及目标值 ［mmol/L（mg/dL）］

危险等级	生活方式干预开始	药物治疗开始	治疗目标值
低危（10 年发生心脑血管疾病的危险性＜5%）	TC≥6.21（240） LDL－C≥4.14（160）	TC≥6.99（270） LDL－C≥4.92（190）	TC＜6.21（240） LDL－C＜4.14（160）
中危（10 年发生心脑血管疾病的危险性 5%～10%）	TC≥5.2（200） LDL－C≥3.41（130）	TC≥6.21（240） LDL－C≥4.14（160）	TC＜5.2（200） LDL－C＜3.41（130）

续表

危险等级	生活方式干预开始	药物治疗开始	治疗目标值
高危（冠心病及其等危症，或 10 年发生心脑血管疾病的危险性 10% ~15%）	TC≥4.14（160） LDL-C≥2.6（100）	TC≥4.14（160） LDL-C≥2.6（100）	TC<4.14（160） LDL-C<2.6（100）
极高危（ACS 或缺血性心血管病合并糖尿病）	TC≥4.14（160） LDL-C≥2.07（80）	TC≥4.14（160） LDL-C≥2.07（80）	TC<3.1（120） LDL-C<2.07（80）

一、常用药物

1. 他汀类 主要药物有洛伐他汀、普伐他汀、辛伐他汀、氟伐他汀和阿托伐他汀等。大多数人对他汀类药物的耐受性良好，副作用通常较轻且短暂，可引起转氨酶升高、非特异性肌痛、关节痛、肌炎、致死性横纹肌溶解，以及消化不良、腹泻、腹痛、恶心等消化道症状。因此，使用该类药物时需注意以下几点：

（1）胆汁郁积、活动性肝病、孕妇、哺乳期妇女及过敏者禁用。

（2）应用过程中需监测肝肾功能和肌酸激酶（CK）的变化，如出现肌肉疼痛或者乏力，应及时就诊。

2. 贝特类 主要药物有非诺贝特微粒型、苯扎贝特缓释型、吉非贝齐缓释型、环丙贝特等。此类药物的常见不良反应为消化不良、胆石症等，也可引起肝脏血清酶升高和肌病。因此，使用该类药物时需注意以下几点：

（1）少数患者有胃肠道反应、皮肤瘙痒及短暂肝肾功能改变，需定期检查肝肾功能。

（2）长期应用可使胆石症发病率增高，孕妇及哺乳期妇女禁用。

（3）绝对禁忌证为严重肾病和严重肝病。

3. 烟酸类 主要药物有烟酸、烟酸肌醇、戊四烯酯、维生素 E 等。常见不良反应有颜面潮红、皮疹、瘙痒及恶心，胃部烧灼感、腹胀、腹泻等胃肠道反应等。因此，使用该类药物时需注意以下几点：

（1）绝对禁忌证为慢性肝病和严重痛风。

（2）相对禁忌证为溃疡病、肝毒性和高尿酸血症。缓释型制剂的不良反应轻，易耐受。

4. 胆酸螯合剂 主要药物有考来替泊（降胆宁）、考莱烯胺（消胆胺和降脂树脂 3 号）等。长期服用可引起脂肪、脂溶性维生素、叶酸吸收不良，影响儿童和青少年的生长发育。因此，除了密切监测身高、体重外，应适当补充维生素 A、D、K 等脂溶性维生素及钙盐。因此，使用该类药物时需注意以下几点：

（1）绝对禁忌证为异常 β 脂蛋白血症和 TG>4.52mmol/L（400mg/dL）者。

（2）相对禁忌证为 TG > 2.26mmol/L（200mg/dL）。

5. 胆固醇吸收抑制剂　主要药物有依折麦布。最常见的不良反应为上呼吸道感染、头痛和恶心，肌酸激酶（CK）和肝酶升高超过正常上限 3 倍以上的情况仅见于极少数患者。

6. 单味中药

（1）具有降脂作用的中药：泽泻、姜黄、蒲黄、大黄、生首乌、虎杖、生决明子、番泻叶、山楂、丹参、桑寄生、海藻、黄芩、黄连、绞股蓝、银杏叶、昆布等。

（2）具有降胆固醇作用的中药：蒲黄、泽泻、人参、刺五加、灵芝、当归、川芎、山楂、沙棘、荷叶、薤白、大豆、陈皮、半夏、怀牛膝、柴胡、漏芦等。

（3）具有降甘油三酯的中药：黄连、黄芩、刺五加、甘草等。

（4）可降胆固醇、甘油三酯的中药：大黄、何首乌、绞股蓝、银杏叶、女贞子、三七、枸杞子、冬虫夏草、桑寄生、葛根、水蛭、茶叶、大蒜、姜黄、虎杖、决明子、马齿苋、熊胆、月见草等。

7. 中成药

（1）血脂康胶囊：功效健脾消食，除湿化痰，活血化瘀。适用于脾虚痰阻引起的气短、乏力、头晕、头痛、胸闷、腹胀、食少纳呆等症状；也可用于高脂血症、动脉粥样硬化引起的心脑血管疾病的辅助治疗。孕妇及哺乳期妇女慎用。

（2）降脂灵片（胶囊）：功效滋补肝肾，养血明目。适用于肝肾阴虚之头晕目眩、虚发早白等，对高脂血症、高血压、冠心病亦有效。忌油腻饮食。

（3）绞股蓝总苷胶囊（片）：功效养心健脾，益气活血，除痰化瘀，降血脂。用于治疗心悸气短、胸闷肢麻、眩晕头痛、健忘耳鸣、自汗乏力或脘腹胀满等症状。

（4）脂必妥片（胶囊）：功效消痰化瘀，健脾和胃。治疗痰瘀互结所致的高脂血症。孕妇及哺乳期妇女禁用。服药期间及停药后应尽量避免高脂饮食，如肥肉、内脏、蛋黄等。

二、长期服药的自我管理

血脂异常的治疗是长期的，尤其是冠心病的二级预防。在降脂药物治疗期间，如血脂水平按照危险分层尚未达标，首先需要查找未达标的原因：是否严格进行治疗性生活方式改变（控制饮食和加强体力活动），是否积极控制其他危险因素，尤其是服药的依从性。

应根据患者的类型，选择疗效肯定、价格合理且易于耐受的药物，以利于提高患者的依从性。同时应把高脂血症的相关知识告知患者，使患者及其家属能够积极地对待疾病，并具有处理常见问题的能力，从而提高患者的自我防护能力和自我管理能力。

指导患者根据自身情况使用一些服药小技巧，如设一个服药备忘录，将服药时间、方法、注意事项记录下来，做好自我监护。同时指导患者及家属应用现代网络信息系统，结合患者的作息时间，为患者手机安装用药提醒系统，定时提醒患者服药，保证患者按时服药。药物治疗开始后提醒患者 6 周复查，如能达到要求，逐步改为每 6 ~ 12 个月复查 1 次，如开始治疗 3 ~ 6 个月复查血脂仍未达到要求则应及时找医生，调整剂量或药物种类 3 ~ 6 个月后复查，达到要求后延长为每 6 ~ 12 个月复查 1 次，未达到要求则考虑再调整用药或联合用药种类。在药物治疗时，必须监测不良反应，包括肝、肾功能，血常规及必要时测定肌酸激酶。此外，服药同时应建议患者坚持饮食治疗，进行适当的体育锻炼，培养良好的生活习惯。

三、药物副作用的管理

1. 指导患者正确看待药物的副作用，虽然代表性降脂药物如他汀类降脂药可引起转氨酶升高、非特异性肌痛、关节痛、肌炎，以及致死性横纹肌溶解等。但事实上，大多数人对他汀类药物的耐受性良好，只有 0.5% ~ 2% 的服药者会出现转氨酶升高，且减少用药后，升高的转氨酶常可降至正常，当再次增加药量或选用同类药物时，转氨酶常不会因此再次升高。他汀类药物在某些情况下可引起非特异性肌痛或关节痛，但严重的肌炎比较罕见，至于致死性横纹肌溶解则更为罕见。肌炎最常发生于合并多种疾病或同时使用多种药物治疗的患者。如果患者尤其是联合用药者的肌酸激酶高于正常值上限 10 倍，则应在肌酸激酶降至正常后再开始用药。

2. 初次服药 1 ~ 3 个月内复查血脂、肝肾功能、肌酸激酶等，长期治疗过程中也应定期检查以上项目，以便及时调整剂量，纠正不良反应。

【生活方式的管理】

一、生活起居管理

高脂血症患者要强调正确的生活方式，养成合理膳食结构及"多喝水，管好嘴，迈开腿"的生活方式，注意规律、适当地参加体育活动和文娱活动，保持良好心态，培养开朗性格，学会"知足常乐"，尽量避免精神紧张、情绪过分激动、经常熬夜、过度劳累、焦虑或抑郁等不良心理和精神因素，以免对脂质代谢产生不良影响。同时，应适当地运动减肥，控制肥胖是预防血脂过高的重要措施之一。除饮食控制外，提倡坚持体育锻炼，如慢跑、五禽戏、打太极拳、打乒乓球、跳舞等。此外，绝对戒烟忌酒，尤应注意"四不过"，即"晚餐不宜过饱""服药不要过量""枕头不要过高""盖被不要过重"。

二、饮食营养管理

1. 饮食基本原则　饮食治疗是高脂血症的首要治疗措施，应长期坚持。合理膳食结构主要是鼓励低盐、低脂、低胆固醇、低糖饮食。总热量控制：每人每天所需热量（kcal）为标准体重（kg）×（30~35）。三餐热量比例为3∶4∶3，糖、脂肪、蛋白质三大营养素供能比例分别为50%~60%、15%~20%、25%~30%。同时注意适当限制盐的摄入，多食新鲜蔬菜和水果，多饮茶，补充足量的维生素，以降低心血管病的其他危险因素。饮食应规律，三餐定时定量，不暴饮暴食。另外，维生素的摄入也很重要，如维生素C、维生素A在增强机体抵抗力，防止多种疾病的发生起着一定作用。此外，蔬菜、豆制品、瘦肉、海蜇、鱼类等低含量胆固醇食品可作为重点食品，亦可选择海带、紫菜、木耳、香菇、大蒜、姜、黄瓜、茄子、绿豆等，尤其是富含纤维素的蔬菜，可减少肠内胆固醇的吸收。这是天然的"降脂药"。

对于仅有血胆固醇含量增高，而甘油三酯含量正常的患者，饮食治疗的要点是限制食物胆固醇，每天总摄入量少于200mg。应忌吃或少吃含胆固醇高的食物，如动物脑、脊髓、内脏、蛋黄（每个蛋黄含250~300mg胆固醇）、贝壳类（如蚌、螺蛳等）和软体类（如鱿鱼、墨鱼、鱼子等）。适量补充瘦猪肉、牛肉、鸭肉及鸡肉、鱼类和奶类。限制动物性脂肪，适当增加植物油的摄入。

对于仅有血甘油三酯含量增高，而胆固醇含量正常的患者，关键在于限制进食量，降低体重，达到并维持在标准体重。其次是限制甜食，此类患者对糖类特别敏感，糖可使其甘油三酯含量更高。此外，要注意禁酒，酒可使这类患者的甘油三酯含量增高。但可适当增加蛋白质，尤其是大豆蛋白。需限制胆固醇，每天低于300mg。

对于混合型高脂血症，此型患者血胆固醇和甘油三酯含量都增高，饮食治疗的要点是将上面两型结合起来，即适当限制胆固醇和动物脂肪，控制食量以降低体重，忌吃甜食、戒酒，适当增加植物油、豆类及其制品，多吃蔬菜、瓜果和某些具有降脂作用的食物。

另外，各种茶叶均具有降低血脂、促进脂肪代谢的作用，其中以绿茶降血脂作用最好。各型的高脂血症患者均可选用。

2. 膳食食谱举例

（1）消脂减肥茶：生首乌30g，生山楂15g，草决明15g，冬瓜皮20g，乌龙茶3g。先将前四味共煎，去渣，以其汤液冲泡乌龙茶，代茶饮用。每日1剂，连续饮用2个月为1疗程，一般服用3~5个疗程。有降脂、活血、降压、利水等功效。

（2）决明子海带汤：草决明20g，海带30g。水煎滤药除渣，吃海带饮汤。每日1次，1个月为1疗程，一般服用1~3个疗程。有祛脂降压作用，适用于高脂血症、高血压、冠心病或肥胖者。

（3）首乌片：每次口服 5 片，每日 3 次，连服 2~4 个月。本药降脂作用的机理是滋补肝肾，调整人体阴阳平衡。有实验研究表明，何首乌含大黄酸，能促进肠道运动，阻止或减少脂类在肠道的吸收，因而使血脂下降。

（4）菊花山楂茶：用水煎或者开水冲泡菊花和山楂，每日 1 次。具有增强心肌，抗心律不齐，调节血脂及胆固醇的功能。

（5）冬笋香菇羹：香菇 50g，冬笋 50g，盐 2g，白糖 10g，淀粉 15g，油 15g。将香菇洗净，泡开后剪去根，切片；冬笋切片，与香菇、盐、白糖、淀粉、油拌和，放入微波炉内，加盖高火加热 5 分钟，中途搅拌 1 次即成。本品能起到降血压、降胆固醇、降血脂的作用，又可预防动脉硬化、肝硬化等。

（6）绿豆海带汤：海带、绿豆、红糖各 150g。将海带用温水泡发，洗净后切成块，与绿豆共煮至烂熟，加红糖调服。本品具有促进食欲、降血脂、降低胆固醇、抗过敏、解毒、保护肝脏的作用。

（7）清炒苦瓜：苦瓜 250g，红椒、盐、味精、油适量。将苦瓜去瓤，洗净切片；将红椒洗净切片。炒锅上火，加油烧热，放入红椒和苦瓜，炒熟后点入盐和味精即可。本品具有降血糖、降血脂、抗肿瘤、预防骨质疏松、调节内分泌、抗氧化、抗菌及提高人体免疫力等作用。

三、运动管理

高脂血症患者的运动锻炼应采取循序渐进的方式，不应操之过急，超出自己的适应能力，加重心脏负担。运动量的大小以不发生主观症状（如心悸、呼吸困难或心绞痛等）为原则。必须要有足够的运动量并持之以恒。轻微而短暂的运动对高脂血症、低高密度脂蛋白血症及肥胖者不能达到治疗目的。

运动方式则要强调呼吸运动，如轻快的散步、慢跑、游泳、骑自行车和打网球。应避免激烈或危险运动，以免伤害肌肉、骨骼，甚至可能引发急性心血管病的发作。高脂血症患者的安全运动规则是运动强度由小渐大，先做热身准备运动。

伴随特殊疾病时，还应根据疾病的要求及用药情况相应调整。如合并高血压者，建议每周进行 3~4 次中等强度的有氧运动，如长跑、羽毛球、健身操、瑜伽、乒乓球等，每次 40 分钟左右，有助于放松身心，降压降脂。合并冠心病的中老年人运动时要注意避免强度过大的运动，否则会加重心脏的负担，可能导致心慌、胸闷、头晕，甚至休克的发生。快步走、太极拳、健身操等可作为适宜运动。运动时间可先从 15~20 分钟开始，逐渐适应且没有不适症状后，可逐渐延长时间，每次运动不超过 1 个小时，同时运动时一定要随身携带常用急救药物。糖尿病合并高脂血症患者，建议采用一些中低运动量的项目，如散步、打太极拳、气功等，以社区内的健身为主，以免运动时发生低血糖难以得到有效及时的帮助。同时避免空腹运动，每次运动 20～30 分钟。合并关节退行性病变的老年患者，建议选择一些关节重力负担较轻的运动方式如游泳，避免过多的跑跳以免加重关节的磨损。骨质疏松的患者建议不要做力量型的运动，瞬间拉力过大容易损伤脆弱的骨质，严重者甚至引发骨折，适度进行爬山、跳绳、交谊舞等负荷比较平均的运动，还应适当补钙。

四、情志管理

开朗平淡乐观的心态是预防疾病的良方。现代社会人们压力不断增加，经常处于精神紧张、情绪激动、焦虑或抑郁的状态，这些情绪都会使体内儿茶酚胺分泌增多，产生脂质代谢紊乱，发生暂时性胆固醇升高。中医学也认为思虑伤脾，脾失健运，或郁怒伤肝，肝失条达，气机不畅，膏脂运化输布失常，血脂升高。因此，对高脂血症患者，要学会保持良好心态，培养开朗性格，可以通过以下方法进行调理。

1. 开朗乐观，知足常乐，对自己的长处和短处有正确的认识，应制定近期和远期的奋斗目标，期望值要恰当。

2. 工作和生活压力不宜过大，不能经常加班，不适宜长期上夜班。工间必须有短暂的休息，休息时不宜动脑和用眼（电脑、电视等），可以做工间操、爬楼等。

3. 伏案和电脑工作者，休息时应活动颈腰部和四肢，眺望远处或多看绿色的植物。

4. 松弛的渐进性康复运动可改善心肌血供，促进侧支循环的建立。此外，愉快而松弛的运动可减少焦虑紧张情绪，如郊游、唱歌、跳舞、游泳、养花、画画、练书法等。

5. 减少熬夜，早睡早起，保证睡眠时间 6～8 小时（各年龄需求不同）。

五、中医特色疗法

1. **推拿按摩**　可以进行面颈部、胸背部、腹部及四肢等部位的局部按摩以减少脂肪的堆积，增加脂肪的消耗；也可以进行全身的循经按摩、穴位按摩以促进新陈代谢，促使多余的脂肪转化为热能而被消耗，进而达到降低血脂的目的。推拿按摩应根据患者的具体情况而定，一般情况下每次按摩在 20～30 分钟为宜，每日 1～2 次。体质好者 1 个月为 1 疗程，采用穴位强刺激法，以泻为主；体质虚者 1.5 个月为 1 疗程，穴位刺激适中，采用平补平泻手法。

2. **拔火罐**　选择中号玻璃火罐，先在腹部皮肤及罐口涂一层凡士林油，用闪火法将罐口吸在皮肤上，双手握罐底，围绕神阙穴上下左右来回推动火罐数次，至皮肤潮红即可起罐。每日 1 次，10 次为 1 疗程，共做 3 个疗程，疗程间可休息 2~3 天。

【管理效果的评价】

一、实验室检查疗效判定标准

1. 临床控制　实验室各项检查恢复正常。

2. 显效　血脂检测达到以下任一项者：TC 下降≥20%，TG 下降≥40%，HDL - C 上升 0.26mmol/L（10mg/dL），TC - HDL - C/HDL - C 下降≥20%。

3. 有效　血脂检测达到以下任一项者：TC 下降≥10%，但 <20%；TG 下降≥20%，但 <40%；HDL - C 上升≥0.104mmol/L（4mg/dL），但 <0.26mmol/L（10mg/dL）；TC - HDL - C/HDL - C 下降≥10%，但 <20%。

4. 无效　血脂检测未达到以上标准者。

二、《高血脂中药新药临床研究指导原则》有关高脂血症的疗效标准

根据《高血脂中药新药临床研究指导原则》有关高脂血症的疗效标准，对高脂血症症状分级量化，详见本节附表一。

1. 临床控制　临床症状、体征消失或基本消失，证候积分减少≥95%。

2. 显效　临床症状、体征明显改善，证候积分减少≥70%而 <95%。

3. 有效　临床症状、体征均有好转，证候积分减少≥30%而 <70%。

4. 无效　临床症状、体征无明显改善，甚或加重，证候积分减少不足 30%。

三、其他

评估患者的心理状况，采用汉密顿焦虑量表（HAMA）（见本节附表二）、汉密顿抑郁量表（HAMD）（见本节附表三）等评分；生活质量可采用 SF - 36 健康调查量表进行评估。此外，还可调查患者不良事件发生率、患者高血脂防治知识知晓率和依从性等，以便进一步评价管理效果。

附表一

高脂血症症状分级量化表

症状	轻	中	重
形体肥胖	体重指数 >25	体重指数 >30	体重指数 >35
眩晕	头晕眼花，时作时止	视物旋转，不能行走	眩晕欲扑，不能站立

续表

症状	轻	中	重
头重如裹	微觉头沉	头重似蒙布	头重如戴帽而紧
胸闷	轻微胸憋	胸闷明显，时见太息	胸闷如窒
呕恶痰涎	恶心，偶见痰涎清稀	干呕，时吐痰涎如唾	呕吐痰涎量多
肢麻沉重	肢麻轻微，上楼时觉下肢沉重	肢麻时重时轻，步履平地时下肢困重	肢麻显著，举步抬腿时下肢困重明显
畏寒肢冷	微畏寒	畏寒肢冷明显	畏寒肢冷，欲加衣被
倦怠乏力	活动后倦怠乏力	未活动亦感倦怠乏力	倦怠乏力明显
便溏	大便不成形，每日一行	大便不成形，每日数行	大便稀薄
耳鸣	耳鸣轻微	耳鸣重听，时作时止	耳鸣不止，听力减退
腰酸	晨起腰酸，捶打可止	持续腰酸，劳累加重	腰酸如折，休息不止
膝软	微沉，膝软无力	膝软不任重物	膝软不欲行走
五心烦热	晚间手足心微热	心烦，手足心灼热	烦热不欲衣被
头痛	轻微头痛，时作时止	头痛可忍，持续不止	头痛难忍，持续不止
急躁易怒	心烦偶躁	心烦急躁，遇事易怒	烦躁易怒，不能自止
面红	面微红赤	面赤明显	面赤如妆
口苦	晨起口苦	口苦食不知味	口苦而涩
胸胁胀闷	胸胁隐隐胀闷	胸胁胀痛，时作时止	胸胁憋闷胀痛明显
走窜疼痛	隐隐走窜疼痛	走窜疼痛，时作时止	心前区刺痛显著
心前区刺痛	心前区隐隐作痛	心前区刺痛，时作时止	心前区刺痛显著
心悸	偶见轻微心悸	心悸轻作	心悸怔忡
失眠	睡眠易醒，或睡而不实。晨醒过早，不影响工作	每日睡眠小于6小时，难以坚持正常工作	每日睡眠小于4小时，难以坚持正常工作
口淡	口中轻微无味	口淡较重	口淡不欲饮食
食少	饮食稍有减少	饮食减少	饮食明显减少
脘腹作胀	脘腹轻度作胀	脘腹时胀时止	脘腹作胀显著
面肢浮肿	晨起晚间轻微浮肿	指陷性浮肿 + ~ + +	指陷性浮肿 + + 以上
口干	口微干	口干少津	口干时饮水
健忘	偶见忘事，尚可忆起	时见忘事，不易想起	转瞬即见遗忘，不能回忆
便秘	大便干，每日一行	大便秘结，两日一行	大便艰难，数日一行
溲赤	小便稍黄	小便少而黄	小便黄赤
心烦不安	遇事烦躁不安	心烦不安明显	心烦不安，不可克制

附表二

汉密顿焦虑量表（HAMA）评分

所有选项采取 0~4 分的 5 级评分法，各级的标准为：0 无症状；1 轻；2 中等；3 重；4 极重。

症状		评分				
焦虑心境	担心、担忧，感到有最坏的事情将要发生，容易激惹	0	1	2	3	4
紧张	紧张感、易疲劳、不能放松、情绪反应、易哭、颤抖、感到不安	0	1	2	3	4
害怕	害怕黑暗、陌生人、一人独处、动物、乘车或旅行及人多的场合	0	1	2	3	4
失眠	难以入睡、易醒、睡得不深、多梦、梦魇、夜惊、醒后感疲倦	0	1	2	3	4
认知功能	或称记忆、注意障碍，注意力不能集中，记忆力差	0	1	2	3	4
抑郁心境	丧失兴趣、对以往爱好缺乏快感、抑郁、早醒、昼重夜轻	0	1	2	3	4
肌肉系统症状	肌肉酸痛、活动不灵活、肌肉抽动、肢体抽动、牙齿打战、声音发抖	0	1	2	3	4
感觉系统症状	视物模糊、发冷发热、软弱无力感、浑身刺痛	0	1	2	3	4
心血管系统症状	心动过速、心悸、胸痛、血管跳动感、昏倒感、心搏脱漏	0	1	2	3	4
呼吸系统症状	胸闷、窒息感、叹息、呼吸困难	0	1	2	3	4
胃肠道症状	吞咽困难、嗳气、消化不良（进食后腹痛、胃部烧灼感、腹胀、恶心、胃部饱感）、肠动感、肠鸣、腹泻、体重减轻、便秘	0	1	2	3	4
生殖泌尿系统症状	尿意频数、尿急、停经、性冷淡、过早射精、勃起不能、阳痿	0	1	2	3	4
自主神经系统症状	口干、潮红、苍白、易出汗、易起"鸡皮疙瘩"、紧张性头痛、毛发竖起	0	1	2	3	4
会谈时行为表现	①一般表现：紧张、不能松弛、忐忑不安、咬手指、紧紧握拳、摸弄手帕、面肌抽动、不停顿足、手发抖、皱眉、表情僵硬、肌张力高、叹息样呼吸、面色苍白。②生理表现：吞咽、打嗝、安静时心率快、呼吸快（20 次/分以上）、腱反射亢进、震颤、瞳孔放大、眼睑跳动、易出汗、眼球突出	0	1	2	3	4

附表三

汉密顿抑郁量表（HAMD）

项目	症状	评分
抑郁情绪	无	0
	只在问到时才诉述	1
	在言语中自发地表达	2
	不用言语也可从表情、姿势、声音或欲哭中流露出这种情绪	3
	患者的自发和非自发语言（表情、动作），几乎完全表现为这种情绪	4

续表

项目	症状	评分
有罪感	无	0
	责备自己，感到自己已连累他人	1
	认为自己犯了罪，或反复思考以往的过失和错误	2
	认为目前的疾病是对自己错误的惩罚，或有罪恶妄想	3
	罪恶妄想伴有指责或威胁性幻觉	4
自杀	无	0
	觉得活着没有意义	1
	希望自己已经死去，或常想到与死有关的事	2
	消极观念（自杀念头）	3
	有严重自杀行为	4
入睡困难	无	0
	主诉有时入睡困难，即上床后半小时仍不能入睡	1
	主诉每晚均有入睡困难	2
睡眠不深	无	0
	睡眠浅、多恶梦	1
	半夜（晚上 12 点以前）曾醒来（不包括上厕所）	2
早醒	无	0
	有早醒，比平时早醒 1 小时，但能重新入睡	1
	早醒后无法重新入睡	2
工作和兴趣	无	0
	提问时才诉述	1
	自发地直接或间接表达对活动、工作或学习失去兴趣，如感到没精打采，犹豫不决，不能坚持或需强迫自己去工作或活动	2
	病室劳动或娱乐不满 3 小时	3
	因目前的疾病而停止工作，住院患者不参加任何活动或者没有他人帮助便不能完成病室日常事务	4
迟缓	无	0
	精神检查中发现轻度迟缓	1
	精神检查中发现明显迟缓	2
	精神检查进行困难	3
	完全不能回答问题（木僵）	4
激越	无	0
	检查时表现得有些心神不定	1
	明显的心神不定或小动作多	2
	不能静坐，检查中曾站立	3
	搓手，咬手指，扯头发，咬嘴唇	4

续表

项目	症状	评分
精神性焦虑	无	0
	问到时才诉述	1
	自发地表达	2
	表情和言谈流露明显忧虑	3
	明显惊恐	4
躯体性焦虑	无	0
	轻度	1
	中度，有肯定的上述症状	2
	重度，上述症状严重，影响生活或需加处理	3
	严重影响生活和活动	4
胃肠道症状	无	0
	食欲减退，但不需他人鼓励便自行进食	1
	进食需他人催促或请求或需要应用泻药或助消化药	2
全身症状	无	0
	四肢、背部或颈部沉重感，背痛，头痛，肌肉疼痛，全身乏力或疲倦	1
	上述症状明显	2
性症状	无或不能肯定，或该项对被评者不适合（不计入总分）	0
	轻度	1
	重度	2
疑病	无	0
	对身体过分关注	1
	反复考虑健康问题	2
	有疑病妄想	3
	伴幻觉的疑病妄想	4
体重减轻	无	0
	1周内体重减轻1斤以上	1
	1周内体重减轻2斤以上	2
自知力	无	0
	知道自己有病，表现为忧郁	1
	知道自己有病，但归于伙食太差、环境问题、工作过忙、病毒感染或需要休息等	2
	完全否认有病	3
日夜变化	无	0
	轻度变化	1
	重度变化	2

续表

项目	症状	评分
人格解体或现实解体	无	0
	问及时才诉述	1
	自发诉述	2
	有虚无妄想	3
	伴幻觉的虚无妄想	4
偏执症状	无	0
	有猜疑	1
	有关系观念	2
	有关系妄想或被害妄想	3
	伴有幻觉的关系妄想或被害妄想	4
强迫症状	无	0
	问及时才诉述	1
	自发诉述	2
能力减退感	无	0
	仅于提问时方引出主观体验	1
	患者主动表示能力减退感	2
	需鼓励、指导和安慰才能完成病室日常事务或个人卫生	3
	穿衣、梳洗、进食、铺床或个人卫生均需他人协助	4
绝望感	无	0
	有时怀疑"情况是否会好转",但解释后能接受	1
	持续感到"没有希望",但解释后能接受	2
	对未来感到灰心、悲观和绝望,解释后不能排除	3
	自动反复诉述"我的病不会好了"或诸如此类的情况	4
自卑感	无	0
	仅在询问时诉述有自卑感(我不如他人)	1
	自动诉述有自卑感(我不如他人)	2
	病人主动诉述"我一无是处"或"低人一等",与评 2 分者只是程度的差别	3
	自卑感达妄想的程度,例如"我是废物"或类似情况	4

相关链接

高脂血症的三级预防

（1）一级预防：一级预防又称病因学预防。国内外目前对于高脂血症的治疗方案主要包括非药物治疗和药物治疗两方面,更加强调治疗性生活方式改变（TLC）的重要性,特别是控制体重和加强锻炼。

（2）二级预防：二级预防又称发病学预防或临床前期预防。高脂血症的"早期发现、早期诊断、早期治疗"的"三早"措施的实施过程中，早期发现、早期诊断是第一步，以预防疾病的发展和恶化，防止复发或变为慢性病等。

（3）三级预防：三级预防又称病残预防。它主要针对发病期和康复期，采取各种有效治疗和康复措施，以预防病情恶化，防止并发症和伤残，促进康复等，恢复劳动和生活能力。高脂血症的主要危害是导致动脉粥样硬化，进而导致众多的相关疾病，对身体的损害是隐匿、逐渐、进行性和全身性的。因此，积极防治高脂血症可以预防很多并发症的发生，降低动脉粥样硬化的发生率。

（赵经营　张广清）

第五节　糖尿病的管理模式与实践

糖尿病（diabetes mellitus，DM）是常见病、多发病，其患病率正随着人民生活水平的提高、人口老化、生活方式改变而迅速增加，已成为继心脑血管疾病和恶性肿瘤之后的第三大非传染性疾病，给社会和经济带来沉重负担，是严重威胁人类健康的世界性公共卫生问题。

糖尿病复杂的发病过程使人类至今尚未找到根治的方法，这就意味着患者需要终身接受治疗。糖尿病治疗的目标是使血糖、血脂、血压控制达标，以防治和延缓并发症的发生和发展，提高患者生活质量，延长寿命。"五驾马车"是糖尿病综合防治的经典策略，即饮食调整、合理运动、药物治疗、疾病监测及糖尿病教育，帮助患者建立正确的生活方式，并具备与糖尿病终身相伴的知识和能力，学会自我管理疾病，终身配合治疗，以达到防病治病目的。

【定义】

糖尿病是一组以慢性血浆葡萄糖（简称血糖）水平增高为特征的代谢性疾病，是由于胰岛素分泌和（或）作用缺陷所引起。临床上早期无明显症状，日久出现多食、多饮、多尿、烦渴、善饥、消瘦或肥胖、疲乏无力等症候群，久病者常伴发心脑血管、肾、眼及神经等多种并发症。

中医学认为，该病属"消渴"范畴，多因禀赋不足、饮食失节、情志失调、劳欲过度等所致，主要病变在肺、胃、肾，其病机主要在阴津亏损，燥热偏胜，而以阴虚为本，燥热为标，两者互为因果。

【高危因素的管理】

一、不可干预高危因素

1. 年龄：≥45 岁属糖尿病高危人群，2 型糖尿病的患病率随年龄增加而增加，发病具有明显的年龄依赖性。

2. 家族史或遗传倾向。

3. 种族。

4. 妊娠糖尿病史或巨大儿生产史。

5. 多囊卵巢综合征。

6. 宫内发育迟缓或早产。

二、可干预高危因素及管理

（一）糖耐量异常或合并空腹血糖受损

糖耐量异常（IGT）或合并空腹血糖受损（IFG）均属糖尿病患病的极高危人群。有研究发现，大约有 1/3 的 IGT 或 IFG 的人群会在 6 年内发生糖尿病，早期进行有效干预可显著延迟或预防 2 型糖尿病的发生。

[管理指导] 建议针对高危人群进行 OGTT（口服葡萄糖耐量试验）筛查，发现有糖耐量异常或合并空腹血糖受损患者要立即进行一级预防方案干预，早期可通过饮食控制和运动等强化生活方式干预，以减少发生糖尿病的风险，并定期随访以确保患者能够长期坚持；定期检查血糖；同时密切关注心血管危险因素（如吸烟、高血压和血脂紊乱等），并给予适当治疗。具体方案是：

1. 使肥胖或超重者 BMI 达到或接近 24，或体重至少减少 5%～10%。

2. 至少减少每日饮食总热量 400～500kcal。

3. 饱和脂肪酸摄入占总脂肪酸摄入量的 30% 以下。

4. 体力活动增加到每周 250～300 分钟。

5. 不推荐使用药物干预的手段进行糖尿病预防。

（二）代谢综合征

代谢综合征是指肥胖、高血压、高血糖、血脂异常等多种心血管疾病的危险因素在一个个体中同时存在的临床症候群。目前认为，腹型肥胖和胰岛素抵抗是导致代谢综合征的重要因素，代谢综合征是 2 型糖尿病及心血管疾病的高危因素，一旦诊断必须积极干预治疗。干预的主要目标是降低 3 大主要危险因素：血脂异常、高血压、高血糖。

　　[管理指导]

　　1. 改变生活方式（一级干预）　　目前认为最有效的干预方式是建立健康的生活方式，包括适当限制热量的摄入、减重（第 1 年使体重下降 7% ~ 10%），争取达到 BMI 和腰围正常化，保持理想体重；适当增加体力活动，推荐每日 ≥30 分钟的中等强度运动，避免久坐的生活方式；改变饮食结构，减少富含饱和脂肪酸、胆固醇、单糖、钠盐食物的摄入，多吃蔬菜、粗粮等；戒烟和不过量饮酒；有效控制血压在 130/80mmHg 左右。

　　2. 药物治疗（二级干预）　　如生活方式干预效果不理想，则需要药物治疗，由于代谢综合征的发病机制不明，目前尚无有效针对病因的药物，主要是针对各种危险因素如糖尿病或糖调节受损、高血压、血脂紊乱及肥胖等的药物治疗。

（三）超重、肥胖与体力活动减少

　　超重、肥胖与体力活动减少是糖尿病患病的高危因素，肥胖与胰岛素抵抗及代谢综合征关系密切，BMI 增加，糖尿病患病的风险相应上升，而体力活动减少是导致肥胖的重要因素。

　　[管理指导] 可参照一级干预方案进行。

（四）饮食因素

　　由于生活水平快速提高，食物丰富充裕，人们日常的饮食结构发生较大的改变，食物中油脂类、肉禽类、蛋、奶等高热量品种的比率大大提高，饮食结构不合理，营养不均衡，饮食习惯不健康，如节食或暴饮暴食等多种因素造成人体代谢紊乱。而由于现代化技术的快速发展，人们生活优越，体力活动显著减少，造成体内热量过剩，加重代谢紊乱，导致糖尿病。因此，合理的饮食是预防糖尿病的重要干预方式。

　　[管理指导] 参照本节生活方式的管理相关内容。

（五）增加糖尿病发生风险的药物

　　临床上常见的可引起血糖升高的药物有糖皮质激素、生长激素、甲状腺激素、抗结核药物等，尤其是糖皮质激素对糖代谢影响很大，血糖升高是糖皮质激素治疗的常见并发症，长期应用或单次应用均可诱发或加重糖尿病。

　　[管理指导] 在使用可增加糖尿病发生风险的药物时，要重视对血糖和糖化血红蛋白的监测；合理控制激素类药物的用量及用药时间，尽量避免用药时间过长，在使用大剂量

激素治疗时应监测血糖至少48小时，并根据血糖情况及时给予药物控制。

【常见症状的管理】

临床上，糖尿病早期患者可无明显症状，日久可见多尿、烦渴、多饮、善饥多食、体重减轻、疲乏虚弱等症候群。

一、多尿、烦渴、多饮

因血糖升高，大量葡萄糖从肾脏排出，导致渗透性利尿而引起多尿。患者尿意频频，多者每日可达20多次，总尿量可达2~3L，甚至10L。因多尿失水，患者出现烦渴，喝水量及次数明显增多，可与血糖浓度及尿量成正比。

[管理指导]

1. 多尿患者要学会观察尿的颜色、性质、气味等，准确记录尿量，可用大号量杯测量，并做好登记及计算，发现尿量明显异常，如比平时尿量显著增多者，要及时就诊。

2. 烦渴明显、多饮不能解渴者，要及时观察血糖情况，警惕出现糖尿病酮症酸中毒或高血糖高渗状态，要及时送医院诊治。

3. 多饮者要做好饮水计划，每日定时适当多饮温水，可小口多次饮用，避免冷饮或大口不节制地饮水，有肾功能不全患者要注意适当限制饮水量。

4. 根据中医辨证可适当选择葛根、鲜芦根、红萝卜、麦冬、生地、西洋参等煎水代茶饮，可清热润肺、生津止渴；口含乌梅或菊花玉竹茶以缓解口干口渴，实热者可用金银花、菊花、绿豆、红萝卜等煎水食用。

二、善饥多食

因胰岛素分泌不足，葡萄糖不能被机体充分利用，导致机体糖原、蛋白质、脂肪合成减少，能量供应不足，机体反馈性地出现饥饿感，可通过增加进食进行补充，故出现善饥多食现象，常伴有体重减轻。

[管理指导]

1. 合理安排每日膳食，科学计算总热量，均衡用餐，适当多进食新鲜蔬菜等低热量食品，进食宜细嚼慢咽，避免暴饮暴食，避免进食辛辣刺激及肥腻煎炸食物。

2. 观察血糖情况，按医嘱用药，有效控制血糖。

3. 多选择粗杂粮代替精细粮，如红豆、荞麦面、玉米面制成的馒头、面食等，可每次进餐前先吃一碗蔬菜，以增加饱腹感，再进正餐。

4. 可根据中医辨证适当选择石膏、生地煎水或西洋参、葛根、北芪等煎水饮用，以清胃泻火、养阴生津，胃热炽盛者可多食豆腐、苦瓜、豆豉、海带、丝瓜等。

三、体重减轻、疲乏虚弱

由于代谢失常，能量利用减少，因而患者逐渐消瘦，疲乏无力，加之失水，体重明显减轻，尤其是幼年及重症患者消瘦明显，体重下降可达数十斤，常感虚弱无力，酮症酸中毒时疲乏更严重。

[**管理指导**]

1. 制定科学合理的饮食方案，保证每日三餐，避免因过度节食造成营养不足，或因担心血糖过高有意识地减少进食，避免误信偏方，不进主食等错误的饮食方式。

2. 合理安排作息时间，调节工作、学习和生活节奏，戒烟忌酒，掌握适度的运动，疲乏无力时应以休息为主。

3. 体重过轻或过度消瘦患者要适当增加蛋白质、脂肪等营养物质，可进行加餐，但应避免暴饮暴食或过食肥甘厚味。

4. 多食健脾益气、养阴生津的食物，如山萸肉、淮山药、百合、莲子、北芪、沙参等。指导患者按摩腰肾部及气海、关元、涌泉穴，或艾灸肾俞、关元、气海、三阴交等穴。

【常见并发症的管理】

一、急性并发症

（一）糖尿病酮症酸中毒

糖尿病酮症酸中毒是糖尿病患者最常见的急性重症并发症。主要临床表现为烦渴，多饮，多尿，疲乏无力；视力模糊；呼吸深大，呼气中有烂苹果味道（酮味）；或伴有腹痛，恶心，呕吐等。

[**管理指导**] 立即送医院救治。

1. 救护要点　绝对卧床休息；快速建立静脉通路，大量补液，及时正确使用小剂量胰岛素控制血糖；纠正酸中毒，对症处理各种并发症；严密观察生命体征、神志、瞳孔，做好血糖的测定和记录；做好口腔及皮肤护理，预防压疮和继发感染。

2. 预防措施　患者及家属均要掌握高危情况的识别，一旦怀疑本病应尽快送医院救治；坚持合理应用胰岛素和口服降糖药，不可随意增减用量，勿随意停药；定期监测血糖；控制诱发因素。

（二）高血糖高渗状态

高血糖高渗状态是糖尿病严重急性并发症，多发生于老年 2 型糖尿病患者，主要临床表现为严重脱水，血糖显著升高，伴有进行性意识障碍等神经精神症状，严重者可出现昏迷，死亡率高。

[**管理指导**] 立即送医院救治。患者及家属均要掌握高危情况的识别，一旦怀疑本病应尽快送医院救治；定期监测血糖；老年患者要保证充足的水分摄入，鼓励主动饮水；发生呕吐、腹泻、烧伤、严重感染等要密切关注，尽早进行干预。

（三）糖尿病乳酸性酸中毒

糖尿病乳酸性酸中毒也是严重急性并发症，主要临床表现为疲乏无力，恶心或呕吐，呼吸深大，嗜睡等。临床较少见，一旦发生，病死率极高，因此预防比治疗更为重要。

[**管理指导**] 立即送医院救治。严格掌握双胍类药物的适应证，尤其是苯乙双胍，对伴有肝肾功能不全、慢性缺氧性心肺疾病、食欲不佳的患者忌用双胍类降糖药；使用双胍类药物的患者在遇到急性危重疾病时，应暂停本药，改用胰岛素；长期使用双胍类降糖药的患者要定期检查肝肾功能。

（四）低血糖

低血糖是糖尿病治疗过程中较常见的不良反应，尤其是使用胰岛素治疗的患者，在使用过程中应特别注意。非糖尿病患者低血糖的标准为小于 2.8mmol/L，而糖尿病患者只要血糖值 ≤3.9mmol/L 就属于低血糖范畴。低血糖的临床表现为虚汗，眩晕，心跳加快，颤抖，饥饿感，无力，手足发麻，说话含糊不清或有烦躁，性格改变，定向障碍等，严重者可出现昏迷等。

[**管理指导**]

1. 自我处理要点　应立即测血糖，口服方糖或果糖 1~2 粒，或进食面包 1~2 片或饼干 3~4 块，或饮果汁或含糖饮料半杯，或进食饭、粉、面一小碗，一般 15 分钟内症状缓解，如不缓解应尽快到医院诊治。

2. 预防措施　相关人员要掌握低血糖的症状及自我处理方法；按时进食，生活规律；不可随便增加药量；正确使用胰岛素；经常自我监测血糖；运动量增加时，应在运动前额外增加碳水化合物。减少酒精摄入，尤其不宜空腹饮酒，因酒精可直接导致低血糖。可随身携带糖果以备急用；糖尿病患者外出时应注意随身携带食物和急救卡片。

二、慢性并发症

（一）糖尿病视网膜病变

糖尿病视网膜病变是最常见的严重糖尿病眼病，常造成视力减退或失明。糖尿病病情越重、年龄越大，发病的概率越高，越早治疗效果越好。由于病变损害的不可逆性，预防是关键。

［管理指导］长期坚持较好地控制血糖、血脂、血压；定期检查眼睛，注意视力变化，定期检查眼底，每年至少检查 1 次，一旦发生眼部不适，应及时到医院就诊；注意用眼卫生，减少阅读及看电视的时间，多闭目养神，可饮用菊花茶或银杞明目汤，或按摩睛明、四白、丝竹空等穴位以辅助明目；或遵医嘱予珍珠明目滴眼液滴眼或中药眼部雾化以改善症状。

（二）糖尿病肾病

糖尿病肾病是糖尿病常见的并发症，是糖尿病全身性微血管病变表现之一。临床主要特征为蛋白尿，渐进性肾功能损害，高血压，水肿，晚期出现严重肾功能衰竭（尿毒症）。

［管理指导］控制高血糖，血糖控制越理想，患糖尿病肾病的机会越低；控制高血压，严格达标；控制高血脂，因低密度脂蛋白、胆固醇增高都是发生蛋白尿的危险因素；定期体检，如定期检查尿常规，检测尿中白蛋白与肌酐的比值，如结果异常，应在 3 个月内重复检测以明确诊断；防治泌尿系感染；避免使用损伤肾脏的药物，如庆大霉素、链霉素、丁胺卡那霉素等。

（三）糖尿病足

糖尿病足是常见的糖尿病慢性并发症，严重者可导致截肢，是糖尿病患者致死、致残的重要原因，给个人、家庭和社会带来沉重的负担，而科学的自我管理可有效预防糖尿病足。

［管理指导］

1. 足部日常护理　每天认真洗脚，水温合适，低于 37℃，洗后把脚擦干，尤其是趾间的部分；正确修剪趾甲，并把边缘磨光滑；切忌赤脚行走，认真对待鸡眼和老茧，禁用鸡眼水、除茧剂等；不使用热水袋或热水瓶暖脚，防止损伤或烫伤足部，足部皮肤干燥可使用赛肤润等护肤品。

2. 进行足部检查　养成每天检查足部的习惯，发现异常及时处理。

3. 选择合适的鞋袜　合适的鞋子是鞋尖宽大、不挤压脚趾、透气性好、舒适合脚的

平跟厚底鞋；合适的袜子应是吸水性和透气性好、松软、暖和、浅色的棉质袜子，袜口要松，袜子每天更换。

（四）大血管病变

大血管病变（冠心病、脑血管病和外周血管病）不是糖尿病的特异性并发症，但是糖尿病患者发生心脑血管疾病的危险性增加 2～4 倍，其大血管病变更严重、更广泛，预后更差。

[管理指导]

1. 应严格控制所有可干预高危因素，以最大限度地降低大血管病变的风险，有效控制高血糖，控制高血压，改善血脂异常等。

2. 日常管理原则：坚持糖尿病饮食，有效控制血糖，戒烟限酒；忌甜食、饱食，少喝浓茶、浓咖啡等；多吃新鲜蔬菜、瓜果、豆芽、海带、紫菜、木耳等食物，有防止血管硬化的作用；限制脂肪和胆固醇，尽量避免食用含动物性脂肪及胆固醇较高的食物，如动物油脂、肥肉、肝、肾、脑、肺及蛋黄、鱼子等。

【常见检查的管理】

一、常见监测检查项目

糖尿病常见监测检查项目主要是针对糖尿病的控制、并发症的预防及监测而设，主要包括以下几个方面：

1. **血**　血糖、葡萄糖耐量试验、糖化血红蛋白测定、生化（血脂、尿素、肌酐、尿酸、电解质）。

2. **尿**　尿常规和镜检，尿酮体、尿微量白蛋白测定。

3. **眼**　视力、眼底检查。

4. **足、神经系统**　足背动脉，足部振动觉、触觉，四肢腱反射等。

5. **心脏**　心电图、心脏彩超检查。

6. **其他**　血压、腰围/臀围、体重指数等。

二、监测检查频率

监测检查频率主要根据自身情况和疾病状态或遵医生指导执行，详见下表：

监测项目	一般监测频率	特殊情况的监测频率
血糖（空腹/餐后）	取决于治疗的目标和血糖波动情况	1. 血糖控制差：每天 4～7 次 2. 病情稳定或血糖控制稳定：可每周检测 1～2 天 3. 使用胰岛素治疗者：开始阶段每天至少监测 5 次，达到治疗目标后每天检测血糖 2～4 次 4. 使用口服药和生活方式干预的患者达标后每周检测血糖 2～4 次
糖化血红蛋白测定	每 3 个月	
肝肾功能	每 12 个月	根据病情变化、药物使用情况及医嘱确定复查时间
血脂	每 12 个月	血脂异常每 3～6 个月复检 1 次
尿微量白蛋白	每 6～12 个月	结果有异常应 1～3 个月检测 1 次
眼底检查	每 12 个月	出现眼底病变应每 3～6 个月复检
心电图	每 12 个月	
足部检查	每 3～12 个月	出现足部感觉异常应随时检查

【常用药物的管理】

糖尿病患者需要长期服药或注射胰岛素，因此提高用药的依从性十分必要。患者应在医生或护士的协助和指导下规范用药，不能擅自改药、停药，如用药后有不适应及时与医生联系；平时生活、外出或旅游时应准备充足药品，避免断药。患者应掌握用药时间、剂量及用药后可能出现的不良反应，如降糖药容易引起低血糖，一旦发生低血糖症状，应立即食用含糖量高的食物，同时密切监测血糖变化，及时与医护人员联系。长期服药患者应建立自己的作息时间，以遵循服药时间和进餐要求。患者可使用一些服药技巧，如记事本和分隔标识药盒，以保证能按时规律服药。

一、口服降糖药

1. 双胍类　作用机制是通过减少肝脏葡萄糖的输出而降低血糖，肥胖或超重的 2 型糖尿病患者首选。代表药物有：二甲双胍（格华止、美迪康）、二甲双胍缓释片等。

注意事项：双胍类降糖药最常见的不良反应是胃肠道反应，易引起恶心、厌食、腹胀、腹泻等，因而建议患者在餐中或餐后服用，或者从小剂量开始服用。若胃肠反应不见缓解，则需要立即停药并马上就医。如用药不当可诱发乳酸性酸中毒，一般有肝肾功能不全及严重心肺疾病或心衰患者禁用。

2. 促胰岛素分泌剂

（1）磺脲类药物：主要通过直接刺激胰岛 β 细胞分泌胰岛素，增加体内胰岛素水平而发挥降糖作用。适用于 2 型糖尿病，特别是非肥胖型血糖升高者。代表药物有：格列吡嗪（美吡达）；格列齐特（达美康）；格列吡嗪控释片（瑞易宁）；格列喹酮（糖适平）；格列美脲（亚莫利、圣平）等。

注意事项：磺脲类药物的主要不良反应是低血糖反应和胃肠道症状，有肝肾功能不全者不宜选用，一般服药时间在餐前30分钟。

（2）格列奈类：为非磺脲类促胰岛素分泌剂，主要通过刺激胰岛素的早期分泌有效降低餐后血糖。适用于控制饮食、运动疗法及减轻体重等仍无法有效控制血糖的2型糖尿病者。代表药物有：瑞格列奈（诺和龙）、那格列奈（唐力）等。

注意事项：应在餐前30分钟口服，服药后按时进餐，以预防低血糖发生。要特别注意，非磺脲类促胰岛素分泌剂进餐时口服，不进餐不服药。

3. 噻唑烷二酮类　其主要是通过促进靶细胞对胰岛素的反应而改善胰岛素敏感性，适用于2型糖尿病，尤其是胰岛素抵抗的患者。代表药物有：罗格列酮（文迪雅）、吡格列酮（艾可拓、卡司平）等。

注意事项：水肿和体重增加是常见副作用，肝毒性是严重不良反应；有肝肾功能不全及严重心肺疾病或心衰患者禁用。服药时间尽量固定，每天服用1次，疗效起效较慢，患者要坚持正确服用。

4. α－糖苷酶抑制剂　主要是通过抑制碳水化合物在小肠上部的吸收，降低餐后血糖，主要适用于以碳水化合物为主要食物成分和餐后血糖升高的患者。代表药物有：阿卡波糖（拜糖平、卡博平），伏格列波糖（倍欣）等。

注意事项：常见不良反应是腹胀、排气多等消化道症状，一般继续使用后消失，无心血管疾病禁忌。正确服药方法是用餐前整片吞服或与第一口食物（碳水化合物）一同嚼服。要特别注意，服药时必须进食碳水化合物，不进餐不服药，如胃肠道反应明显者可从小剂量开始，逐渐增加剂量。

二、中成药

常见的降糖中成药有津力达、天芪胶囊、三黄降糖片、降糖三黄片、芪桃片等，主要功效有滋阴润燥、益气生津、活血化瘀、通络止痛等。

注意事项：不良反应较少，一般较少出现低血糖反应，个别会出现过敏反应，要通过辨证选用，作为辅助用药。

三、胰岛素

胰岛素治疗是控制血糖的重要手段，1型糖尿病患者要终身进行胰岛素替代治疗，2型糖尿病患者如果在生活方式和口服药物治疗后血糖未能很好控制，或在治疗过程中出现各种严重的急慢性并发症，或合并有严重感染、创伤、大手术、急性心肌梗死等应激状态，或肝肾功能不全，或妊娠期及哺乳期等患者必须进行胰岛素治疗。因此，掌握正确的胰岛素使用方法非常重要，所有需要胰岛素治疗的患者都应当接受系统的、专业的培训（尤其是胰岛素注射技术），同时要接受低血糖风险和自救措施的教育。

1. 常用胰岛素及其作用特点　见下表。

作用类型	种类	商品名	外观	起效时间	达峰时间	持续时间
超短效	门冬胰岛素	诺和锐	澄清	10～15 分钟	1～2 小时	4～6 小时
	赖脯胰岛素	优泌乐			1～1.5 小时	4～5 小时
短效	短效胰岛素	诺和灵 R		30 分钟	3 小时	6～8 小时
		优泌林 R			1～3 小时	6 小时
中效	低精蛋白胰岛素	国产 NPH		2～4 小时	6～12 小时	18～24 小时
		诺和灵 N		1.5 小时	4～12 小时	24 小时
		优泌林 N		1～2 小时	8～10 小时	18～24 小时
预混	预混胰岛素	诺和灵 30R	混悬	30 分钟	2～8 小时	2 小时
		诺和灵 50R			2～3 小时	18～24 小时
		优泌林 70/30			2～12 小时	24 小时
	预混门冬胰岛素 30	诺和锐 30		10～20 分钟	1～4 小时	14～24 小时
	预混赖脯胰岛素 50/25	优泌乐 50/25				
长效	甘精胰岛素	来得时	澄清	2～3 小时	无峰	30 小时
	鱼精蛋白锌胰岛素		混悬	3～4 小时	8～10 小时	20 小时
	重组甘精胰岛素	长秀霖			无峰	24 小时
	地特胰岛素			3～4 小时	3～14 小时	24 小时

2. 胰岛素不同注射方式与注射装置

（1）常用注射工具：胰岛素专用注射器、胰岛素笔、胰岛素泵。

（2）注射方式：皮下注射，短效胰岛素可以静脉缓慢输注。

（3）注射部位：腹部（脐周 5cm 内不能注射）、上臂外侧、大腿外侧、臀部外上侧，注射部位应多处交替轮换，如局部出现硬结、红肿等异常情况避免再次注射该部位，必要时到医院进行专科检查。

3. 胰岛素的储存　未启封的胰岛素，应冷藏保存在 2℃～8℃冰箱中（不得冷冻），已启封的瓶装胰岛素或胰岛素笔芯，可在室温（25℃）阴凉干燥的地方存放 4 周，应避免光和热（具体储存方法参照各种胰岛素的使用说明书）。

4. 胰岛素治疗的管理指导

（1）掌握正确的注射方法，正确保存胰岛素，切勿使用过期的胰岛素。

（2）准确、及时用药，勿随意停止注射或增减胰岛素用量，应由专业的医务人员帮助调整到最合适的治疗量。

（3）注射后要及时进餐，外出进餐要携带胰岛素。

（4）做好血糖监测，掌握低血糖反应的应急处理。

（5）注射部位应多处交替轮换，同时要考虑运动情况，并注意观察。

（6）胰岛素笔注射针头应一次性使用，切忌重复使用。

（7）外出乘坐飞机时，胰岛素不能托运，因行李舱温度过低会造成胰岛素损坏，应随身携带。

（8）离开车辆时，车内温度过高会影响胰岛素活性，应随身携带。

【生活方式的管理】

一、生活起居管理

1. 病室环境　病室环境安静、空气清新、温湿度适宜，多通风换气，尽量戒烟。

2. 顺应四时　按照四时季节变化和晨、昏、昼、夜有规律地起居作息。春三月应晚卧早起，散步或做体操，情志要豁达开朗，使机体处于生机盎然的状态；夏三月应晚卧早起，迎着曙光，活动锻炼，使精神焕发，机体的阳气调和宣达；秋三月应早卧早起，从事强度不大的劳动和锻炼，保持心情宁静，使机体处于动静相持的状态；冬三月应早卧晚起，可在室内锻炼，以防风寒袭扰。

3. 因人而异　根据王琦教授体质学说，将人体的体质分为9种，分别是平和体质、阳虚体质、阴虚体质、痰湿体质、湿热体质、气虚体质、瘀血体质、气郁体质、特禀体质。不同体质者对生活起居有不同的要求，不能照本宣科，千篇一律，要因人而异（详见第四章体质辨识）。

二、饮食营养管理

饮食营养管理是糖尿病治疗的重要组成部分，是预防和控制糖尿病必不可少的措施。对饮食营养管理不重视及依从性差的患者很难达到理想的代谢控制水平。因此，在糖尿病自我管理中，饮食营养知识是最基本和最关键的技能，教导患者要掌握饮食治疗的总原则，控制总热量的摄入，合理、均衡分配各种营养物质，如碳水化合物占总热量的55%～65%，蛋白质占总热量的15%～20%，脂肪占总热量20%～30%，制定科学的饮食计划，并要坚持长期严格执行，才能达到并维持理想的血糖水平、合理的体重，减少各种并发症的发生。

1. 食物的选择

（1）低糖或无糖：严格限制各种甜食及各种含糖饮料等。

（2）低盐：每日食盐摄入量在6g以下，如果合并肾病或高血压更应严格限制盐入量。

（3）低脂：少食动物内脏、蟹黄等含胆固醇高的食物；限制动物性脂肪的摄入，如猪油、牛油、肥肉等；烹调可使用植物油，如茶油、菜籽油、芝麻油、橄榄油等。

（4）多吃新鲜蔬菜，少食坚果，避免辛辣煎炸类食品，戒烟限酒。

2. 膳食食谱举例

（1）西洋参炖乌鸡汤：西洋参15g，乌鸡150g。西洋参切成薄片，乌鸡洗净去皮，一起放进炖盅内，加水300mL，隔水中火炖2小时，待温，饮服。西洋参可补中益气、养阴生津，适用于平素气虚，气阴两虚的糖尿病患者。

（2）沙参百合瘦肉汤：沙参15g，百合15g，猪瘦肉100g。把全部用料一齐放入砂锅内，加清水适量，文火煮1小时，调味即可，随饭饮用。可养阴润燥、生津止渴，适用于肺胃阴虚，津液不足而见口干口渴等症者。

（3）山药薏米芡实猪骨汤：淮山药30g，薏米30g，芡实30g，猪骨150g，文火煮1小时，调味即可饮用。可清热利湿退黄，适合痰湿体质及体型肥胖的糖尿病患者。

（4）土茯苓炖龟汤：龟1只（约200g），土茯苓30g，枸杞子20g，秦艽15g。将龟去肠杂、斩块，把全部用料一齐放入砂锅内，加清水适量，文火煮2小时，调味即可。可滋阴潜阳、补肾养血、利水化湿，适用于伴有疲倦乏力、头身肢体困重等症的糖尿病患者。

（5）神效煮兔方：兔1只，去皮、内脏，洗净切块，加桑白皮100g，同煮至烂熟为度，调食盐少许，食肉饮汤。本方以兔肉补虚清热止渴，桑白皮清肺热，尤其适合肺热津伤型糖尿病患者。

（6）山药山茱萸粥：鲜生山药100g，山茱萸30g，粳米100g，调味品适量。将山药去皮，切成薄片，与山茱萸同置于锅内，加入淘洗净的粳米，加水适量，煮粥，加入调味品即成。具有健脾补肾之功效，适用于脾胃虚弱消瘦的糖尿病患者。

（7）五汁饮：用新鲜的藕、梨、荸荠、麦冬、芦根切碎、捣烂，绞取汁液，或凉服或炖热服。五汁饮能养阴生津、清胃泻火，适合胃热炽盛型糖尿病患者。

（8）粉葛鱼汤：粉葛150g，鲜鱼1条约200g，生姜2片。将鱼去鳞洗净，把全部用料一齐放入砂锅内，加清水适量，文火煮1小时，调味即可。粉葛鱼汤可清热润肺、生津止渴，适合燥热伤肺糖尿病患者。

（9）地黄粥：生地汁500g，白蜜125g，熬成膏；粳米100g煮粥，粥热入地黄膏2匙、酥油少许，还可加山药、芡实研末同煮。可清热养阴、润燥生津、涩精固肾，适用于糖尿病肾阴亏虚者。

（10）滋补饮：黄芪、山药各30g，生地、山茱萸各15g，水煎去渣留汁，加入猪胰50g，煮熟调盐少许，分次食肉饮汤。生地、山茱萸滋阴固肾，黄芪、山药甘温益气，猪胰润燥，以脏补脏，共用可温阳滋肾，适用于阴阳两虚糖尿病患者。

三、运动管理

合理规律的运动在糖尿病患者的管理中占有重要地位。运动增强胰岛素的敏感性，有助于控制血糖，控制体重，调整血脂代谢，预防心血管等疾病和保持身体健康。但病情不同、体质不同，需要采取不同的锻炼方式。如气虚、阳虚体质者，可在清晨进行慢跑、打太极拳等有氧运动，阴虚体质的患者不宜进行剧烈运动，并避免在炎热的夏天或闷热的环境中运动，以免出汗过多，损失阴液，从而诱发或加重病情。

运动也是有风险的，如增加低血糖的发生率，加重糖代谢紊乱等。因此，糖尿病患者的运动要在专业的指导下进行，掌握运动的自我管理要点。

1. 做好运动前的评估，如血糖 >16.7mmol/L，有明显低血糖症状或血糖波动较大，有急性并发症及各种严重慢性并发症时暂不宜运动。

2. 制定运动计划，选择最合适的运动方式及运动量，运动频率和时间为每周约 150 分钟，如每次运动时间 30～60 分钟，每周运动 3～5 次。要选择一些简单、容易坚持的低、中强度的有氧运动，以微微出汗、运动后感觉舒适愉快为宜。低强度运动有八段锦、太极拳、交谊舞、唱歌、散步、购物等。中等强度运动有快步走、慢跑、爬山、做广播操、打乒乓球等。高强度运动有跳绳、游泳、打羽毛球或篮球、长跑、骑车上坡等。

3. 运动项目要与患者的年龄、病情及身体承受能力相适应。一般糖尿病患者选择的运动强度应是最大运动强度的 60%～70%，通常用心率来衡量运动强度。

糖尿病患者最大运动强度应保持运动后心率（次/分）＝170 － 年龄（岁）

4. 在正式运动前应先做好低强度热身运动 5～10 分钟，要注意心率的变化，正确掌握运动强度，运动宜在餐后 30～60 分钟后进行，避免空腹进行剧烈运动。

5. 养成运动随身携带适量食物（几粒糖或几块饼干、适量的水）和糖尿病急救卡的习惯，如出现头晕、心慌、乏力、面色苍白、大汗淋漓等低血糖反应时，要及时进食，并就地休息，必要时就医。

四、情志管理

1. 情志与糖尿病的关系　糖尿病为慢性疾病，需要长期用药或饮食、运动等多方面进行合理管理。病情反复多变，有时会令患者无所适从，从而产生厌烦、悲观、烦躁易怒等不良情绪，如糖尿病患者抑郁症的患病率显著高于非糖尿病人群，是正常人的 3 倍，而抑郁、焦虑等不良情绪引起的内分泌紊乱可导致血糖控制不良，对于疾病的康复非常不利。

2. 情志管理的方法

（1）正确认识疾病，掌握本病的发生、发展及自我管理的方法，解除焦虑、恐惧等不良心理刺激，增强信心，培养积极、乐观、稳定的情绪。

（2）客观地接受患病的事实，积极配合治疗，调整生活方式和饮食结构，监测血糖、血压、血脂，改变各种不良行为，把指标控制在正常范围，有效预防或延续并发症的发生。

（3）多参加一些社交活动，多认识糖尿病病友，相互交流和学习，相互鼓励和支持，有助于减少孤立无助和悲观失望的情绪。

（4）运用运动疗法，选择一到两项自己喜欢的有氧运动，并持之以恒，长期运动可排解忧郁等不良情绪。

（5）家庭、社会应给予支持，共同承担责任，克服各种困难，尽可能完善各种支持系统。

五、中医特色疗法

1. 醋调肉桂、吴茱萸外敷双涌泉穴

原理：肉桂温阳通脉、温肾阳、纳肾气、引火归原；吴茱萸散寒、暖肝胃、降逆止呕；醋性温，有收敛作用；涌泉穴为肾经的合穴，为肾气之起源。

作用：补肾纳气，引火归原。

适应证：双足麻木痹痛，或心肾不交而不寐者。

2. 中药沐足（中药熏洗）改善下肢血液循环

原理：通过辨证针对不用证型选用合适的汤药进行沐足或蒸汽疗法，通过药物作用及温热的效果，直接作用于麻痹疼痛的局部；同时通过刺激足底穴位反射区，促进血液循环，使全身气血畅通，调理脏腑经络，达到局部和全身治疗的效果。

作用：活血通脉，舒筋活络。

适应证：糖尿病患者下肢血管病变及周围神经病变，适用于气虚、瘀阻脉络证，症见肢端麻木、疼痛、感觉异常，恶热怕冷，肤色紫暗，肌肤甲错，轻度水肿，间歇跛行，舌淡暗，胖苔白腻，脉弦滑或涩。

3. 穴位注射疗法

原理：利用针刺及药物对穴位的渗透刺激作用和药物的药理作用，发挥综合效能，以达到针刺及营养神经穴位的目的。

作用：通经络，止痹痛。

适应证：适用于糖尿病神经病变各种证型，各种筋骨损伤的慢性炎症，神经损伤恢复期的肢体痹痛等。

4. 艾灸疗法

原理：艾灸疗法是利用艾绒或艾条等，在体表的某些经穴或患病部位，用各种不同的方法燃烧，直接或间接地施以适当的温热刺激，通过经络的传导作用达到治病和保健目的的一种外治方法。

作用：温通经络，调和气血，扶正祛邪。

适应证：寒湿阻络，脾胃虚寒所致双足麻木痹痛者。

5. 耳穴压豆

原理：人体的五脏六腑在耳廓有相应的穴位分布，通过刺激相应的穴位起到疏通经络、调和气血、调整内脏功能的作用。常用王不留行子贴于相应的耳穴（肝、胆、肾、肺、肾上腺、神门、内分泌等），左右耳交替各取 5~6 穴，3~4 天 1 次，5~6 次为 1 疗程。

作用：调和气血，燮理三焦。

适应证：阴阳失调，气血不和者。

【管理效果的评价】

一、常规的疗效评价

常规的疗效评价包括代谢指标及临床症状评价，常用的代谢指标有体重指数（BMI）、腰臀比（WHR）、血压（BP）、空腹血糖（FBG）、餐后 2 小时血糖（PBS2h）、糖化血红蛋白（HbA1c）、甘油三酯（TC）、胆固醇（CH）、低密度脂蛋白（LDL-C）、高密度脂蛋白（HDL-C）、肌酐（Cr）和尿素氮（BUN）、血酮等；症状评价可采用临床症状量表（参照慢性肾脏病相关内容）；糖尿病周围神经性病变可采用 ID Pain 量表（见本节附表一），可以准确筛选出神经病理性疼痛。

二、生活质量评估

主要采用糖尿病人生存质量特异性量表（见本节附表二）。

三、营养状况评价

营养状况评价方法有：人体测量（体重指数、肱三头肌皮褶厚度和上臂肌围）、生化指标（包括血清蛋白、转铁蛋白、前白蛋白及血清胆固醇）、SGA 营养评估量表及蛋白质能量状态评估分析表（参照慢性肾脏病相关内容）。

四、其他方面评价

评估患者经治疗及健康教育前后糖尿病控制状况，可参考糖尿病控制状况评价量表，患者依从性问卷调查表；评估患者的心理状况，可采用抑郁自评量表（参照慢性肾脏病相关内容）等；此外，还可调查患者的满意度、复诊率及随访率等，以进一步评价管理效果。

附表一

ID Pain 量表

ID Pain 量表是患者对疼痛病程、程度、分布、类型进行自评的神经病理性疼痛诊断量表，完全由患者自评。

自测题	评分	
	是	否
您是否出现针刺般疼痛	1	0
您是否出现烧灼样疼痛	1	0
您是否出现麻木感	1	0
您是否出现触电般疼痛	1	0
您的疼痛是否会因为衣服或床单的触碰而加剧	1	0
您的疼痛是否只出现在关节部位	−1	0
总分：最高分 = 5，最低分 = 1		

结果分析						
总分	−1	0	1	2	3	4	5
分析	基本排除神经病理性疼痛		不完全排除神经病理性疼痛	考虑患神经病理性疼痛		高度考虑患神经病理性疼痛	

附表二

糖尿病人生存质量特异性量表

填表说明：为了全面评价糖尿病患者的健康状况（如身体、心理健康以及社会关系、周围环境等方面的良好适应状态）；为了评价医疗措施（如健康教育的效果、药物治疗的效果等）对患者健康状况的影响，我们用世界卫生组织（WHO）对健康的评价方法设计了糖尿病患者特异的生存质量调查表，也可以通俗地认为是健康状况评价表。表里的每个问题都询问的是患者自己的亲身感受以及感受的程度，每个问题有 1~5 五个等级的可能回答，逐项回答每一个问题，并请在相应数字上划"√"。

★★★注意，所有问题都只针对您最近 2 周内的感受，感谢您的配合与支持！

一、躯体不适感

您是否因为疾病原因出现下列一些躯体症状，其程度如何？

	没有	有一点	中等	严重	很严重
F1. 视力模糊	①	②	③	④	⑤
F2. 听力下降	①	②	③	④	⑤
F3. 头发脱落	①	②	③	④	⑤
F4. 手足麻木或发凉	①	②	③	④	⑤
F5. 皮肤瘙痒	①	②	③	④	⑤
F6. 尿频或尿急	①	②	③	④	⑤
F7. 头晕脑涨	①	②	③	④	⑤
F8. 口渴、口干	①	②	③	④	⑤
F9. 身体疼痛	①	②	③	④	⑤
计分					

二、躯体活动

下面这些问题都与您的生活有关，您目前的健康状况对下列活动限制程度如何？

	毫无限制	有些限制	限制一般	限制很大	无法做
F10. 搬运 20 斤以上重物	①	②	③	④	⑤
F11. 手提 5～10 斤物品	①	②	③	④	⑤
F12. 日常购物如买菜、买日用品	①	②	③	④	⑤
F13. 一般户外活动	①	②	③	④	⑤
F14. 独立行走	①	②	③	④	⑤
F15. 独立上下楼或上下坡	①	②	③	④	⑤
F16. 自理活动（洗澡、穿衣、上厕所等）	①	②	③	④	⑤
F17. 一般身体运动（弯腰、屈膝、下蹲等）	①	②	③	④	⑤
计分					

三、精力与活力

在过去 2 周内，下列问题有没有因为疾病原因受到影响，您的情况怎样？

	所有	大部分时间	一部分时间	小部分时间	没有这种感觉
F18. 您在日常生活中感到精神很好吗	①	②	③	④	⑤
F19. 您感到有足够的精力去做自己想做的任何事情吗	①	②	③	④	⑤
F20. 您感到疲乏无力，精神不振吗	①	②	③	④	⑤
F21. 您感到生活没意思吗	①	②	③	④	⑤
计分					

四、角色活动

在过去 2 周内，您的工作和日常活动有无因为疾病原因出现以下这些问题？

	没有影响	有一点影响	中等影响	影响较大	影响很大
F22. 您因病影响工作能力吗	①	②	③	④	⑤
F23. 您完成自己的工作、学习（如读书、看报等）有困难吗	①	②	③	④	⑤
F24. 您因身体原因影响了工作时间吗	①	②	③	④	⑤
F25. 您因身体原因影响了担当某种工作或职位吗	①	②	③	④	⑤
F26. 您因病影响了对生活、工作有关知识的学习吗	①	②	③	④	⑤
F27. 您做家务活动（如 扫地、抹桌子、做饭菜、洗碗碟）感到有困难吗	①	②	③	④	⑤
F28. 您因病放弃了一些原来喜欢的业余爱好（如跳舞、打牌、钓鱼等）吗	①	②	③	④	⑤
F29. 您因病影响了您的家庭生活吗	①	②	③	④	⑤
计分					

F30. 您因病工作责任减轻了吗？

①根本没减轻　　②稍有减轻　　③中度减轻　　④ 较大减轻　　⑤很大减轻

F31. 您因病别人对您的期望降低了吗？

①根本没降低　　②稍有降低　　③ 中度降低　　④较大降低　　⑤很大降低

F32. 您能自己料理自己吗？

①完全能　　　　②有点困难，但不需人帮助　　　③基本能，但有时需人帮助

④勉强能，但需较大帮助　　　　⑤完全不能

总计分：

五、人际交往

在过去 2 周内，您的疾病在多大程度上影响了您与家人、朋友、邻居或集体的正常社会交往？

	没有	有一点	中等	严重	很严重
F33. 您因病与朋友或熟人的交往减少了吗	①	②	③	④	⑤
F34. 因病一些朋友或熟人疏远了您吗	①	②	③	④	⑤
F35. 您因病觉得别人不把您当"正常人"看待吗	①	②	③	④	⑤
F36. 您因病与爱人的感情疏远了吗	①	②	③	④	⑤
F37. 您因病感到别人无法信任吗	①	②	③	④	⑤
F38. 您的家人能理解、接受您吗	①完全能	②基本能	③部分能	④很少能	⑤不能
F39. 您因病常与人发生摩擦吗	①没有	②偶尔有	③有时有	④经常有	⑤总是有
F40. 您因病回避某些社交场合与集体活动，如参加聚会等吗	①没有	②偶尔有	③有时有	④经常有	⑤总是有
计分					

六、情感活动

在过去 2 周内，您有无因为疾病原因出现下列情感方面的问题？

	没有	有一点	中等	严重	很严重
F41. 您为自己的健康感到烦恼不安吗	①	②	③	④	⑤
F42. 您因病担心寿命会缩短吗	①	②	③	④	⑤
F43. 您对疾病的结局感到忧虑吗	①	②	③	④	⑤
F44. 您对自己的病不能完全根治感到烦恼吗	①	②	③	④	⑤
F45. 您担心治疗花钱太多，无法承担吗	①	②	③	④	⑤
F46. 您担心成为一个废人而需别人照顾吗	①	②	③	④	⑤
F47. 您因病感到情绪低落吗	①	②	③	④	⑤
F48. 您觉得自己是家庭和社会的负担吗	①	②	③	④	⑤
F49. 您担心会吃错药物吗	①	②	③	④	⑤
F50. 您感到不如别人吗	①	②	③	④	⑤
F51. 您对自己的健康感到失望吗	①	②	③	④	⑤
F52. 您因病变得比以前容易激惹或生气吗	①	②	③	④	⑤
F53. 患病以来，您曾经想过要结束自己生命吗	①	②	③	④	⑤
计分					

七、生理功能

F54. 您的睡眠状况怎样？

①从无失眠　　　②偶有失眠　　　③有时失眠　　　④经常失眠　　　⑤每晚失眠

F55. 您对睡眠状况满意吗？

①非常满意　　　②比较满意　　　③一般满意　　　④不大满意　　　⑤很不满意

F56. 您是否出现过性功能障碍（如性欲下降、无性快感、阳痿、早泄等）？

①从无　　　②偶有　　　③有时出现　　　④比较严重　　　⑤很严重

F57. 您对自己的性生活感到满意吗？

①非常满意　　　②比较满意　　　③一般满意　　　④不大满意　　　⑤很不满意

F58. 您近 2 周来的食欲怎样？

①很好　　　②较好　　　③一般　　　④较差　　　⑤无食欲

F59. 您对食欲满意吗？

① 非常满意　　　②比较满意　　　③一般满意　　　④不大满意　　　⑤很不满意

F60. 您有身体上的疼痛吗？

①一点不痛　　　②很轻微的疼痛　　　③轻度疼痛　　　④中度疼痛　　　⑤严重疼痛

F61. 您身体上的疼痛影响您的日常生活与工作吗？

①根本不影响　　　②很少影响　　　③一般影响　　　④较大影响　　　⑤严重影响

总计分：

八、满意度

1. 治疗满意度

F62. 您的病在近2周内控制的程度如何？

①很好　　　　　②较好　　　　　③一般　　　　　④较差　　　　　⑤很差

F63. 您对近2周内进行的治疗效果满意吗？

①非常满意　　　②比较满意　　　③一般满意　　　④不大满意　　　⑤很不满意

F64. 您对得到的医疗服务感到满意吗？

①非常满意　　　②比较满意　　　③一般满意　　　④不大满意　　　⑤很不满意

F65. 您对所花的医疗费用感到满意吗？

①非常满意　　　②比较满意　　　③一般满意　　　④不大满意　　　⑤很不满意

F66. 您愿意继续维持当前的治疗方案吗？

①非常愿意　　　②比较愿意　　　③一般愿意　　　④不太愿意　　　⑤很不愿意

总计分：

2. 生活满意度

	非常满意	比较满意	一般满意	不大满意	很不满意
F67. 你对目前的家庭状况	①	②	③	④	⑤
F68. 你对目前的工作状况	①	②	③	④	⑤
F69. 你对目前的日常生活状况	①	②	③	④	⑤
F70. 你对目前的躯体健康状况	①	②	③	④	⑤
F71. 你对目前的心理健康状况	①	②	③	④	⑤
F72. 你对目前的经济收入状况	①	②	③	④	⑤
F73. 你对目前的人际关系状况	①	②	③	④	⑤
F74. 总的来讲，您对自己的健康状况感到满意吗	①	②	③	④	⑤
计分					

九、糖尿病饮食控制

	完全没有	有一点	中等	严重	很严重
F75. 您因不能同其他人一样吃东西感到烦恼吗	①	②	③	④	⑤
F76. 您因病不能吃得太多感到难受吗	①	②	③	④	⑤
F77. 您感到有饥饿感吗	①	②	③	④	⑤
F78. 您因缺乏必要的饮食知识而苦恼吗	①	②	③	④	⑤
计分					

十、糖尿病控制

F79. 您的血糖常发生波动吗？

①无　　　　　　　②偶尔　　　　　　③小部分时间　　　　④相当多时间　　　　⑤大部分时间

F80. 您的血糖控制程度如何？

①控制很好　　　　②控制较好　　　　③中等　　　　　　④控制较差　　　　⑤控制很差

F81. 您的体重控制得怎样？

①控制很好　　　　②控制较好　　　　③中等　　　　　　④控制较差　　　　⑤控制很差

F82. 您有心慌、出虚汗、头昏、颤抖等低血糖反应吗？

①无　　　　　　　②偶尔有　　　　　③小部分时间有　　④相当多时间有　　⑤大部分时间有

F83. 您常担心发生疾病并发症，如眼病、肾病及血管病变等吗？

①根本不担心　　　②很少担心　　　　③一般担心　　　　④较多担心　　　　⑤很担心

总计分：

十一、糖尿病相关活动

F84. 您因病要定期自测尿糖或到医院检查血糖感到烦恼吗？

①完全没有　　　　②有一点　　　　　③中等　　　　　　④严重　　　　　　⑤很严重

F85. 您担心将来需要胰岛素治疗吗？

①完全没有　　　　②有一点　　　　　③中等　　　　　　④严重　　　　　　⑤很严重

F86. 您因病而使外出工作或旅行变得繁琐与苦恼吗？

①完全没有　　　　②有一点　　　　　③中等　　　　　　④严重　　　　　　⑤很严重

F87. 您因病给日常生活带来了麻烦与不便吗？

①完全没有　　　　②有一点　　　　　③中等　　　　　　④严重　　　　　　⑤很严重

总计分：

（金真　邹涛　魏琳）

第六节　慢性阻塞性肺疾病的管理模式与实践

慢性阻塞性肺疾病（chronic obstructive pulmonary disease，COPD）是一种常见的慢性呼吸道疾病，是世界范围内发病率和死亡率最高的疾病之一，给患者和家庭、社会带来沉重的经济负担，已经成为一个重大的公共卫生问题。因此，应对慢性阻塞性肺疾病患者进行长期和规范化的防治。

【定义】

慢性阻塞性肺疾病是一种常见的以持续气流受限为特征的可以预防和治疗的疾病，气流受限进行性发展，与气道和肺组织对烟草、烟雾等有害气体或有害颗粒的慢性炎性反应增强有关。当慢性支气管炎和肺气肿患者的肺功能检查出现持续气流受限时（吸入支气管舒张剂后，FEV1/FVC＜70%），则可诊断为慢性阻塞性肺疾病。COPD确切病因不清楚，一般认为与慢性支气管炎和阻塞性肺气肿发生有关的因素都可能参与本病的发生。

中医认为，肺脏感邪，迁延失治，痰瘀稽留，损伤正气，肺、脾、肾虚损，正虚卫外不固，外邪反复侵袭，诱使本病发作。其病理变化为本虚标实。

【高危因素的管理】

一、不可干预高危因素

1. 年龄　发病率随年龄增长呈上升趋势。

2. 性别　男性发病率高于女性。

3. 遗传因素　据国外报道，该病有明显的家族聚集现象，亲属中的发病率明显高于对照组亲属，且这种高发病率不能用其他已知危险因素解释。已知的遗传因素为α_1-抗胰蛋白酶缺乏。重度α_1-抗胰蛋白酶缺乏与非吸烟者的肺气肿形成有关。

4. 职业　职业性粉尘及化学物质接触会导致气道反应性增加。

5. 教育水平　受教育水平是独立于吸烟和职业暴露的COPD的危险因素。随着文化层次提高，老年慢性呼吸系统疾病（包括COPD）患病率随之降低。

6. 社会经济情况　国外研究发现，社会经济情况、社会经济地位与COPD的发病具有负相关关系，即社会经济地位较低的人群发生COPD的概率较大。

二、可干预高危因素及管理

（一）吸烟

吸烟是最重要的危险因素，吸烟与COPD的发生和发展有非常密切的关系。有研究表明，80%以上COPD的发生和发展与吸烟有关。

[**管理指导**]戒烟是首要措施，COPD患者绝对戒烟。戒烟能够减轻小气道功能的损害，防止COPD的发生、发展，减轻症状。同时应动员其身边的亲戚朋友戒烟，以减少患者被动吸烟的机会。尼古丁替代疗法（尼古丁口香糖、吸入剂、鼻喷雾剂、透皮贴、舌下含片或锭剂）及采用伐尼克兰、安非他酮或去甲替林等药物治疗能有效提高长期戒烟率，也可采用5A法帮助吸烟者戒烟。

（二）空气污染

空气污染包括室外空气污染（主要是大气污染）和室内空气污染。长期生活在室外空气受到污染或室内污染严重的区域，可能是导致本病发病的一个重要因素。

[**管理指导**] 减少或避免出入空气污染严重的区域，避开吸烟的环境。患者要特别注意天气状况，阴霾、空气质量差的天气尽量减少室外活动，减少大气对呼吸道的损伤。生物性燃料如各种柴草类根茎所致的空气污染也是引起慢性阻塞性肺气肿的重要原因，提倡和改进农村生活卫生习惯也是重要的预防措施。经常开窗通风，每天通风 30 分钟，保持室内空气新鲜。新装修的房屋间隔一段时间再入住，注意烹调、供暖等方式的选择，避免吸入煤烟、油烟、涂料、油漆等各种刺激性气味。

（三）感染

研究表明，引起呼吸道感染的病毒、细菌、支原体、衣原体等病原微生物与 COPD 的发病呈相关性。

[**管理指导**] 感冒常加重病情，因此病人平时要注意气温变化，保温防寒，预防感冒和呼吸道感染。在流感流行季节不去公共场所，以免感染。一旦感染，应尽早治疗。加强身体锻炼，适当增加室外活动，如散步、做呼吸操（腹式呼吸和缩唇呼气锻炼）等。注意营养，提高免疫力。加强耐寒训练，如从夏天起坚持凉水洗脸、冬泳等。

【常见症状的管理】

COPD 起病隐袭，病情进展缓慢，早期可无症状。主要表现为进行性加重的呼吸困难，活动后尤甚。可伴有咳嗽、咳痰等呼吸系统症状和食欲不振、疲劳等全身症状。伴有肺心病右心衰竭时可出现头痛、嗜睡、神情恍惚等神经精神症状。

一、咳嗽、咳痰

咳嗽可反复发作、迁延不愈。咳嗽严重程度视病情而定，一般晨间咳嗽较重，白天较轻，晚间睡前有阵咳或排痰。起床后或体位变动引起刺激排痰，常以清晨排痰较多，痰液一般为白色泡沫痰。若伴感染，可为脓痰，质黏。

[**管理指导**] 止咳，促进有效排痰。保持室内环境舒适，室内温度在 22℃ ~24℃、湿度在 50% ~60%；痰黏稠者，鼓励多饮水，每日饮水 1500mL 以上；吸烟者，护士应协同家属做好患者的思想工作，讲解吸烟对 COPD 发病的影响，劝其戒烟；排痰困难者，指导并实施保持呼吸道通畅的护理技术（深呼吸、有效咳嗽，根据病情协助患者雾化吸入、叩

击排痰，必要时吸痰）；遵医嘱给予祛痰药物；观察并记录痰液情况，量、颜色、气味、黏稠度等，必要时留痰培养标本。

保持呼吸道通畅的技术有：

1. 有效咳嗽咳痰 病人坐位，身体稍前倾，可双手环抱一枕头，进行数次深而缓慢的腹式呼吸，深吸气末屏气，然后缩唇（噘嘴），缓慢呼气，在深吸一口气后屏气 3～5 秒，身体前倾，从胸腔进行 2～3 次短促有力的咳嗽，爆破式咳出胸腔的痰液。咳嗽时收缩腹肌或用手按压上腹部，帮助咳嗽。

2. 雾化吸入 遵医嘱给予氧气或超声雾化吸入。雾化吸入常用药物有：①平喘药：如复方异丙托溴铵溶液（可必特）2.5mL 或沙丁胺醇（万托林）1mL 加异丙托溴铵（爱全乐）2mL，以解除支气管痉挛。②表面激素类：如吸入用布地奈德混悬液（普米克令舒）2mg，每日 2 次，具有高效局部抗炎作用。

3. 胸部叩拍 适用于久病体弱或长期卧床，无力排痰者。手掌呈弓形或空杯状，在吸气或呼气时叩击胸壁，力量可通过胸壁传至气道，将支气管壁分泌物松解。应沿支气管走向由下至上、由外向内，迅速有节律地叩击胸壁，频率为 120～180 次/分，每次 5～15 分钟，餐前 30 分钟或餐后 2 小时为宜，叩击力度适中，以病人能耐受为宜。注意：避开乳房、心脏、骨隆突部位（如脊柱、肩胛骨、胸骨），叩击时避开拉链、纽扣。未经引流的气胸、肋骨骨折、有病理性骨折史、咯血及低血压、肺水肿等病人禁用。

4. 振动排痰 利用振动排痰机在患者身体表面的特定方向以周期变化的治疗力所产生的叩击和震颤促使呼吸道黏膜表面的黏液和代谢物松动、液化，同时利用方向挤推作用使已液化的黏液按照选择的方向移动。选择合适的叩拍接头，设置初始频率 20 次/秒，根据患者临床症状可逐渐增加振动频率（基本治疗频率 20～35 次/秒），由外向内，由下往上（下肺），由上往下（上肺）振动患者胸部，每日治疗 1～2 次，每次 5～10 分钟，餐后 1～2 小时进行治疗。如接触部位有皮肤感染及有肺结核、气胸、出血性疾病、肺部血栓及咯血、急性心肌梗死、房颤等病者禁用。

二、呼吸困难

COPD 在咳嗽、咳痰基础上可出现进行性加重的呼吸困难。最初仅在劳动、上楼或登山、爬坡时有呼吸急促；随着病变的发展，在平地活动时，甚至在静息时也感呼吸急促。

[管理指导] 给予低流量吸氧。通常氧流量为 1～2L/min，浓度为 25%～29%，时间为 >15h/d；呼吸困难严重者，应进行长期家庭氧疗，有条件者，可自备气雾剂，出现症状及时缓解和治疗。嘱患者充分休息，取舒适体位如半坐位或端坐位，必要时卧床休息；病情稳定时，指导患者做呼吸运动训练，如腹式呼吸、缩唇呼吸等。

1. 家庭氧疗的护理 家庭氧疗是指病人脱离医院环境在家庭中实行的氧气治疗。使患者在海平面静息状态下，达到 $PaO_2 \geq 60mmHg$ 和（或）使 SaO_2 升至 90%。长期家庭氧疗应用于 IV 级即极重度 COPD 患者。具体指征：$PaO_2 \leq 55mmHg$ 或动脉血氧饱和度（SaO_2）$\leq 88\%$，有或没有高碳酸血症；$PaO_2 55 \sim 60mmHg$，或 $SaO_2 < 89\%$，并有肺动脉高压、心力衰竭水肿或红细胞增多症（红细胞比积 $> 55\%$）。

家庭氧疗采用鼻导管低流量吸氧，家庭氧疗仪器主要有 3 种：①压缩氧气瓶：主要优点是价格便宜、不存在浪费或耗失及容易获得等；而缺点是较笨重、贮氧量少、需反复充装，适合于用氧量少的患者。②液氧器：主要优点是贮氧能力大、轻便，适合于长期康复治疗；而缺点是费用高、容易泄露和造成浪费。③氧浓缩器：俗称"制氧机"。主要优点是无须贮氧设备及固定供氧源，使用期间特别是需要连续供氧时，费用较低，对持续吸氧者特别是家庭氧疗比较方便；而缺点是设备购入价格昂贵、移动不便、有噪声和需要定期维修。由于购机价格较贵，国内有些医院已开展租赁服务，为患者长期氧疗提供方便。

护士应指导患者及家属正确使用，并交代氧疗的注意事项：①氧气装置需防震、防火、防热、防油。②湿化瓶装 $1/2 \sim 2/3$ 无菌水，每天更换。湿化瓶每天清洗 1 次，每星期消毒 1 次。③严格执行氧疗的剂量。按医生处方的流量或浓度和时间执行氧疗。进行重体力活动如洗澡、大便、下厨等，可将氧流量调高 0.5L，但事后必须调回正确的流量或浓度。④氧疗效果的观察：记录每天吸氧的时间、氧流量。留意用氧后的身体反应，吸氧后呼吸减慢而平稳，血氧饱和度上升，紫绀减轻或消失是吸氧效果良好的表现。

2. 正确使用定量气雾剂 COPD 患者药物使用方式主要为吸入剂或定量气雾剂。气雾剂使用方便，易于掌握，常用于家庭治疗。护士应指导患者掌握气雾剂的要领，以免影响疗效。正确的气雾剂使用方法：患者取立位或坐位，打开气雾剂保护盖，将气雾剂摇匀，深呼气至呼气末，屏住呼吸，将喷嘴放进口里，在深慢用力吸气的同时按压气雾剂的基底部，屏住呼吸 10 秒钟后缓慢呼气。如需再吸入，则重复以上步骤，吸入完毕用温开水漱口。

3. 机械通气 重症患者可根据病情需要，选择无创或有创机械通气。同时应监测动脉血气状况。

（1）无创正压通气（NIPPV）：可降低 $PaCO_2$，缓解呼吸肌疲劳，减轻呼吸困难，从而减少气管插管和有创呼吸机的使用，缩短住院天数。使用 NIPPV 要注意掌握合理的操作方法，提高患者依从性，以达到满意的疗效。

NIPPV 的应用指征：①适应证（至少符合下述中的 2 项）：为中至重度呼吸困难；伴辅助呼吸肌参与呼吸并出现胸腹矛盾运动；中至重度酸中毒（pH7.3 ~ 7.35）和高碳酸血症（$PaCO_2 45 \sim 60mmHg$）；呼吸频率 > 25 次/分。②禁忌证（符合下述条件之一）：为呼吸抑制或停止；心血管系统功能不稳定（顽固性低血压、严重心律失常、心肌梗死）；嗜睡、意识障碍或不合作者；易误吸者（吞咽反射异常、严重上消化道出血）；痰液黏稠或有大量气道分泌物；近期曾行面部或胃食管手术；头面部外伤；固有的鼻咽部异常；极度肥胖；严重的胃肠胀气。

（2）有创机械通气：在积极药物和 NIPPV 治疗条件下，患者呼吸衰竭仍进行性恶化，出现危及生命的酸碱失衡和/或神志改变时宜采用有创机械通气治疗。

应用指征：严重呼吸困难，辅助呼吸肌参与呼吸并出现胸腹矛盾运动；呼吸频率 > 35 次/分；危及生命的低氧血症（$PaO_2 < 40mmHg$ 或 $PaO_2/FiO_2 < 200mmHg$）；严重的呼吸性酸中毒（$pH < 7.25$）及高碳酸血症；呼吸抑制或停止；嗜睡，意识障碍；严重心血管系统并发症（低血压、休克、心力衰竭）；其他并发症（代谢紊乱、脓毒血症、肺炎、肺血栓栓塞症、气压伤、大量胸腔积液）；NIPPV 治疗失败或存在使用 NIPPV 的禁忌证。

对于合并严重呼吸衰竭接受有创机械通气治疗的 COPD 急性加重病例，通常宜采用有创 - 无创序贯通气疗法。对于因肺部感染诱发急性加重和呼吸衰竭病例，可以采用肺部感染控制窗作为由有创向无创机械通气转化的时间切换点实施有创 - 无创序贯通气治疗。

【常见并发症的管理】

一、自发性气胸

自发性气胸是 COPD 最常见的并发症之一。

[管理指导]应密切观察患者的病情变化，出现以下情况时应警惕合并气胸，及时报告医生：①不能用原发疾病解释的突发性气促。呼吸困难加重伴刺激性干咳或胸痛。②肺部新出现广泛哮鸣音或突然哮鸣音增多，但肺部一侧或局部出现呼吸音消失，经支气管扩张药或肾上腺皮质激素等治疗呼吸困难不能缓解者。③患者烦躁，大汗淋漓，紫绀迅速加重，双侧呼吸音改变不一致者。④有气管移位，局限性或患侧呼吸音消失者。自发性气胸应及时有效地进行胸穿抽气或胸腔闭式引流，以缓解症状。

巡视和观察患者病情如体温、呼吸及症状等变化，并及时记录，若病情无好转，则及时通知医生做相应处理。

二、呼吸衰竭

常在急性加重时发生，肺通气和（或）换气功能严重障碍，以致在静息状态下亦不能维持足够的气体交换，导致低氧血症和（或）高碳酸血症，表现为低氧血症所致的呼吸困难和多器官功能障碍。

[管理指导] 当 COPD 患者有上述指征，及时通知医生并配合抢救。氧疗和改善通气是治疗呼吸衰竭的重要措施。严密观察患者的生命体征；遵医嘱在保持气道通畅的基础上，合理使用呼吸兴奋剂，可使呼吸衰竭得到改善；用上述方法不能控制呼吸衰竭的患者，则需采用辅助人工通气进行治疗，掌握机械通气的各项参数。

三、慢性肺源性心脏病

由于 COPD 肺病变引起肺血管床减少及缺氧，使肺动脉痉挛、血管重塑，导致肺动脉高压、右心室肥厚扩大，最终发生右心功能不全。临床表现为除原有的肺、胸疾病的各种症状和体征外，逐步出现肺、心功能衰竭及其他器官损害的征象。如呼吸困难加重，夜间尤甚，常有头痛、失眠、食欲下降、白天嗜睡、表情淡漠、神志恍惚、谵妄等肺性脑病的表现。右心衰竭可出现心悸、腹胀、恶心、下肢水肿、颈静脉怒张、肝静脉回流阳性等表现。

[管理指导] 上腹部胀满是右心衰竭早期症状，常伴有食欲不振、恶心、呕吐及上腹部胀痛。应严密观察患者，实施预见性护理。当出现上述指征，及时通知并配合医生抢救。吸氧，遵医嘱给予呼吸兴奋剂及强心、利尿、扩血管药物，有利于控制心力衰竭和改善呼吸困难。严密观察患者生命体征及各项实验室指标。病情严重者，及时做好转诊工作。缓解期，护士应指导患者及家属去除诱发因素，指导家庭氧疗、加强锻炼、改善营养、调整免疫功能、心理护理及健康教育等。

四、胃溃疡

COPD 患者有 18%～30% 并发胃溃疡，其发病机理尚未完全明确。

[管理指导] 指导患者避免精神紧张，生活有规律。饮食宜高热量、高蛋白、维生素丰富、易消化，如牛奶、豆浆、鸡蛋、鱼、肉、新鲜蔬菜、水果，忌食辛辣刺激性食物，少量多餐。密切观察患者呕吐物、腹胀腹痛、血便或柏油样便，若发现消化道出血，及时报告医生，根据医嘱用药。同时严格观察并记录生命体征，保持呼吸道通畅，防止误吸或窒息，做好配血输血工作，防止休克。

五、睡眠呼吸障碍

COPD 患者睡眠时通气降低较为明显，心律失常、肺动脉高压、睡眠质量受损及睡眠期间死亡均有可能发生。

[管理指导] 患者睡眠期间要加强病房巡视，加强血氧饱和度的监测，确保夜间氧疗效果，保持呼吸道通畅，加强湿化和排痰，防止意外发生。

【常见检查的管理】

一、常见监测检查项目

常见的检查项目包括肺功能检查、胸部 X 线检查、血气分析、血液和痰液检查，必要时行心电图（ECG）检查、胸部 CT 检查等。

1. 肺功能检查　肺功能检查对 COPD 具有确诊意义，应用支气管舒张剂后，第 1 秒用力呼气容积占用力肺活量百分比（FEV1/FVC）<70%，第 1 秒用力呼气容积占预计值百分比（FEV1 占预计值百分比）<80% 者，可确定为持续的气流受限。COPD 特征性改变：功能残气量（FRC）、残气量（RV）和肺总量（TLC）都增高，残气量占肺总量（RV/TLC）>40%，第 1 秒用力呼气容积占用力肺活量百分比（FEV1/FVC）<60%，最大通气量（MVV）占预计值百分比<80%。

检查前指导患者练习深吸气后，再快速用力（爆发力）吹气并持续吹气 6 秒的不中断的动作（如吹蜡烛）；有些项目（支气管激发试验、支气管扩张试验）需按医嘱要求停用相应支气管扩张剂，如茶碱、β_2 受体激动剂、糖皮质激素、抗过敏药等。如有疑问，及时报告医生；提前告知患者当天可以如常进食早餐。严重心肺疾病身体虚弱者和精神异常或不能很好配合者禁用。

2. 胸部 X 线检查　早期胸片可无变化，以后可出现肺纹理增粗、紊乱等非特异性改变，双肺透亮度增加，胸廓扩张，肋间隙增宽，后肋呈水平状，膈位置降低，膈顶平坦，活动减弱。外带肺血管纹理纤细、稀疏，而内带血管纹理常增粗。纵隔变窄，心脏多呈垂直位，心影狭长。X 线胸片改变诊断特异性不高，主要作为确定肺部并发症及其他肺疾病鉴别之用。X 线检查前患者可正常喝水进食。

3. 血气分析　当 FEV1<40% 预计值时或患有呼吸衰竭者应做血气检查。采血前打印抽血条码，并在条码上注明患者的体温、吸氧浓度，以便分析。采血时患者应处于安静、呼吸稳定状态。采血时用专门的动脉采血器，时间宜选在清晨空腹或饭后 2 小时，不宜饭后直接采血，防止"碱潮"影响检测结果。采血时严格遵循无菌原则和"三查七对"，严禁在输液、输血的针头或皮管处取血标本，严禁同时为多个患者采取血标本，以免混淆患者标签。采血后应立即送检，尽可能在半小时之内。存放时间过长，会造成 pH 值下降、PaO_2 下降、$PaCO_2$ 上升，影响检验结果的准确性。

4. 血液和痰液检查　一般无异常，继发感染时可出现白细胞、中性粒细胞增加，痰培养时可出现致病菌。留取痰培养标本时，能自行留取痰液者：嘱患者清晨起床后未进食前先用漱口液漱口，再用清水漱口，数次深呼吸后用力咳出气管深处的痰液于无菌集痰器内。无法咳痰或不合作者：协助患者取适当卧位，由下向上叩击患者背部，戴好无菌手套，无菌集痰器分别连接吸引器和无菌吸痰管。按吸痰法将痰吸入无菌集痰器内，加盖，及时送检。

5. 其他　心电图检查一般无异常，有时呈低电压。CT 检查可以确定小叶中央型和全小叶型等病变，了解肺大泡的大小和数量等，但不应作为常规检查。心电图检查时情绪保持稳定，且应保持固定的姿势；取下金属性物品或装饰；寒冷季节时，宜在温暖的室内进行检查，避免因寒冷而造成干扰；丝袜和裤袜可能造成导电不良，检查前应先脱掉；在检查前 1 小时内，不要抽烟及喝咖啡、浓茶等刺激性的饮料和食物；禁止在检查前做运动。CT 检查有一定的放射损伤性，孕妇慎用。检查前 4 小时内禁食。

二、监测及检查频率

根据患者病情进行问候性、长期随访，问候性随访为出院患者 1 周内随访，随访内容为患者的服药、就诊、生活调护指导。长期随访针对所有确诊患者建立完整的疾病档案，进行长期跟踪随访，时间为出院当天纳入，包括对患者的就诊、服药、家庭氧疗、生活起居、饮食方面的指导，出院第 3 个月及以后每半年进行生存质量及服药情况的随访，并填写相关量表。每年随访的内容还包括肺部基础状况的随访，如呼吸困难分级、体重指数、肺功能检查、血气分析、6 分钟步行距离试验、BODE 指数、营养指标、体质辨证。

三、特殊检查结果的管理

6 分钟步行距离试验（6MWT）是最基本的、切实可行的判断病情轻重的方法，多用于肺功能康复评价及临床试验结果研究。选平坦的地面划 1 条 30m 长的直线，两端各置 1 张座椅，受试者沿直线尽可能快速行走，直到 6 分钟停止，测量步行距离。试验时的注意事项有：①行走时沿直线尽可能快速行走，避免快速转身和走环形路线。②试验时医师不要干扰患者。③6 分钟内如果患者出现疲乏、头晕、心绞痛、呼吸困难、出冷汗、面色苍白则停止试验。④试验前后应记录患者的血压、心率及呼吸频率。试验环境安静、通风良好、温度适宜，试验中应备有硝酸甘油、硫酸沙丁胺醇气雾剂等抢救药。

根据 6 分钟步行距离试验对 COPD 严重程度进行分级：6 分钟步行距离 ≥350m 为轻度，250～349m 为中度，150～249m 为重度，≤149m 为极重度。护士在测试时，应耐心指导患者，尽量减少其他因素的干扰，测试结果应存档，根据试验结果同医生共同修订肺康复计划。

【常用药物的管理】

COPD 患者常给予支气管扩张剂、糖皮质激素等药物治疗，上述药物多常见胃肠道反应，因此指导首选吸入剂，口服药物宜饭后服药。应观察用药后可能出现的不良反应，指导患者掌握用药时间、剂量、药物的作用机制及副作用，并记录。

一、支气管扩张剂

常用的支气管扩张剂有 β_2 受体激动剂、抗胆碱能类药、甲基黄嘌呤类药物等。

1. β_2 受体激动剂　该类药物通过激动肾上腺素 β_2 受体，松弛气道平滑肌。短效 β_2 受体激动剂（SABA）主要有沙丁胺醇、特布他林等定量雾化吸入剂，数分钟内起效，疗效持续 4~5 小时，每次 1~2 喷，24 小时内不超过 8~12 喷；长效 β_2 受体激动剂（LABA）主要有沙美特罗、福莫特罗等，作用持续 12 小时以上，每日吸入 2 次。不良反应有窦性心动过速，易感者可出现心律失常、低钾血症、肌肉震颤及胃肠障碍等。

注意事项：①观察患者的生命体征，特别是心率变化及实验室检查各项指标。②选择定量吸入制剂的患者，应指导和培训吸入药物的使用技巧，确保有足够的药物起效。如指导患者缓慢吸入，吸入前先呼气，吸入后短暂屏气，掌握不好者可使用气雾剂。③不宜长期服用，出现上述症状及时通知医生。

2. 抗胆碱能类药物　该类药物能阻滞 M_1 受体上的乙酰胆碱，使气管平滑肌松弛。短效抗胆碱药（SAMA）主要有异丙托溴铵（爱乐全）定量雾化吸入剂，起效较沙丁胺醇慢，作用时间更长，疗效持续 6~8 小时，每日 3~4 次。长效抗胆碱药（LAMA）主要有噻托溴铵，作用时间长达 24 小时以上，每次吸入剂量 $18\mu g$，每日 1 次。常见不良反应有口干、口苦、口中金属味、头昏、瞳孔散大、心率加快、尿潴留和食欲减退等。

注意事项：①脑出血急性期和青光眼患者应禁用。②嘱患者多喝水，或用棉签蘸取温开水擦拭口唇。③告知患者视物模糊、心率加快属药物反应，以减轻患者的焦虑。④吸入药物时，指导和监督患者严格使用剂量。

3. 甲基黄嘌呤（茶碱）类药物　该类药物具有轻度扩张支气管，抗炎及免疫调节，增加呼吸肌收缩力和耐受力，增加心肌收缩力的作用。短效剂型如氨茶碱，常用剂量为每次 100~200mg，每日 3 次；长效剂型如缓释茶碱，常用剂量为每次 200~300mg，每 12 小时 1 次。部分患者口服氨茶碱可引起恶心、呕吐、胃部不适，少数患者因中枢兴奋作用可出现失眠或不安，注射速度太快或用量太大时，可引起头痛、恶心、呕吐、心悸、心律失常或血压骤降等，还可引起烦躁不安甚至惊厥。由于此类药物的治疗浓度和中毒浓度相近，建议监测茶碱的血药浓度。

注意事项：①静脉给药必须严格控制剂量和给药速度。②小儿应慎用氨茶碱，因本品的治疗量与中毒量颇为接近，小儿的解毒功能不完善，易发生中毒。2岁以下的婴幼儿使用氨茶碱易引起惊厥，因此应尽量少用或不用。③氨茶碱静滴给药时，不可与维生素C、维生素B_1、胰岛素、促皮质激素等配伍使用。④因兴奋而引起的失眠或不安，应及时通知医生，适当减少药量或以镇静剂对抗。

二、糖皮质激素（GCS）

对于FEV1占预计值百分比<60%预计值的COPD患者而言，规律吸入糖皮质激素可改善症状，提高肺功能和生活质量，减少急性发作的次数。但使用GCS应取谨慎态度。对于某些患者而言，撤除吸入糖皮质激素会导致急性发作。不在急性加重期，已用足量支气管扩张剂治疗病情无改善或趋向恶化时，可考虑使用，但要尽量避免大剂量长期使用。常用药物：丙酸倍氯米松（必可酮）、布地奈德（英福美）、地塞米松（氟轻松）等。推荐剂量：每日40mg，疗程5天。

注意事项：①按时服药，不可漏服或一次性累积服药。漏服离下次服药不足4小时，不要再补服。②长期应用广谱抗生素和糖皮质激素易继发深部真菌感染，应密切观察真菌感染的临床征象。如患者病情无好转或加重，口腔黏膜出现鹅口疮等，应采用防治真菌感染措施。③指导患者在自觉进行抗生素治疗的10~14天注意观察痰液性状的改变。

三、联合用药

《2015年GOLD慢性阻塞性肺疾病指南》指出，与增加某一种支气管扩张剂的剂量相比，联合使用不同的支气管扩张剂可以提高药效。对于轻度至极重度的COPD患者而言，联合使用吸入糖皮质激素和长效β_2受体激动剂治疗在改善患者肺功能和生活状态，减少急性发作等方面均优于联合制剂中的单一药物成分。长效β_2受体激动剂与糖皮质激素的复方吸入制剂有：阿莫特罗/布地奈德、阿莫特罗/莫米松、沙美特罗/氟替卡松等。

四、其他

1. 止咳药 止咳药分为中枢性止咳药和非中枢性止咳药。前者如可待因长期服用会出现成瘾性、便秘等不良反应。非中枢性止咳药如喷托维林，虽无成瘾性，但有口干、恶心、腹胀、头痛、中枢抑制等副作用。故《2015年GOLD慢性阻塞性肺疾病指南》不推荐使用。

2. 祛痰药 常用的祛痰药有盐酸氨溴索（沐舒坦）、乙酰半胱氨酸、溴己新片、复方氯化铵甘草合剂等，不良反应有：恶心、呕吐、服药后转氨酶增高等。对于无 α-1 抗胰蛋白酶缺乏的 COPD 患者不推荐。

注意事项：胃溃疡者慎用，出现胃痛、胃酸等症状及时通知医生。

3. 抗菌药　COPD 急性加重多与感染有关，包括病毒感染与细菌感染。根据痰或气道分泌物培养（TTA、BAL、PSB）及药敏结果，选择针对感染病原体的抗菌药物，包括 β 内酰胺类、大环内酯类、氨基糖苷类、氟喹诺酮类等。未能确定感染病原菌时，需进行经验用药。

注意事项：①遵医嘱服药。②按时服药，以保证药物在体内形成一定的血药浓度。勿误服、漏服，一旦漏服不能一次性补服。③稳定期无须应用抗菌药物。

4. 疫苗　主要指流感疫苗和肺炎疫苗。接种流感疫苗可预防流感，避免流感引发的急性加重，适用于各级临床严重程度的 COPD 患者；建议年龄超过 65 岁及虽低于此年龄但 FEV1 占预计值百分比 <40% 的患者可接种肺炎链球菌多糖疫苗等以预防呼吸道细菌感染。

注意事项：①在 COPD 引发感染或发烧的情况下不能注射疫苗。②慢性病（如心脏病、高血压等）急性发作期间不能注射。③由于流感疫苗是从鸡胚中培养的，所以对鸡蛋过敏的患者不能注射流感疫苗。④流感疫苗一般在注射两周后才在人体内产生抗体，每年 10 月到次年的 3 月是流感的流行季节，11 月到 12 月达到最高峰，因此最好从 9 月底到 11 月初就完成注射流感疫苗的工作。

5. 中医药治疗　研究表明，采用中医药或中西医结合治疗 COPD 具有明显的疗效，表现在改善症状，减少急性加重，提高运动能力和生活质量等方面，其疗效均好于单纯西医治疗。具体中医药治疗详参《慢性阻塞性肺疾病中医诊疗指南（2011 版）》。

【生活方式的管理】

一、生活起居管理

居住环境应清洁安静，光线充足，每天通风 30 分钟，避免吸入煤烟、油烟等各种刺激性气味；注意气温变化，保温防寒，预防感冒和呼吸道感染。流感流行季节不去公共场所，以免感染。一旦感染，应尽早治疗；养成良好的卫生习惯。饭前、便后、外出归来要洗手；打喷嚏、咳嗽和清洁鼻子应用纸巾掩盖，用过的纸巾不要随地乱扔，以防病菌的传播；要勤换、勤洗、勤晒衣服和被褥，不随地吐痰；绝对戒烟，并动员家属、同事戒烟，以减少烟雾的吸入；生活规律；保持良好的心态、充足的睡眠、适度的运动，对提高自身的抵抗力相当重要，身体劳累过度，必然导致抵抗力下降，容易受病毒感染。

二、饮食营养管理

1. 饮食原则　患者滋补以平补为宜，要注意多种食物搭配的平衡膳食。COPD 患者理想的供能比例为：蛋白质、脂肪、碳水化合物分别是 15% ~ 50% 、30% ~ 35% 、50%。COPD 患者蛋白质分解代谢亢进，故可适当增加蛋白质摄入或补充支链氨基酸。严重通气障碍者以高蛋白质、高脂肪和低碳水化合物为宜，蛋白质维持量为 1.2 ~ 1.9g/（kg·d），以纠正营养不良。应多吃绿叶蔬菜及各种含维生素和矿物质的食物。维生素 C 是组织修复的必备材料，每日供给量不少于 1g。

2. 膳食食谱举例

（1）人参乌鸡汤：人参切片 10g，乌骨鸡 1 只，调味品适量。人参片装入鸡腹内，用砂锅炖至鸡肉烂熟，加盐调味即可。适用于气虚者。

（2）山药羊肉粥：鲜山药 500g，羊肉、糯米各 250g。羊肉去筋膜，洗净、切碎，与山药同煮烂，研泥，下糯米共煮为粥。适用于气虚者。

（3）羊肉枸杞汤：羊腿肉 1000g，枸杞子 20g，生姜 12g，调味品适量。羊肉去筋膜，洗净切块，生姜切片。待锅中油烧热，倒进羊肉、料酒、生姜等煸炒，炒透后，同放砂锅中，加清水适量，放入枸杞子等，用大火烧沸，再改用小火煨炖，至熟烂后，加入调味品和匀即可。适用于兼阳虚者。

（4）何首乌粥：何首乌 25g，粳米 50g。何首乌研末备用。粳米加水煮粥，粥半熟时调入何首乌粉，边煮边搅匀，至黏稠时加白糖调味即可。适用于兼阳虚者。

（5）豆干炒芹菜：芹菜 500g，豆腐干 100g，盐、麻油各适量。将芹菜去叶，洗净后切段，入沸水中烫过后略放凉。豆腐干沸水烫后切丝。起油锅，待油热后，放入芹菜丝和豆腐干丝，加盐略煸至熟，淋麻油适量拌匀后即成。适用于兼痰湿者。

（6）白茯苓粥：白茯苓粉 15g，粳米 100g。粳米淘净，与茯苓粉同放入锅中，加水适量，用武火烧沸，转用文火炖至粥烂即成。每日 2 次，早晚餐用。适用于兼痰湿者。

（7）沙参养肺汤：沙参 15g，玉竹 15g，猪心 100g，猪肺 100g。将沙参、玉竹用纱布包好，与洗净的猪心、猪肺及葱段同置砂锅内，然后加水，先用武火煮沸后改用文火炖约 2 小时，稍加盐调味即可。适用于兼阴虚者。

（8）银耳百合粥：银耳 10g，百合 10g，粳米 25g。银耳用水泡发，百合、粳米洗净后同放入锅中，加水适量煮粥，再加冰糖少许即可。每日 1 次，配餐温服。适用于兼有阴虚者。

（9）山楂降脂饮：鲜山楂 30g，生槐花 5g，嫩荷叶 15g，草决明 10g。将以上 4 味同放锅内煎煮，待山楂将烂时，捣碎，再煮 10 分钟，去渣取汁，调入白糖。适用于兼有瘀血者。

（10）灵芝三七山楂饮：灵芝 30g，三七粉 4g，山楂汁 200mL。先将灵芝洗净，放入砂锅中，注入适量清水，微火煎熬 1 小时，去渣取汁，兑三七粉和山楂汁即成。每日 1 剂，早晚各 1 次，服前摇匀。适用于兼用瘀血者。

三、运动管理

1. 有氧耐力运动　　上肢运动和下肢运动是肺康复训练的基本项目，可增加机体的活动耐力。上肢运动锻炼可使手部和肩部的肌肉群强壮，有助于呼吸顺畅。步行是被广泛使用的下肢运动，其他如慢跑、走跑交替、登楼梯、骑车、慢节奏的健美操及中医的太极拳、八段锦等，应根据患者的具体情况和兴趣选择适宜的运动。病情较重者，先进行床边活动。体质较弱者可以从散步开始，循序渐进，逐渐增加锻炼的速度、时间和距离。护士和理疗师应指导患者共同制定个体化的锻炼计划，指导患者每次运动后评定及监控运动强度。运动时间每次 15~60 分钟，频率 3~5 次/周。6~12 周为 1 个周期。运动形式有持续运动、间歇运动（运动 - 休息 - 再运动）、循环运动（不同的运动方式交替进行）、循环 - 间歇运动（循环运动与间歇运动结合）。

运动时要注意：①运动前先热身、运动后要放松。②饱食后不宜运动。③运动过程维持血氧饱和度≥90%，必要时运动过程中吸氧。④康复治疗及患者日常活动，都应视病情而定，活动以不感到疲劳、不加重症状为宜；疲劳症状和运动强度的关系可用 Borg 评分来测定。⑤要坚持锻炼，持之以恒。

2. 呼吸运动锻炼　　指导患者腹式呼吸和缩唇呼吸。两种呼吸运动都应长期坚持，最好选择在空腹时锻炼。要求每日进行数次锻炼，一般 2~3 个月后可改善通气功能。

（1）腹式呼吸：又称膈式呼吸锻炼，指吸气时腹部凸起，吐气时腹部凹入的呼吸方法。嘱患者取半卧位，膝屈曲。呼气时缩拢嘴唇，同时腹肌收缩，腹壁下陷，使肺内气体经口徐徐呼出，然后经鼻吸气，腹肌放松，尽量使腹部鼓起。患者可将一手放在前胸，另一只手放在腹部，以感知胸腹起伏。吸:呼 =1:（2~3），每分钟 7~8 次，每次 10~15 分钟，每日 2~3 次，熟练后可增加训练次数及时间。

（2）缩唇呼吸：用鼻深吸气，用口呼气，呼气过程嘴唇收缩呈吹哨状，缓慢吐气，吸:呼 =1:（2~3），每次 5 分钟，开始每日 4~5 次，以后根据患者状况逐步延长每日训练时间和训练次数。

（3）呼吸操：全身性呼吸体操锻炼是在上述腹式呼吸练习的基础上进行的，结合扩胸、弯腰、下蹲等动作，起到进一步改善肺功能和增强体力的作用。具体操作如下：①平静呼吸。②立位吸气，前倾位呼气。③单举上臂吸气，双手压腹呼气。④平举上肢吸气，双臂下垂呼气。⑤平伸上肢吸气，双手压腹呼气。⑥抱头吸气，转体呼气。⑦立位上肢上举吸气，蹲位呼气。⑧腹式缩唇呼吸。

3. 气功疗法　气功能增强机体的免疫功能，对 COPD 患者较适宜。

（1）调身：自然坐式或自然站式均可。

（2）调气：自然呼吸，行动中不必注意呼吸，可任其自然。

（3）调神：每于夏秋子时行动，坐定后冥神定志，意识集中于两肾之间，使脑（控制中心）与肾之间保持协调稳定。持续约 20 分钟，口中津液生成，咽下，意念送之丹田。然后取坐位，两手擦足心，待足心有热感（100 次左右）即可。注意擦时动作缓慢轻柔，擦毕再咽津 3 口，仍以意念导入丹田，然后起身，缓缓收功。

四、情志管理

COPD 长期反复发作，患者生活质量及心理承受能力逐渐下降，常表现有焦虑、抱怨、悲观、抑郁甚至绝望等不良心理情绪。护理人员应以自己的同情心关心患者的心理状态，以诚恳热情的态度与患者进行交流，对患者的病情表示关注，向患者介绍 COPD 及其并发症的相关知识，使患者对疾病有正确的认识，安慰、鼓励患者，使其树立战胜疾病的信心，建立乐观向上的人生观。同时在患者家属的配合下，尽量使治疗环境温馨舒适。培养患者的生活兴趣，如听音乐、养花种草等，以分散注意力，减少孤独感，缓解焦虑、紧张的精神状态。

五、中医特色疗法

1. 砭石疗法

原理：砭石热熨膀胱经．使用两块长 25cm、宽 15cm 的砭石，80℃左右的热水泡 1 分钟，热熨背部（从第 2 胸椎开始）。

作用：补阳气，祛寒气，调理阴阳。

适应证：肺胀外寒内饮者。

2. 平衡罐疗法

原理：取大椎、风门、肺俞、膏肓俞等腧穴，或在肺部有啰音处，用闪罐、走罐等手法，实施熨刮、牵拉、弹拨等良性刺激。

作用：化痰平喘止咳，疏风宣肺，调理全身气机，疏通经络，调和阴阳。

适应证：肺胀痰浊阻肺或痰热壅肺者。

3. 穴位贴敷疗法

原理：调整机体气血，调和阴阳，舒筋活络，驱邪外出。

作用：补肾纳气，改善咳、痰、喘症状。

适应证：①姜汁天灸粉外敷大椎、肺俞、膏肓、天突、膻中穴，适用于肺胀肺脾气虚者。②酒精大黄粉外敷神阙、丰隆穴，适用于肺胀痰瘀壅肺者。

4. 双侧足三里穴位注射

原理：丹参具有活血化瘀、抗氧化、抗感染等作用。双侧足三里穴位注射丹参注射液能健脾强胃，生化气血，补益强壮。

作用：温阳补肾益肺（活血化瘀）。

适应证：肺胀肺肾两虚者（肺胀痰瘀阻肺者）。

5. 中药沐足

原理：借助热力和药力的双重作用，通过热能使毛孔张开、腠理疏通，药物有效成分直达病变部位，使脉络调和、气血通畅。

作用：散寒平喘，清肺活血。

适应证：肺胀。

6. 指压天突助排痰

原理：天突穴位于胸骨上窝正中，其深部为气管。指压天突穴可刺激气管，引起咳嗽，使下呼吸道深部的痰液咳到相对较浅的气道，促进痰液排出。

作用：诱发排痰，减轻排痰困难。

适应证：排痰困难者。

【管理效果的评价】

一、改良英国 MRC 呼吸困难指数（mMRC）

0 级——我仅在费力运动时出现呼吸困难
1 级——我平地快步行走或步行爬小坡时出现气短
2 级——我由于气短，平地行走时比同龄人慢或者需要停下来休息
3 级——我在平地行走 100m 左右或数分钟后需要停下来喘气
4 级——我因严重呼吸困难以至于不能离开家，或在穿衣服、脱衣服时出现呼吸困难

二、COPD 评估测试评分（CAT 评分表）

COPD 评估测试评分（CAT 评分表）是对 COPD 患者症状及疾病严重程度的全面评估量表，可以明确疾病的严重程度，疾病对患者健康状况的影响，以及某些事件的发生风险

（急性加重、住院治疗和死亡），同时指导治疗。

　　本量表可以帮助你和你的主治医生评估 COPD 对你的健康和每日生活质量的影响，你的回答以及测试的分值，可以帮助你的主治医生调整你的 COPD 治疗方案以使你从治疗中获益。

　　请你独立完成本量表，完成过程中不要询问其他人，并完成以下 8 道问题。

	分值		得分
我从不咳嗽	⓪①②③④⑤	我一直在咳嗽	
我一点痰也没有	⓪①②③④⑤	我有很多很多痰	
我没有任何胸闷的感觉	⓪①②③④⑤	我有很严重的胸闷	
当我爬坡或上一层楼梯时，没有气喘的感觉	⓪①②③④⑤	当我爬坡或上一层楼梯时，我感觉非常喘不过气	
我在家里能做任何事情	⓪①②③④⑤	我在家里做任何事情都受影响	
尽管我有肺部疾病，但我对离家外出很有信心	⓪①②③④⑤	由于我有肺部疾病，我对离家外出一点信心都没有	
我睡眠非常好	⓪①②③④⑤	由于我有肺部疾病，我睡眠相当差	
我精力旺盛	⓪①②③④⑤	我一点精力也没有	

　　你的总分是：

CAT 评分与疾病严重程度			
评分	疾病状态	主要表现	防治措施
>30	非常严重	患者不能从事任何活动，生活困难，如果需盆浴或淋浴，将花费很长时间，不能出门进行购物、娱乐或家务劳动，通常不能远离自己的床或椅子，感觉自己就好像变成了残废	除了轻症和中等程度影响患者的防治措施之外，还可以考虑转至专科门诊（如果是社区医务人员）。增加药物治疗。转诊至肺康复治疗部门，确保采用最佳治疗方法以减少急性加重发作次数并积极治疗急性加重疾病
20 < 评分 ≤30	严重	患者不能从事大部分活动，包括在住宅附近散步、洗澡或穿衣时，均会感到呼吸急促，说话也可能气喘吁吁，咳嗽使患者非常疲劳，绝大多数夜晚肺部症状会干扰睡眠。患者感觉锻炼身体已不再安全。做每件事情都很费力，自觉无法控制肺部问题，并感到害怕和惊恐	
10 < 评分 ≤20	中等	COPD 成为患者最严重的健康问题之一，每周有数天比较正常，但大多数时间都会咳嗽、咳痰，每年有 1～2 次急性加重，经常出现气促，夜间有憋醒。弯腰时会气喘，仅能缓慢地走上数级楼梯，只能慢慢地做轻家务劳动或者只能静养休息	除轻微影响患者的防治措施外，还可以考虑重新评估目前的维持治疗方案，转诊至肺康复治疗部门，确保采用最佳治疗方法

CAT 评分与疾病严重程度			
评分	疾病状态	主要表现	防治措施
<10 分	病情轻微	患者大部分时间很正常，但 COPD 已导致患者发生一些问题，无法胜任 1~2 件喜欢的活动，通常每周有几天咳嗽，并在运动或进行重体力劳动时出现气促，爬山或在平地快速行走时，不得不减慢速度或停下来，且经常容易筋疲力尽	包括戒烟，每年接种流感疫苗，减少暴露于急性加重危险因素以及通过进一步临床评价，保障所采取的治疗措施

三、气流受限分级（吸入支气管舒张剂后）

分级	患者肺功能（ FEV1/FVC<70% ）
GOLD 1 级：轻度	FEV1 占预计值百分比≥80%
GOLD 2 级：中度	50%≤FEV1 占预计值百分比<80%
GOLD 3 级：重度	30%≤FEV1 占预计值百分比<50%
GOLD 4 级：极重度	FEV1 占预计值百分比<30%

四、身体质量指数

身体质量指数（body mass index，简称 BMI），此处用于患者营养健康状况的评价，也是患者后期肺康复计划中的评价指标。

$$BMI = 体重（kg）/ [身高（m）]^2$$

成人 BMI 数值：轻体重：BMI<18.5；健康体重：18.5≤BMI<24；超重：24≤BMI<28；肥胖：BMI≥28。最理想的体重指数是 22。

五、6 分钟步行距离试验

见常见检查的管理相关内容。

六、Borg 疲劳量表

Borg 疲劳量表用于量化患者运动时的呼吸努力程度。

请指出您现在的呼吸困难程度：

0：正常
0.5：非常非常轻微（刚刚感觉到）
1：非常轻微
2：轻微（轻度）
3：中度
4：有些严重
5：严重（重度）
6~7：非常严重
8~10：非常非常严重（最大）

运动与疲劳关系的 Borg 评分：3~5 分之间为适宜，出现不适症状是运动强度上限的绝对指标。

0	无任何感觉	
0.5	非常轻松	准备及整理运动
1	很轻松	
2	轻松	
3	有点累	适当运动
4	累	
5	比较累	
>6	非常累	终止运动

七、BODE 指数

BODE 指数是一个预测 COPD 患者病情及预后的新的多维分级系统，采用 4 种因素，即体重指数（B）、气流阻塞程度（O）、呼吸困难（D）及运动能力（E）。它综合了临床症状、营养状态、运动能力和肺功能的相关参数，可以提供更多有价值的预后信息。BODE 指数是 COPD 患者健康相关生存质量严重程度的预报因子，可作为预计 COPD 患者发生死亡可能性的有用指标。

八、其他

1. 生活质量评估：用于评价 COPD 患者的病情严重程度、药物治疗的疗效、非药物治疗的疗效（如肺康复治疗、手术）和急性发作的影响等。生活质量评估还可用于预测死亡风险，而与年龄、FEV_1 及身体质量指数无关。常用的生活质量评估方法有圣·乔治医院呼吸问题调查问卷（SGRQ）（见本节附表）和治疗结果研究（SF－36 量表）等。

2. 自我效能评估量表及患者满意度、复诊率及随访率等，可以进一步评价管理效果（详见慢性肾脏病管理模式与实践相关内容）

3. 精神、心理评价：采用焦虑、抑郁量表。

《慢性阻塞性肺疾病诊治指南》（2013 年修订版）指出：COPD 评估是根据患者的临床症状、急性加重风险、肺功能异常的严重程度及并发症情况进行综合评估，其目的是确定疾病的严重程度，包括气流受限的严重程度，患者的健康状况和未来急性加重的风险程度，最终目的是指导治疗：①症状评估：采用 mMRC 对呼吸困难严重程度进行评估，或采用 CAT 评分表进行评估。mMRC 分级≥2 或者 CAT 评分≥10 分表明症状较重。通常没有必要同时使用 2 种评估方法。②肺功能评估：应用气流受限的程度进行肺功能评估，即以 FEV1 占预计值百分比为分级标准。COPD 患者气流受限的肺功能分级分为 4 级。GOLD 3 级或者 GOLD 4 级表明有高风险。③急性加重风险评估：临床上评估 COPD 急性加重风险也有 2 种方法：常用的是应用气流受限分级的肺功能评估法，气流受限分级Ⅲ级或Ⅳ级表明具有高风险；或者根据患者急性加重的病史进行判断，在过去 1 年中急性加重次数 >2 次或上 1 年因急性加重住院≥1 次，表明具有高风险。当肺功能评估得出的风险分类与急性加重史获得的结果不一致时，应以评估得到的风险最高结果为准，即就高不就低。

要了解 COPD 病情对患者的影响，应综合症状评估、肺功能分级和急性加重的风险。

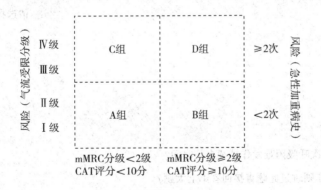

COPD 综合评估示意图

患者	特征	肺功能分级	每年急性加重次数	mMRC 分级	CAT 评分
A 组症状少	低风险，GOLD 1 ~2 级	≤1	0 ~1	<10	
B 组症状多	低风险，GOLD 1 ~2 级	≤1	2 +	≥10	
C 组症状少	高风险，GOLD 3 ~4 级	2 +	0 ~1	<10	
D 组症状多	高风险，GOLD 3 ~4 级	2 +	2 +	≥10	

附 表

圣·乔治医院呼吸问题调查问卷（SGRQ）

这份问卷是用来帮助我们更进一步了解你的呼吸问题是如何正在困扰你的，以及它是如何影响你的生活的。我们通过它发现疾病在哪一方面对你的影响最大，但这不是医生或护士所认为的那些问题。

请仔细阅读下列指导性语句，若有不明白之处请提问，不要花费太长的时间来决定你的答案。

请选择一个能体现你目前健康状况的描述并在小框中打"√"

很好□　好□　一般□　不好□　很差□

第一部分

下面问题是关于过去 4 周内你曾有过怎样的呼吸困难。

每个问题只能选择一个答案并在框中打"√"：

	一周中的绝大部分时间	一周中有几天	一个月中的几天	仅在有肺部感染时	没有
一、在过去 4 周内，我有咳嗽：	□	□	□	□	□
二、在过去 4 周内，我咳过痰：	□	□	□	□	□
三、在过去 4 周内，我出现呼吸急促：		□	□	□	□
四、在过去 4 周内，我出现喘息发作：		□	□	□	□

五、在过去 4 周内，你有过几次严重的或极不舒服的呼吸困难发作？

请选择一个答案并打"√"

超过 3 次发作□

3 次发作□

2 次发作□

1 次发作□

没有发作□

六、最严重的一次呼吸困难发作持续多长时间？

（若没有严重发作则跳过此题直接回答第七大题）

请选择一个答案并打"√"

1 周或更长时间□

3 天或更长时间□

1 至 2 天□

不超过 1 天□

七、在过去的 4 周内，平均每周有几天是正常的（几乎没有呼吸困难）？

请选择一个答案并打"√"

没有一天正常□

1 到 2 天正常□

3 到 4 天正常□

几乎每一天都是正常的□

每一天都正常□

八、如果你有喘息，是否在清晨醒来时加重？

请选择一个答案并打"√"

否　□

是　□

第二部分

一、你将如何描述你目前的呼吸困难：

请选择一个答案并打"√"

呼吸困难使我受到很严重的困扰　□

呼吸困难使我受到相当多的困扰　□

呼吸困难使我受到一些困扰　□

呼吸困难没有使我受到困扰　□

如果你曾经有过工作，请从中选择一项：

请选择一个答案并打"√"

我的呼吸问题使我完全中止工作　□

我的呼吸问题影响我的工作或使我变换工作　□

我的呼吸问题不影响我的工作　□

二、下面这些问题是关于这些天来下面哪些活动经常让你觉得喘不过气来：

对每一个问题，请根据这些天的情况在适合的框中打"√"

	是	否
静坐或静躺	□	□
洗漱或穿衣	□	□
在室内走动	□	□
在户外平地上走动	□	□
走楼梯上一层楼	□	□
爬坡	□	□
运动性体育活动或运动性游戏	□	□

三、下列这些问题是关于这些天来你的咳嗽及气喘问题：

对每一个问题，请根据你这些天的情况在适合的框中打"√"

	是	否
我的咳嗽使我感到痛苦	□	□

我的咳嗽让我感到疲倦　□　　　　□

谈话时会感到喘不过气　□　　　　□

我的咳嗽或呼吸影响我的睡眠　□　　　　□

我很容易感到疲惫不堪　□　　　　□

四、下列这些问题是关于这些天来你的呼吸困难可能对你其他方面的影响：

对每一个问题，请根据这些天的情况在适合的框中打"√"

是　　　　否

我的咳嗽及呼吸困难让我在他人面前感到难堪　□　　　　□

我的呼吸问题让我的家人、朋友及邻居感到烦恼　□　　　　□

当我喘不上气来时我感到害怕或惊恐　□　　　　□

我觉得我无法控制我的呼吸问题　□　　　　□

我不指望我的呼吸问题能好转　□　　　　□

我的呼吸问题使我变得虚弱或致残　□　　　　□

体育运动对我来说是不安全的　□　　　　□

任何事情做起来都很吃力　□　　　　□

五、下列问题是关于你的治疗情况，若没有经过治疗请跳过这些问题直接回答第六大题：

对每一个问题，请根据这些天的情况在适合的框中打"√"

是　　　　否

我的治疗对我来说没多大帮助　□　　　　□

在他人面前用药让我感到难堪　□　　　　□

我的治疗对我有不良的药物副作用　□　　　　□

我的治疗对我的生活干扰很大　□　　　　□

六、下列这些问题是关于你的活动是如何受到你的呼吸困难影响的：

请根据你的呼吸问题对你的影响，在每道题合适的框中打"√"

是　　　　否

我花很长时间进行洗脸、刷牙或穿衣　□　　　　□

我无法洗澡或淋浴，或需要花很长时间　□　　　　□

我走得比别人慢，或需要停下来歇歇　□　　　　□

诸如家务事要花长时间来做，或需要停下来歇歇　□　　　　□

上一层楼梯时，我不得不慢慢走或停下来歇歇　□　　　　□

若赶时间或快走，我不得不停下来休息或放慢速度　□　　　　□

我的呼吸问题使我在上坡、提东西上楼、在花园中除草　□　　　　□

跳舞、练气功或做操等活动时感到很困难

我的呼吸困难使我在搬运重物，在花园中挖土、铲雪、　□　　　　□

慢跑或快走（8 公里/小时）、舞剑或游泳等活动时感到很困难

我的呼吸问题使我在进行重体力活动、跑步、骑自行车、　□　　　　　□

快速游泳或剧烈体育活动时感到很困难

七、我们想知道你的呼吸问题通常如何影响你的日常生活：

请根据你的呼吸问题对你的影响，在每道题合适的框中打"√"

　　　　　　　　　　　　　　　　　　　　　　是　　　　　　否

我不能进行体育运动或其他运动性游戏　□　　　　　　□

我不能外出娱乐或消遣　□　　　　　　□

我不能外出购物　□　　　　　　□

我不能做家务　□　　　　　　□

我不能走得离床或椅子太远　□　　　　　　□

以下是一些由于你的呼吸问题而无法进行的其他活动项目（你不必选择是与否，它们只是提醒你的气喘对你的影响）：

散步或遛狗

在家或花园中干活

性生活

上教堂、寺庙、菜市场，或进娱乐场所

在天气不好时外出或进有烟味的房间

探亲访友或与孩子玩耍

请在下面写下由于你的呼吸问题而无法进行的其他重要活动：

现在，请选择一项最能反映你的呼吸问题对你的影响项目，并在框中打"√"

不妨碍我做任何我想做的事情　　　　　　　　　　　　　　　□

有一两件我想做的事情会受到妨碍　　　　　　　　　　　　　□

我想做的大多数事情都受到妨碍　　　　　　　　　　　　　　□

所有我想做的事情都受到妨碍　　　　　　　　　　　　　　　□

感谢你填写这份调查报告。在你结束前请检查一遍所有你回答的答案。

（陈佩仪　李瑜　魏琳）

第七节　慢性肾脏病的管理模式与实践

慢性肾脏病（chronic kidney disease，CKD）是指肾脏损伤或肾功能下降，病史大于或等于 3 个月的一类疾病的总称。在发达国家的普通人群中有 6.5% ~10% 患有不同程度的

肾脏疾病。我国目前尚无详实的大范围 CKD 流行病学调查数据，初步结果显示，40 岁以上人群 CKD 的患病率为 8% ~ 9%。不良的生活方式既是 CKD 的重要起因，亦是 CKD 进展的重要原因。中医"治未病"理论强调"未病先防，已病防变，瘥后防复"，强调将防治疾病融入日常生活中。因此，从改变患者生活方式入手，培养患者的自我管理能力对于 CKD 的防治至关重要。在疾病自我管理模式中，医护人员指导患者疾病管理相关知识；而 CKD 患者则成为全程管理中的实施者，学会自我管理疾病方法，主动参与治疗、管理的决策，促进疾病康复。

【定义】

慢性肾脏病是指肾脏损害达到或超过 3 个月，表现为下列之一者：肾脏病理异常和（或）尿成分异常（如有血尿、电解质异常、pH 值异常）和（或）影像学异常；或肾小球滤过率（GFR） $< 60 \text{mL/min} \cdot 1.73\text{m}^2$，有或无肾脏损害。

慢性肾脏病在中医并无相应的病名，根据其临床演变过程，可属于"慢性肾衰""肾风"等范畴，"水肿""溺毒""关格""癃闭""虚劳""肾劳"均涉及本病。主要病变在脾肾两脏，关键是脏腑升降功能失常，清浊不分而逆乱。

【高危因素的管理】

一、不可干预高危因素

1. 年龄 随着年龄的增加，肾脏功能自然衰退，对药物更敏感，动脉硬化也是肾功能损害的重要原因。因此，要关注肾脏功能，最好每年进行尿常规、肾功能检查。

2. 遗传因素 有调查发现，家庭成员中有肾脏病史，其他成员患肾脏病的概率要升高 5 ~ 8 倍。因此，如果家庭成员中有肾脏病患者，其他成员必须定期做肾脏方面的仔细检查。

二、可干预高危因素及管理

（一）高血压

高血压是肾脏病恶化的重要危险因素，也是 CKD 发展到终末期肾病的独立危险因素。血压高会加重肾负荷，长期高血压也会引起肾动脉的硬化，影响肾功能，慢性肾脏病患者的血压越高，肾功能下降越快，控制高血压已成为最重要的干预措施。

［管理指导］控制血压的最关键步骤是饮食中盐的摄入，肾脏病患者盐的摄入应控制

在每天 3g 以内。高血压患者如果血压控制平稳，每年查 1 次尿常规和肾功能即可；如果血压控制不理想，则每隔半年检查 1 次肾功能。

（二）高蛋白饮食

高蛋白饮食摄入是加速患者肾脏恶化的另一个重要因素，因为高蛋白饮食可增加尿蛋白的排泄，造成肾脏的肾小球高滤过、高代谢、高压力，使受损害的肾脏不堪重负。

[**管理指导**] 可按照以下公式计算能量和蛋白质需要量。

$$能量需要量（kcal）= 理想体重 × 能量系数$$

$$蛋白质需要量（g）= 理想体重 × 蛋白质系数$$

慢性肾脏病不同时期能量和蛋白质供给系数

类别	分期		蛋白质系数 [g/（kg·d）]	酮酸系数 [g/（kg·d）]	能量系数 [g/（kg·d）]
透析前	非糖尿病肾病	慢性肾脏病 1、2 期	0.8		30~35
		慢性肾脏病 3 期，GFR < 60mL/min·1.73m^2	0.6	0.12	
		GFR 重度下降，GFR <25mL/min·1.73m^2	0.4 （如患者可耐受）	0.2	
	糖尿病肾病	显性蛋白尿	0.8		30~35（2 型糖尿病肥胖者能量适当减少）
		当 GFR 开始下降	0.6	0.12	
透析后	维持性血液透析（MHD）		1.2	0.12	30~35
	维持性腹膜透析（CPD）		1.2~1.3		

（三）感染

感染是加重肾损害的重要原因。慢性肾脏病患者由于自身抵抗力下降及一些免疫抑制剂的使用，容易出现感染的情况。感染本身可以损害肾脏，同时治疗感染的药物如果选用不当，也有可能造成肾脏的损害。

[**管理指导**] 慢性肾脏病患者应避免感染，一旦出现感染，要根据情况积极治疗。

（四）药物

药物通过肾脏排泄，有些药物可能对肾脏造成很大的伤害，如慢性肾炎的患者服用解热镇痛药及含马兜铃酸、青木香的中草药、中成药等，都会对肾脏造成不可逆转的伤害。乱用药物是临床常见的引起肾脏功能恶化的原因之一。

[**管理指导**] 预防药物的肾损害首先要严格掌握药物的适应证，避免药物滥用，特别是抗生素和可引起肾损害的中药。药物应用中要注意剂量、疗程，用药期内严密监测尿蛋白、尿沉渣及肾功能等。一旦发现有肾损害，应立即停用，然后根据医生的指导给予相应处理。

（五）蛋白尿

蛋白尿是慢性肾脏病进展的危险因素，降低尿蛋白可以延缓肾脏功能的损害。

[**管理指导**] 目前血管紧张素转换酶抑制剂（ACEI）和血管紧张素 II 受体拮抗剂（ARB）两类降压药物可以降低尿蛋白，但是肾功能衰竭患者应在医护人员的严密监测下使用，因为它们可能会导致肾功能的下降及高钾血症，同时应定期随访，严密监测，加强管理。

（六）糖尿病

糖尿病患者血糖控制不佳会加重肾脏损害，血糖增高可导致肾脏肥大和肾小球的高滤过、球内高压、肾小球基膜增厚、系膜基质增加及肾血管变性等，造成肾脏损害。半数的糖尿病患者 10 年左右会发展为慢性肾脏病。因此，糖尿病患者要十分警惕肾脏病。

[**管理指导**] 对于糖尿病患者来说，严格的血糖控制非常必要。

（七）泌尿系统梗阻

泌尿系统梗阻可没有任何征兆，但它可引起肾脏病的恶化，解除梗阻后肾功能往往有可能恢复。

[**管理指导**] 当泌尿系统梗阻发生，应及时就诊，解除梗阻。

（八）高脂血症、高尿酸血症、高钙血症、肥胖等

高脂血症、高尿酸血症、高钙血症、肥胖等都可加重肾脏的损害，这些或多或少与患者的生活方式有关系。血脂沉积在血管中，不仅造成心血管的硬化，同样会影响肾血管，使肾动脉硬化；同时，肥胖者除了血脂高影响肾功能外，机体的高代谢也使肾脏功能受损。

[**管理指导**] 首先是改变饮食和生活方式，控制体重，必要时使用适当的药物控制。

（九）贫血

贫血可使肾小球和肾小管缺氧，肾脏损害加速。贫血是终末期肾病（ESRD）患者心

血管并发症的重要危险因素，是透析患者死亡的独立的预测因素。

[管理指导] 积极治疗贫血。

（十）不良的生活习惯

不良的生活习惯，如吸烟、酗酒均有害健康，吸烟可以加重血管的损害，加重肾脏病。

[管理指导] 指导患者戒烟限酒。

【常见症状的管理】

大多数慢性肾脏病患者早期可没有症状或症状不明显，随着病情的发展，可逐渐出现不同程度的症状，如泡沫尿、排尿疼痛或困难、多尿、腰痛、全身水肿、血压升高、骨痛、皮肤瘙痒、肌肉震颤、手脚麻木、嗜睡、反应迟钝等，实验室检查可发现贫血、血清肌酐和尿素氮浓度升高等。进入尿毒症晚期，症状继续加重，可导致心、肝、肺等多脏器功能衰竭，死亡率很高。对已有慢性肾脏病的患者来说，只有做到早期防治，才能延缓肾功能的恶化速度，改善患者的生活质量。

一、头晕

中医学认为，肾虚精气不足，不能上充脑髓，易致头晕。头晕表现为头昏、头胀、头重脚轻、眼花等。慢性肾脏病患者出现头晕，应高度警惕血压的异常变化。

[管理指导]

1. 控制血压　指导患者控制血压，尤其是有蛋白尿的慢性肾脏病患者。对于蛋白尿 <1g/d 的患者，建议目标血压 <130/80mmHg；蛋白尿 >1g/d 的患者，建议目标血压 <125/75mmHg。

2. 控制盐的摄入　日常生活中应注意控制盐的摄入，同时应增加运动量、戒烟等。

3. 症状管理　若患者出现头晕症状，应指导其安静休息，减少头部转动，保持心情舒畅；同时指导患者密切监测血压的变化，并准确记录。

二、腰痛

中医学认为，凡由于腰部受损，气血运行失调，脉络绌急，或肾虚腰府失养所引起的以腰部一侧或两侧或正中发生疼痛为主要症状的一类病证，称之为腰痛。肾脏疾病所致的腰痛常为肾区钝痛或胀痛，肾绞痛发作时，会向下腹、外阴及大腿内侧等部位放射，呈间歇性剧烈绞痛，常伴恶心、呕吐、面色苍白、大汗淋漓，并常发生肉眼或镜下血尿。若肾区钝痛程度较重，则患侧腰肌紧张，局部明显叩压痛。

［管理指导］

1. 体位：若患者出现腰痛，应指导其立即采取让身体舒适的体位，如横躺、弓起身体、抱膝等。

2. 饮食：避免食用生冷寒湿的食物、饮料、水果。

3. 指导患者准确记录疼痛的性质及疼痛发生的频率、时间等，为进一步诊疗提供依据。

三、水肿

中医学认为，水肿是因感受外邪，饮食失调，或劳倦过度等，使肺失宣降通调、脾失健运、肾失开阖、膀胱气化失常，导致体内水液潴留，泛滥肌肤，以头面、眼睑、四肢、腹背，甚至全身浮肿为临床特征的一类病证。肾性水肿为凹陷性水肿，一般先发生在组织疏松的部位，如眼睑或颜面部、足踝部，以晨起明显，严重时可涉及下肢及全身。

［管理指导］

1. 定期监测　指导患者养成定期监测体重、记录 24 小时出入量的习惯，若有腹水者还应定期测量腹围。

2. 适当休息　当出现水肿症状时应注意合理休息，轻度水肿患者可卧床休息与活动交替进行，而严重水肿者应以卧床休息为主；休息时眼睑、面部浮肿者枕头应稍高，严重水肿（全身水肿）者应经常改换体位，伴胸腔积液者应取半卧位等。

3. 合理饮食　教会患者优质蛋白质、钠盐摄入量及饮水量的控制方法，并能根据自身情况合理安排饮食。

4. 保护皮肤　指导患者穿宽大柔软的棉质衣裤，并保持床铺平整干燥；可用温水擦浴或淋浴，勤换内衣裤，保持会阴部清洁。

四、少尿或无尿

少尿或无尿与中医"癃闭"病证相似，健康人尿量在 1600mL/24h 左右，少尿是指尿量 <400mL/24h 或 <17mL/h，无尿是指尿量 <100mL/24h。

［管理指导］

1. 饮食指导：指导患者限制饮食，严格控制水、钠盐的摄入，忌吃生冷水果，戒烟酒等；多吃清淡祛湿蔬菜，如冬瓜、萝卜、芹菜等；少尿引起水肿较重时应限制体力活动，注意休息。

2. 指导患者准确记录 24 小时尿量，一旦发生少尿或无尿应立即到医院就诊，及时查找原因并予以迅速有效的处理。

五、多尿

中医学认为，多尿系气虚、阳虚不能固摄所致，肾和脾为关键所在。多尿是指尿量 >2500mL/24h 或 2mL/min，大于 4000mL/24h 称为尿崩。肾脏疾病引起的多尿一般在慢性肾衰竭的早期出现，以夜尿增多为其特点。最常见的引起多尿的疾病包括肾小管病变、糖尿病、原发性醛固酮增多症等。

[管理指导]

1. 指导患者积极求助医生，针对性检查，明确病因。

2. 减少尿量：睡前少喝水，晚餐尽量不喝汤或稀饭；服利尿剂时，应在早晨一次性服用。

3. 教会患者准确记录 24 小时尿量，每日测 1 次体重并记录。

六、尿道刺激症状

尿路刺激症状属中医"淋证"范畴，多因肾虚，膀胱湿热，气化失司，水道不利所致。尿路刺激症状包括尿频、尿急、尿痛和尿不尽感，这些症状常并存，是膀胱、尿道、前列腺炎症的特征性表现。

[管理指导]

1. 指导患者保持身心放松，不可过分紧张，可通过听轻音乐、看小说或电视等分散注意力，以缓解不适的感觉。

2. 若无水分的禁忌时，可尽量多喝水，勤排尿。

3. 加强皮肤黏膜的清洁指导，嘱患者做好个人卫生管理，正确清洁外阴。

4. 指导患者正确服用抗生素，并告知其可能的副作用及处理方法。

5. 教会患者正确留取尿标本的方法。

6. 提高患者的自我监测意识，观察尿液的颜色、性质，并准确记录排尿次数，及时向医护人员反馈病情。

七、血尿

血尿是指由各种泌尿系疾病导致脉络受损，从而使血液从尿道尿出或尿中夹有血丝、血块而无疼痛者，中医属"血证"范畴。中段尿离心后沉渣镜检，正常人红细胞仅 0~2 个/高倍视野，若 >3 个/高倍视野则称为血尿，表明肾或/和尿路有异常出血。小量出血呈显微镜下血尿，每升尿液中出血量超过 1mL 可呈肉眼血尿。

[管理指导]

1. 当患者出现血尿时，应查找原因并及时处理。若为药物、蔬菜、某些色素、月经等引起的假性血尿，可通过调整药物、饮食、生活习惯加以改善。

2. 指导患者养成多饮水的习惯，少吃刺激性食物，戒烟。

3. 日常生活中注意养成定时排尿的习惯，同时应注意劳逸结合，避免剧烈运动。

4. 准确记录血尿时间、性质及伴随症状，并尽早到医院做进一步检查及诊断。

八、尿中泡沫增多

肾脏病患者尿中泡沫增多是尿中出现大量蛋白的表现。产生蛋白尿的原因很多，如功能性蛋白尿、肾小球性蛋白尿、肾小管性蛋白尿、溢出性蛋白尿等。正常人 24 小时最多从尿中排出 150mg 蛋白，但由于疾病的存在，肾脏对蛋白质的滤过或重吸收功能发生障碍，导致大量蛋白质从尿中排出，即表现为尿中泡沫增多。

[管理指导]

1. 防寒保暖，预防感冒，注意运动锻炼，增强体质，提高机体抗病能力，但不能剧烈活动。

2. 合理饮食，根据自身情况摄入优质蛋白，如蛋类、乳类、鱼类、瘦肉等，保证充足的热量供给；此外，还应多食新鲜蔬菜、水果等，补充含钙、镁、锌丰富的食物。

3. 指导患者定时监测血压，同时定期进行尿蛋白的检查，一般每周做 1 次尿常规和 24 小时尿蛋白定量检查。

【常见并发症的管理】

一、心血管并发症

近年来心血管疾病正在成为慢性肾脏病患者的常见并发症和首要死亡原因，慢性肾脏病患者预防心血管并发症，需要加强对危险因素的管理，如饮食、血压控制，纠正肾性贫血，纠正钙磷代谢紊乱及继发性甲状旁腺功能亢进，纠正血脂紊乱、胰岛素抵抗等。

[管理指导] 戒烟，适当增加运动，控制糖尿病及高血压，纠正高脂血症，给予他汀类药物，使 LDL – C < 5.6mmol/L（100mg/dL）；用促红细胞生成素和铁剂治疗贫血，使血红蛋白 > 110g/L，防治炎症和低蛋白血症，合理应用 ACEI 和 ARB 治疗蛋白尿和延缓肾脏病进展。

二、糖尿病

指导患者密切观察病情，出现多饮多食和消瘦可能为糖尿病，应及时请相关专科医生介入诊治。

[**管理指导**] 应严格控制血糖；糖尿病肾病患者中高血压较常见，而且是导致糖尿病肾病发生和发展的重要因素，因此应积极控制血压；糖尿病肾病患者常有脂代谢紊乱，严重脂质代谢异常对糖尿病肾病特别是合并心血管并发症可有不利影响，故应积极配合医生行降脂治疗；糖尿病肾病患者如进食高蛋白饮食会加重肾小球高灌注、高压的血流动力学改变，加速肾损害发展，因此主张以"限量保质"为原则，以高生物效价的动物蛋白为主，早期即应限制蛋白摄入量至 0.8g/（kg·d），对已有大量蛋白尿和肾衰竭的患者可降低至 0.6g/（kg·d）。

三、感染

感染是慢性肾脏病常见并发症之一，慢性肾脏病患者在日常生活中要尽可能避免接触感染源，一旦发生感染，应立即联系专科医生，给予相应处理。

[**管理指导**] 慢性肾脏病感染部位以呼吸道感染最多见。泌尿道感染较高发，与慢性肾脏病患者本身罹患泌尿系统疾病及导尿等侵入性操作有关。除患者自身抵抗力下降外，亦与医患消毒、隔离等措施不完善及交叉感染关系较大。年龄大、住院时间长的患者是医院感染的易患人群。病区应制定并认真执行完善的医院感染监测措施，加强对医护人员、病患、家属的宣传教育，严格消毒、灭菌、隔离，避免不必要的侵入性操作，合理使用抗生素及激素、免疫抑制剂，缩短住院时间，出院患者在家中做好防寒保暖，加强锻炼，注意个人卫生，摄入足够的营养，减少出入人口密集地区，避免交叉感染。

【常见检查的管理】

一、常见监测检查项目

慢性肾脏病常见检查项目包括血常规检查、临床生化检查（肝功能、肾功能、心肌酶、血糖等）、尿液检查、肾活检及肾脏内分泌功能检查等。

1. 血常规检查 在采集标本前，患者应尽量保持平静，减少运动量，住院患者应尽量在早晨卧床时取血，冬天从室外进入室内，应等体温回升后再取血，禁止在炎症、化脓、冻伤、皮肤病等部位取血；有过多汗水时，应用消毒干棉球擦干，以免稀释血液；一些药物及饮食对检验结果会造成影响，应尽量避免服用。

2. 临床生化检查

主要有肝功能、肾功能、心肌酶、血糖等。

（1）空腹：采血前应空腹 12 小时，取前臂静脉血。过度饥饿会改变某些成分的浓度，如总胆红素升高、补体 C_3 降低、前白蛋白降低、转铁蛋白降低。

（2）避免精神因素的刺激和过度的体力活动：取血前 24 小时内最好不饮酒，不做剧烈运动，注意休息。精神因素的刺激及运动过度可引起某些血液成分的改变，如血糖升高，CK、LDH、AST 也会有不同程度的升高。

（3）药物影响：药物对血液成分的影响是一个极其复杂的问题，药物可使某些物质在体内的代谢发生改变，也可干扰测定中的化学反应。因此，取血前最好停止应用药物，否则应记录用药情况。

另外，肌酐的测定应在采集标本前 3 天禁食肉类食物；尿酸的测定应在检测前禁食核酸过多的食物，如瘦肉、动物内脏等。

3. 尿液检查　尿液检查名称及留取方法见下表。

化验标本名称	留取方法
尿常规检查（肾炎常规）	清晨空腹第 1 次尿液（取中间部分）
24 小时蛋白定量	当日早 7 点将尿液排出、弃去，将当日早 7 点后至次日早 7 点整的尿液全部留于 1 个桶内（加入甲苯防腐），混匀后留取 10mL，记录尿液总量
24 小时肌酐清除率	同 24 小时蛋白定量留取方法
尿渗透压	留尿前 1 天晚饭后禁食、禁水，次日清晨留空腹尿（必须憋尿 8～10 小时，中间不得排尿）
尿红细胞位相	新鲜尿液，并在 20 分钟内送到化验室检验
尿培养	清洁、消毒外阴后，接取中段尿，置于无菌标本瓶内
尿浓缩功能	晚饭吃干饭，饭后禁食、禁水至次日清晨 6 点、8 点、10 点各留尿 1 次（10 点后方可进食、进水），分别置于 3 个尿杯中（直接排尿于尿杯中）

4. 肾活检　详见本节"相关链接"。

二、监测及检查频率

1. 慢性肾脏病不同分期常见检查项目　见下表。

常见检查项目	CKD Ⅰ、Ⅱ期	CKD Ⅲ、Ⅳ期	CKD Ⅴ期	腹膜透析
血常规检查、糖尿病 2 项、CRP	√	√	√	√
肾功能、肝功能、离子、血脂、PTH	√	√	√	√
尿常规、24 小时尿蛋白定量	√	√	√	√
转铁蛋白饱和度 3 项、铁蛋白	√	√	√	√
免疫、自免（必要时）	√			
膜－膜平衡试验				√
透析充分性检查				√
其他必要的特殊检查	√	√	√	

2. 慢性肾脏病不同分期的检查频率　见下表。

	CKD Ⅰ、Ⅱ期	CKD Ⅲ、Ⅳ期	CKD Ⅴ期	腹膜透析
初期	1~2周	1~2周	1周	1周
不稳定期	1周	1周	1周	至少1周
稳定期	3~6个月	3个月	1~2个月	3个月

三、特殊检查结果的管理

护理人员应充分掌握慢性肾脏病常见特殊检查项目及结果、意义，给患者以针对性的健康指导，协助患者学会对检查结果进行简单的分析，从各项数值中可大致判断身体当前的状况。如血红蛋白（Hb）＜120g/L（成年男性）或 Hb＜110g/L（成年女性）时，应指导患者在不违背疾病饮食禁忌的情况下，日常生活中应多食用一些补血的食物，如黑豆、胡萝卜等。正常血清钾浓度为 3.5~5.5mmol/L，当血清钾浓度＞5.5mmol/L 时应意识到体内高钾，日常生活中注意避免食用含钾高的食物、药物，严格控制盐分，注意休息，保证睡眠，避免受凉，还应注意监测血压及尿量。

【常用药物的管理】

慢性肾脏病患者大部分都是居家治疗，指导患者掌握药物相关知识，提高其服药的依从性及用药的自我管理对保证药物的疗效及安全性至关重要。

一、服药的自我管理

慢性肾脏病常用的药物有降压药、降糖药、纠正贫血药、免疫抑制剂、中成药及其他类药物。降压药首选血管紧张素转换酶抑制剂（ACEI）、血管紧张素Ⅱ受体阻断剂（ARB）及钙通道阻滞剂（CCB），临床常用的有洛汀新、拜新同、络活喜、波依定等；降糖药包括促胰岛素分泌剂、胰岛素增敏剂、双胍类等，临床常用的有诺和灵 30R、糖适平、拜糖平、格华止等；纠正贫血药主要有红源达、益比奥等；免疫抑制剂常用的有醋酸泼尼松片、美卓乐、环磷酰胺等；中成药主要有雷公藤多苷片、黄葵胶囊、百令胶囊、尿毒清颗粒、三芪口服液等；其他类药物还包括开同、罗盖全、别嘌醇片、碳酸氢钠片等。

护理人员应指导患者掌握各类药物服用的时间、剂量、药物的作用机制、副作用及处理方法。强调患者应在医生的指导下用药，不能擅自改药、停药，如果偶尔漏服一次应尽快补服，但如果离下次服药不足 4 小时，则不要再补服，而应尽快与医师联系。长期服药患者应建立自己的作息时间，以遵从服药时间与饮食的规定，当日常作息不稳定时，应强调家属的提醒和支持。平时、外出或旅游时应准备充足的药品，以免断药。

此外，护理人员还可教会患者一些居家服药小技巧，如专设一个服药备忘录，及时将服药行为和行为发生的外部条件记录下来，做好自我监护；提前准备好下一次要服用的药物，不同用法的药物放在不同颜色的盒子内，根据药物的不同服药时间放置于不同的位置，如餐中服用的药物放置于餐桌醒目位置等，同时设置好闹钟或手机以起到提醒的作用；教会患者中药煎煮的方法，如器具的选择、用水剂量、时间及服法等，减少服药过程中可能遇到的困难，提高服药依从性。

二、药物副作用的管理

1. 降压药　参见"高血压的管理模式与实践"相关内容。

2. 降糖药　参见"糖尿病的管理模式与实践"相关内容。

3. 纠正贫血药　常用的有重组人促红素注射液（CHO 细胞）。

注意事项：在使用初期可引起头痛、低热、乏力等症状，个别患者可出现肌痛、关节痛等，大部分患者在经过对症处理后可缓解。此外，益比奥还可引起血压增高、原有的高血压恶化和因高血压脑病而引起头痛、意识障碍、痉挛发生，甚至引起脑出血。因此，护理人员应指导患者定期监测血压，必要时减量或停药，并调整降压药的剂量。

4. 免疫抑制剂　常用的药物有环磷酰胺、环孢素 A、强的松等。

注意事项：长期大量服用免疫抑制剂可引起库欣综合征，诱发神经精神症状及消化系统溃疡、骨质疏松、生长发育受抑制，并发和加重感染。应指导患者在医生的建议下服用，不可自行减量或停药。指导患者定期到医院复诊，密切监测血压、血脂、血糖等变化，每年进行 1 次眼底检查及骨密度测定。

三、中药服用自我管理

1. 水肿患者服药时宜少量多次温服，以防止呕吐或引起其他不适，必要时可以浓煎。恶心呕吐严重者，可在服药前滴生姜汁数滴于舌面上，以止呕。注意服药后的病情变化。

2. 根据辨证指导合适的中药服用方法，兼有湿热阻滞或阴虚有热者中药宜凉服，正虚者中药宜温服。补益药宜在空腹时服用；补肾阴药宜黄昏时服。服中药时避免进食辛辣刺激之品，以免治疗无效或疗效减弱。服药后应密切观察药性反应。

【生活方式的管理】

一、生活起居管理

我国历代医家十分重视生活起居护理。《内经》云:"上古之人,其知道者,法于阴阳,和于术数,饮食有节,起居有常,不妄作劳,故能形与神俱,而尽终其天年,度百岁乃去。"说明要保持健康长寿,就得懂得自然发展规律,适应四时气候,做到饮食有节、起居有常,否则就会影响人体的生理功能,导致气机逆乱或真精耗竭而疾病由生。在慢性肾脏病生活起居管理中,指导患者居室应通风良好,保持室内清洁,被褥、床单经常洗晒。起居应有规律,劳逸结合,保持充足的睡眠时间,不要过度劳累。避免熬夜、剧烈运动和在高温酷暑下工作,宜节制房事,戒烟酒。尽量避免感冒、尿路感染、皮肤感染的发生。

二、饮食营养管理

饮食营养管理对慢性肾脏病的防治非常重要,大量研究表明,慢性肾脏病患者常合并营养不良,而另一部分患者则可能因饮食不当而导致肾功能迅速下降。《内经》指出:"大毒治病十去其六……谷肉果菜,食养尽之。"若能根据中医辨证论治原则施膳将有助于慢性肾脏病的治疗与康复。

1. 食物的选择

(1) 饮食以清淡为原则,少食油腻、辛辣刺激的食物。

(2) 优质低蛋白饮食:肾功能不全患者应严格控制蛋白质的总摄入量,并进食优质蛋白,如瘦肉、鸡肉、鱼肉、蛋、牛奶等。

(3) 控制水、盐摄入:有水肿、高血压和少尿的患者要限制盐,每日应少于3g。水肿患者还要严格控制水分的摄入,少食用粥、奶、汤、水果等含水量多的食物。

(4) 适当食用水果补充维生素,禁食杨桃及湿热的水果,如芒果、菠萝、荔枝、龙眼等。

(5) 慎食豆类及豆制品,包括黄豆、黑豆、红豆、绿豆、豆浆、豆奶、豆干、腐皮等。

(6) 合并高尿酸血症者需控制嘌呤的摄入,需限制肉类,不能食用动物内脏、浓汤、海产品、啤酒等高嘌呤食物。

2. 膳食食谱举例

(1) 黄芪烧羊肉:黄芪15g,大枣5枚,羊肉250g,调料适量。将黄芪、大枣煎取汁备用;羊肉洗净、切块,纳入黄芪药汁煮至羊肉熟透,加调料调味。每日1剂,温热服食。具有补益脾肾之功效，用于脾肾虚衰所致的慢性肾炎。

（2）归参炖母鸡：当归、党参各15g，母鸡1只，葱、生姜、料酒、食盐各适量。鸡宰杀后去毛和内脏，洗净。将当归、党参放入鸡腹内，放砂锅中，加入葱、生姜、料酒、食盐、清水各适量。先以武火烧沸，改用文火煨炖，直至鸡肉煮烂即成。具有益气补血之功效，适用于肾病气血虚弱者。

（3）莲子西瓜盅：西瓜1个，莲子、核桃各30g，火腿、鸡肉、冰糖各50g，薏米20g，调味品适量。将莲子发开，核桃去壳取仁，鸡肉洗净、切丝，冰糖打碎备用。将西瓜洗净从上端1/3处切下，挖出瓜瓤，而后纳入莲子、核桃、火腿、鸡肉、冰糖、薏米及调味品等，再将瓜盖盖上，放蒸锅中蒸熟服食。每日1次，分3次食完，连续3～5周。具有清热解毒、利湿消肿之功效，适用于肾病肢体水肿、小便短少者。

（4）内金山楂面饼：鸡内金5g，山楂10g，小麦面50g，食盐、植物油各适量。将鸡内金、山楂研为细末，与小麦面混合后加清水适量，再加入食盐调匀成稀糊状备用；锅中放植物油适量滑锅后，放鸡内金山楂面糊，摊匀，煎至两面呈金黄色时即可。每日1剂，作为中、晚餐服食，连续3～5周。具有健脾和胃、消积去腻之功效，用于血脂高、纳差食少、肢软乏力等肾病患者。

（5）山药山茱萸粥：鲜山药100g，山茱萸30g，粳米100g，调味品适量。将山药去皮，切成薄片，与山茱萸同置于锅内，加入淘洗净的粳米，加水适量，煮粥，加入调味品即成。每日1剂，当早饭或晚饭服用。具有健脾补肾之功效，适用于脾胃虚弱、消瘦、营养不良的肾病患者。

（6）当归牛肉羹：当归25g，黄芪25g，党参25g，羊肉500g，葱节6g，姜片6g，食盐2g，料酒25mL，味精、葱花各适量。当归、黄芪、党参装入纱布袋内，扎好口；用水洗净羊肉、去皮脂，切成小块；将羊肉、中药袋、葱节、姜片、食盐一起投放砂锅内，加清水适量。将锅置大火上烧沸，去浮沫，加料酒，再用小火煨炖，直至羊肉熟烂即成。具有补气养血之功效，适用于血虚及病后气血不足和各种贫血。

（7）杜仲腰花：杜仲30g，猪腰2个，麻油、葱、姜、盐、料酒各适量。猪腰剖开，剔除臊腺后，入清水中浸泡；杜仲中加两碗半水煮20分钟后沥汁，麻油或菜籽油爆香葱、姜，下腰花炒匀，淋入杜仲汁及少许盐、料酒，烧开即可。具有补肾壮腰之功效，适用于腰酸、腰痛不适的肾病患者。

3. 饮食小技巧

（1）限盐技巧：①替换法：即将每天可以进食的盐替换成为无盐酱油。一般情况下，1g盐＝5mL酱油，3g盐可以替换为15mL的酱油。②直接蘸盐法：即烹饪食物时不放调味，将限量的盐盛在碟子里，吃菜的时候蘸着吃。③盐勺控盐法：使用有刻度的小勺（如

3g 盐勺），控制每次烹饪时盐的用量。菜起锅时才撒盐，减少盐的用量。在使用以上技巧的同时，注意指导患者不食用各种腌制的食物，如香肠、泡菜、方便面等。

（2）控水技巧：可将 1 天内能饮用的水量平均分配，用固定容器装好或将部分水混合柠檬汁结成冰块，口渴时含在口中，让冰块慢慢溶化；稍口渴时，用棉棒润湿嘴唇或漱口，十分口渴时再小口喝水；也可咀嚼薄荷叶止渴。

三、运动管理

对慢性肾脏病患者来说，适当运动有利于调节情志，增进食欲，改善体质，减少感冒，也有利于气血流通，减轻络脉瘀阻，改善血液循环，间接地起到保护肾功能的作用。一般推荐给慢性肾脏病患者的运动方式为导引疗法。

导引是古代的一种养生术，指呼吸吐纳、屈伸俯仰、活动关节的一种健身方法。是由意念引导动作，配合呼吸，由上而下或由下而上地运气。常见的有五禽戏、太极拳、八段锦等。慢性肾脏病患者运动时需注意以下几点：

1. 坚持循序渐进，做到安全第一　患者进行运动时，必须在医护人员的指导下从小运动量开始，从简单动作开始，从局部肢体活动开始，使机体在康复运动的过程中逐步适应、逐步提高，切不可操之过急，以防出现运动性伤害。同时，为安全起见，运动时要随时密切观察机体的反应，如出现任何不良反应，或调整计划或暂停锻炼，以免病情加重或出现反复。但在能够保证安全的前提下，则要鼓励患者完成每次的基本练习。

2. 加强医务监督，做到因人而异　运动过程中，必须随时了解患者身体情况的变化，严密关注患者临床症状的发展，适时进行尿液和肾功能检查。每次运动以不出现乏力、厌食、恶心、呕吐、倦怠、腰酸等不适为宜，否则应暂时减少或停止活动；如尿液检查或肾功能检查出现异常变化，也应减少或停止活动，以确保运动对疾病的积极作用。每个患者都应在临床检查、运动实验和体力测定的基础上分别确定适合的运动形式、运动方法、运动量及动作难易程度等。

3. 控制运动强度，做到适时适量　运动初始阶段，可采取以床上卧位进行的、患者能够接受的、无疲劳感和其他不适且简便易行的低强度活动为主；一段时间的适应后，则可逐渐改为坐位、站立位、行进间运动，并适当增加活动强度，延长活动时间。期间根据患者的身体反应情况，随时适当调整，同时鼓励患者不间断地进行一些日常基本生活活动练习。

评定及监控运动强度宜采用一般感觉判断、主观运动感觉、心率监测 3 种方法相结合。以一般感觉判断运动强度，主要依据是运动后的身体反应情况，如运动后微有出汗，但轻松愉快，无不适感觉，次日体力恢复，有继续运动的欲望，说明运动强度适宜；反之，则运动强度过大或不足。主观运动感觉是利用运动中的自我感觉来判断运动强度，分非常轻松、很轻松、轻松、稍费力、费力、很费力、非常费力 7 个感觉特征。就慢性肾脏病患者而言，运动感觉特征以轻松至稍费力之间为宜，在此区间以外的感觉特征均不适宜。适合于慢性肾脏病患者的心率评定方法为净增心率计算法，即以"运动后心率 – 安静时心率≤20 次/分"来控制运动强度，若运动后心率超过安静时心率 20 次/分，表明运动强度过大。

患者可在医生的具体指导下，根据自己的实际情况，在运动中同时结合一般感觉、运动感觉和心率来掌握、监测运动强度。

四、情志管理

1. 情志管理的重要性　慢性肾脏病多为终身性疾病，患者长期承受病痛的折磨及沉重的经济负担，多存在悲观绝望、孤独无助、烦躁易怒等不良情绪。《内经》中记载："怒伤肝，喜伤心，忧伤肺，思伤脾，恐伤肾。"说明七情受到激烈刺激可导致体内阴阳、气血失调，脏腑功能紊乱。情志不稳定可引起血压升高，血脂、尿酸代谢紊乱等，从而影响肾脏病患者的糖代谢，进而消极地影响疾病的治疗和康复，降低患者的生活质量及生存率。

2. 情志管理的方法　医护人员可采取多种形式帮助患者进行有效的情志管理：①个体辅导：针对有特殊需求的患者采用个体辅导的方式，患者可以通过电话咨询或到医院咨询，医护人员根据患者的情况，提供心理方面及疾病相关知识指导。②群体辅导：开展心理辅导课，要求慢性肾脏病患者定期参与，督促患者主动采取措施及时调整心理状态。③组织活动：定期召开"肾友会""圆桌会议"等，加强肾友之间的沟通交流，让生活态度积极向上的患者现身说法，介绍其调节心态的方法及健康的生活方式，鼓励患者从事生活中力所能及的事情，使自身价值得到体现。

此外，充分利用中医情志管理方法，增强情志管理的效果，如行为传情法、疏导移情法、以情胜情法等，灵活运用中医"怒伤肝、悲胜怒""喜伤心、恐胜喜""思伤脾、怒胜思""忧伤肺、喜胜忧""恐伤肾、思胜恐"的情志理论进行调整。

【管理效果的评价】

一、常见症状分级评价

常见症状分级评价包括临床症状及患者体征评价，临床症状包括倦怠乏力、头晕、头痛、恶心呕吐等，患者体征包括腰痛、脘腹胀满、胸腹水等，可采用慢性肾功能衰竭症状分级量化表（见本节附表）。

二、生活质量评估

主要采用 SF - 36 健康调查量表进行评估。

三、营养状况评价

营养状况评价方法有：人体测量（身体质量指数、肱三头肌皮褶厚度和上臂肌围）、生化指标（包括血清蛋白、转铁蛋白、前白蛋白及血清胆固醇）、营养评估量表（SGA 评分）、蛋白质能量状态评估。

四、其他方面评价

评估患者的心理状况，采用自我效能评估量表、抑郁自评量表等；此外，还可调查患者满意度、复诊率及随访率等，以进一步评价管理效果。

附表

慢性肾功能衰竭症状分级量化表

症状	轻	中	重
倦怠乏力	偶感疲乏，程度轻微，不耐劳力，可坚持轻体力劳动	一般活动即感无力，间歇出现，勉强支持日常活动	休息亦感疲乏无力，持续出现，不能坚持日常活动
气短懒言	气力不足，多语则觉疲乏	体虚气短，懒于言语	语声低微断续，或无力言语
食少纳呆	食欲欠佳，口味不香，食量减少不超过 1/4	食欲不振，口味不香，食量减少 1/4～1/2	食欲甚差，无饥饿感，食量减少 1/2 以上
腰膝酸软	晨起腰膝酸软，捶打可止	腰酸持续，膝软，下肢沉重	腰酸难忍，膝软，不欲行走
畏寒肢冷	手足有时怕冷，不影响衣着，遇风出现	经常四肢怕冷，比一般人明显，夜晚出现	全身明显怕冷，着衣较常人差一季节
口干舌燥	咽喉微干，稍饮水即可缓解	咽喉干燥，饮水能解	咽喉干燥难忍，饮水仍难缓解
五心烦热	手足心发热，偶有心烦	手足心发热，欲露衣被外，时有心烦	手足心发烫，欲持冷物，终日心烦不宁
头晕	头晕轻微，偶有发生，不影响活动及工作	头晕较重，活动时出现，休息可安	头晕重，行走欲仆，终日不缓解，影响活动及工作
头痛	轻微头痛，时重时止	头痛持续	头痛难忍
恶心	每日泛恶 1～2 次	每日泛恶 3～4 次	频频泛恶，每日 4 次以上
呕吐	每日呕吐 1～2 次	每日呕吐 3～4 次	频频呕吐，每日 4 次以上
肢体困重	体有困重尚未碍及活动	肢体沉重，活动费力	肢体沉重如裹，活动困难
口干	夜间口干	口干少津	口干欲饮

续表

症状	轻	中	重
口苦	晨起口苦	口苦，食不知味	口苦而涩
水肿	晨起眼睑水肿	眼睑及双下肢水肿	全身水肿
胸水	B 超检查示少量胸水	B 超检查示中等量胸水	B 超检查示大量胸水
腹水	B 超检查示少量腹水	B 超检查示中等量腹水	B 超检查示大量腹水
面色晦暗	面色暗黄而少光泽	面色暗黄而无光泽	面色暗黑而无光泽
腰痛	腰痛隐隐，偶有发作	腰痛较重，转侧不利	腰部刺痛难忍
手足抽搐	偶有手足抽搐	时有手足抽搐	频繁手足抽搐
抽搐、痉厥	偶有抽搐、痉厥	时有抽搐、痉厥	频繁抽搐、痉厥
脘腹胀满	脘腹稍胀，可以忍受，不影响饮食	脘腹胀满，空腹缓解，饮食减少	脘腹胀满终日不解，难以忍受
大便不实	大便不成形，每日 1 次	大便不成形，每日 2 次	大便不成形，每日 3 次
大便干结	大便干结，每日一行	大便秘结，两日一行	大便秘结，数日一行
口淡不渴	轻微口淡，不口渴	口淡无味，不口渴	口淡不欲饮食，不口渴
口中黏腻	微感口中黏腻，不影响食欲	口中黏腻，食欲下降	口中黏腻难受，不欲饮食
腰部冷痛	微感腰部冷痛	腰部冷痛明显，可以忍受	腰部冷痛难忍
夜尿清长	夜尿量多色白，每夜 2 次	夜尿量多色白，每夜 3～4 次	夜尿量多色白，每夜 5 次以上
尿少色黄	尿少色稍黄	尿深黄而少	尿黄赤不利
肌肤甲错	肌肤局限性粗糙，干燥失润	肌肤粗糙、干燥，角化脱屑，基底潮红可融成片	肌肤广泛性粗糙、干燥、角化，形如舌皮
肢体麻木	手足麻木	四肢麻木	全身麻木
舌脉（具体描述不记分）			

相关链接

1. 经皮肾穿刺活检术术前、术中的准备

（1）术前：护士指导患者如何在术中配合呼吸锻炼及训练床上大小便。

（2）术中：嘱患者需取俯卧位，两前臂放于头部两侧，腹下垫一枕头，配合医生做屏气运动。

（3）术后：①术后置患者于平卧位，卧床休息 24 小时，其中前 6 小时为绝对卧床。②嘱患者少量多次饮水，最好喝白开水。手术当天中午可以进正常饮食，尽量少吃甜食，避免喝牛奶、豆浆，以免因卧床活动减少导致腹胀。尽量少吃促进排便的食物，以减少卧床排便不适感。③注意观察尿液的性状及颜色，留取术后连续 3 次尿液，观察并在必要时送检。④注意加强病情观察，避免腹压过大的运动，如术后 24 小时有不适，或尿的颜色

改变或者有头晕等症状时，应立即平卧，并及时通知医护人员。⑤术后1个月内不能剧烈活动腰部，如跑步、提重物等，以免出血。⑥手术创口每天换药1次，连续3天，3天后创口愈合正常者可于撤除敷料后洗澡。⑦术后需常规连续使用3天止血药。

2. 腹膜平衡试验（PET）及透析充分性评估 Kt/V

（1）腹膜平衡试验（PET）：腹膜平衡试验是指在一定条件下，检测腹膜透析液和血液中肌酐和葡萄糖浓度的比值，确定患者腹膜溶质转运类型。该试验应注意：①在进行PET的前夜应行标准CAPD治疗，夜间腹透液在腹腔内停留8~12小时。②患者在交换之前应取坐位，在20分钟内完全引流出前夜的留腹液，并测定其容量。③然后患者取仰卧位，将加温至37℃的2.5%葡萄糖透析液2L以每2分钟400mL的速度准确地在10分钟内全部输入腹腔。在灌入过程中，为保证腹透液完全混合，每灌入400mL透析液时，患者需左右翻转、变换体位。④在腹透液留腹0小时、2小时和4小时收集透析液标本，在腹透液留腹2小时抽取血标本。腹透液留腹4小时后，患者取坐位，20分钟内排空腹腔内的透析液，并测定引流液量。

（2）透析充分性评估 Kt/V：①进行透析充分性评估前连续记录3天的饮食情况及填写能量消耗记录表。②进行透析充分性评估前1天，早上7点排尿后开始留取24小时尿液（放入冰箱冷藏格或阴凉洁净处保存），至次日早7点将24小时尿液混匀后计总量，用干燥洁净容器留取100mL尿液标本。③进行透析充分性评估前1天的第2次腹膜透析换液开始至次日第1次腹膜透析换液结束，留取每次腹腔引流液于腹膜透析引流袋中，并将引流袋置于阴凉洁净处保存，有条件置于冰箱冷藏格（4℃）为最佳，切记勿使袋中液体流出。将每次收集的腹膜透析液从袋中排出，置于大容器中充分混匀，准确计量，取100mL腹膜透析液标本置于干燥洁净容器中。④进行透析充分性评估当日清晨禁食。

检查后的注意事项：①标本采集后立即送检，送检过程中，注意不要剧烈震动；长时间暴露于空气及过大的温度变化等，都会引起血液质量的变化，从而影响检验结果。②抽血后在针孔部位按压5分钟，以压迫止血。不要按揉针孔部位，以免造成皮下血肿。压迫止血的时间应充分，每个人的凝血情况各不相同，个别需较长时间方可凝血。如果不慎有小片瘀青，会有轻微触痛，但不必惊慌，可24小时后做热敷，以促进瘀血吸收。

3. 透析相关管理

（1）透析治疗的必要性：透析是维持终末期肾病患者生命的主要替代疗法，目前主要有血液透析和腹膜透析两种方式。肾衰竭患者的病情持续加重，其体内的毒素不能及时从体内排出，易出现各种并发症，危及生命。通过透析可以排除体内毒素，有效缓解威胁生命安全的并发症，维持身体体征的正常，延缓肾衰进程。

（2）腹膜透析相关内容：两种透析疗法中，腹膜透析换液主要由患者或患者家属居家完成，故重点讲述有关腹膜透析流程。

腹膜透析（PD）的主导是患者及（或）家属，在患者确定行 PD 后护理人员即开始对患者及（或）家属进行培训，前期培训的重点是置管前患者心理疏导、与 PD 相关的基本理论、术前准备、术后配合等知识，置管 3 天后即开始对 PD 换液操作及核心理论知识进行培训，关键是每位患者及（或）家属必须在接受系统培训，并通过考核后方能独立操作或出院。

（3）透析并发症的自我管理：①腹膜透析：腹膜透析常见并发症有腹膜炎、隧道口感染、腹透漂管等，在透析患者的管理中，应向患者详细讲解可能出现的并发症及其症状、处理措施。腹透患者在居家治疗时，注意检查引流液性状及出口处情况，如发现有红、肿、热、痛、出口处脓性分泌物、透出液浑浊等症状，应及时回医院就诊。②血液透析：护理人员应教会患者做好内瘘的日常维护及自我监测，如注意保持内瘘术肢的清洁，预防感染，避免一切外力作用于内瘘肢，如发现内瘘的血管杂音消失，吻合口搏动不能扪及或减弱时，应及时来医院就诊。

（4）透析患者的特殊心理辅导：透析患者因对透析的目的、要求、注意事项不了解，对透析环境的陌生、不适应，透析时反复的穿刺疼痛产生焦虑、恐惧心理，以及因为疾病的关系，前途及事业受影响，家庭经济负担重，故产生悲观绝望心理。此时，医护人员在工作中应注意与患者建立良好的护患关系，加强情感沟通，帮助患者正确认识疾病，介绍血透或腹透的有关知识；让患者之间相互交流各种体验或心得，消除恐惧心理。此外，鼓励患者在病情允许的条件下多做力所能及的活动，包括适当运动、工作和一些社会活动，提高患者的生活兴趣和存在价值，让患者尽快适应长期透析的生活状态，树立战胜疾病的信心。

（陈惠超　邓丽丽　刘惠）

第八节　恶性肿瘤的管理模式与实践

近年来，我国肿瘤患病人数日益增加，肿瘤的防治工作也正面临着非常严峻的挑战。恶性肿瘤作为全球较大的公共卫生问题之一，严重威胁着人们的身体健康及生活质量。

2006 年，WHO 正式将肿瘤列入慢性病范畴。无论任何肿瘤患者都将会面临着生与死的考验，给患者、家属和社会都造成了巨大的影响及经济负担。目前，我国肿瘤患者治疗间歇期都会选择在家或社区医院进行调整或者姑息治疗。为了让肿瘤患者延长生存期及提高生活质量，肿瘤慢病管理体系的建立尤为重要。

【定义】

肿瘤是机体已经发育成熟或正在发育过程中的正常组织细胞在致癌因素和促癌因素的长期刺激作用下，发生基因突变导致过度增生或异常分化而形成的机体新生物。新生物一旦形成，不因病因消除而停止生长，他的生长不受正常机体生理调节，而是破坏正常组织与器官，这一点在恶性肿瘤尤其明显。与良性肿瘤相比，恶性肿瘤生长速度快，呈浸润性生长，易发生出血、坏死、溃疡等，并常有远处转移，使人体消瘦、无力、贫血、食欲不振、发热及严重的脏器功能受损等，最终导致死亡。

在医学上，癌是指起源于上皮组织的恶性肿瘤，是恶性肿瘤中最常见的一类。相对应的，起源于间叶组织的恶性肿瘤统称为肉瘤。有少数恶性肿瘤不按上述原则命名，如肾母细胞瘤、恶性畸胎瘤等。一般人们所说的"癌症"习惯上泛指所有恶性肿瘤。

肿瘤属于中医的"癌""瘤""肿疡"等范畴，根据发病部位的不同又可称为"乳岩""瘿瘤""肺积""癥瘕""积聚"等。中医学认为，癌是正气不足、气滞血瘀、痰湿聚结、外邪入侵、脏腑功能失调及气血亏虚等因素日久作用所致。正衰则邪盛，机体抗癌能力降低，往往促使癌瘤进一步扩散，这是晚期肿瘤治疗中的一大问题。因此，扶正祛邪，调理脏腑功能，是中医治疗恶性肿瘤的一个基本原则。

【高危因素的管理】

一、常见致病因素

国际癌症研究中心将致癌因素分为4级（致癌、可能致癌、未知和可能不致癌）。该中心自1971年以来已经对900多个因素进行了评估，其中有400多个因素被确定为对人类致癌或可能致癌。这些因素包括辐射、化学品、混合物、物理和生物因子、生活行为和病毒等。

中医学认为，肿瘤的发生分内因和外因。内因为情志所伤，或先天禀赋不足，或体质虚弱，不能驱邪外出，邪积于内，日久成癌；外内则为六淫邪气侵袭及饮食所伤，使脏腑功能失调，气滞血瘀，痰浊内生，日久成癌。

1. 物理性致癌因素　辐射是人们在日常生活中最容易接触的物理性致癌因素，包括X射线、紫外线、热辐射、放射性物质等。

2. 化学性致癌因素　目前已知有1000多种化学物质可以致癌。其中少数不需在体内进行代谢转化，称为直接致癌物，一般致癌作用较弱且时间长。绝大多数在体内进行代谢后才能致癌，称为间接致癌物，主要的有多环芳烃、芳香胺类、氨基偶氮染料、真菌霉素等。多环芳烃中的3,4－苯并芘致癌作用强，是煤焦油中的主要致癌成分，广泛存在于沥青、煤焦油、工厂排出的煤烟及烟草点燃的烟雾中。肺癌发生率日益增多，与吸烟和大气污染密切相关。此外，烟熏和烧烤的鱼、肉中亦含有多环芳烃。目前已知有数十种真菌霉素具有致癌性，研究最多的为存在于霉变的谷物、花生、玉米中的黄曲霉菌产生的黄曲霉素，可诱发肝癌。

3. 生物致癌因素 病毒和细菌为最常见的生物致癌因素。常见的致癌病毒有：①人类乳头状瘤病毒（HPV）：可引起子宫颈和肛门生殖系统的鳞状细胞癌发生。② EB 病毒：与鼻咽癌的发生密切相关。③肝炎病毒，特别乙型肝炎病毒慢性感染与肝癌的发生发展密切相关。④其他细菌：如幽门螺杆菌（Hp），研究表明 Hp 引起的慢性胃炎与胃癌和胃低度恶性 B 细胞淋巴瘤发生有关。

4. 其他因素 如家族遗传性、内分泌功能紊乱、机体自身免疫状况、精神心理因素等均可在一定程度上影响肿瘤的发生与发展，同样需要引起注意。

二、管理指导

对发病因素的管理主要应体现在人群的防癌健康教育中，体现中医"未病先防"的理念。

1. 实行健康教育，改变不良生活方式和行为 不良的生活方式和行为是肿瘤发病的诱因之一，也是人群中个体可自身管理的重要可控因素。通过健康教育，使人们能早期发现癌症，并积极参与癌症筛查。懂得吸烟、酗酒和暴饮暴食的危害性，做到不吸烟、不酗酒、不食霉变食物，可预防肺癌和肝癌的发生。注意口腔卫生，预防口腔癌。注意性器官卫生，预防生殖器癌症。

2. 消除职业致癌因素 针对某些工种有较高的致癌危险，如苯可致白血病，其在石油化工、鞋业中都在使用。橡胶工业、染料工业、塑料工业以及应用砷、氯甲甲醚的企业都与肿瘤发病有一定关系。因此，对于相关行业背景的人群应加强自我保护意识，养成良好的卫生习惯，减少职业暴露和接触，高危职工应定期体检，监控患癌迹象。

3. 饮食管理 限制动物油脂的摄入，特别是减少牛羊肉的消耗，多吃优质蛋白，如鸡肉、鱼肉等。尽量减少食用速食性食品，包括油炸的快餐类食物、泡面等。有研究认为，大约有30%的癌症发生与水果和蔬菜的摄入不足有关。因此，应增加新鲜水果和蔬菜的消耗。

4. 运动及休息 应自觉坚持体育锻炼和参加体力劳动，增强体质，保持身心健康。每周至少锻炼 3 次，运动方式主要以有氧运动为主，如慢跑、游泳等，每次至少 20 分钟。注意休息，切勿过于疲倦劳累，规律睡眠，修身养性，保持心态平衡和情绪稳定。

5. 关注身体症状 一般而言，人群中超过 40 岁者最好每年进行 1 次全身体检，一些肿瘤的前期或早期信号会引起某些身体症状的出现，一旦发现应做到早期检查、早期诊断、早期治疗。

【常见症状的管理】

根据不同的治疗阶段，恶性肿瘤患者出现的症状不同。可分为常见一般症状及常见放化疗后症状。一般症状可有疼痛，全身症状有乏力、厌食、消瘦和体重减轻等。放化疗后症状可有局部反应（局部组织坏死、栓塞性静脉炎）和全身反应（骨髓抑制表现、胃肠道反应、脱发等）。

一、疼痛

恶性肿瘤的膨胀性生长或破溃、感染等使末梢神经或神经干受刺激或压迫，可出现局部疼痛。出现疼痛往往提示癌症已进入中、晚期。开始多为隐痛或钝痛，以后逐渐加重，变得难以忍受，昼夜不停，尤以夜间明显。疼痛是肿瘤患者最常见、最难忍受的症状之一，给其身心带来极大痛苦，严重影响患者的生活质量。WHO 调查表明，恶性肿瘤患者中至少有 40% 伴有疼痛，晚期恶性肿瘤患者至少 75% ~90% 有中、重度疼痛。

[管理指导]

1. 疼痛的评估 疼痛是主观感受，患者若述说有疼痛，家人和医生应信任和接纳，并及时有效地使用药物治疗，用药前患者或家属应做好疼痛的自我评估。可以采用的方法有：①国际通用的数字分级法（NRS），用 0 ~ 10 表达患者本人的疼痛等级，0 表示无痛，1 ~ 4 为轻度疼痛，5 ~ 6 为中度疼痛，7 ~ 10 为重度疼痛。②三阶梯疼痛分级：轻度疼痛为有痛感但可以忍受，能正常生活，睡眠不受干扰；中度疼痛为疼痛明显，不能忍受，要求服用镇痛药物，睡眠受干扰；重度疼痛为疼痛剧烈不能忍受，需要镇痛药物，睡眠严重受到干扰，可伴有自主神经功能紊乱或被动体位。

2. 疼痛的药物治疗

（1）正确使用止痛药，按疼痛强度选择相应的药物：①轻度疼痛：选择阿司匹林、消炎痛（吲哚美辛）、布洛芬等。②中度疼痛：可选择可待因、双克因等。③重度疼痛：选择吗啡、芬太尼、强痛定等。

（2）服用止痛药的注意事项：要定时服用，按照医生指示的剂量和方法服用，切勿自行增减用量。与医护人员沟通，说出疼痛减轻或加重的情况及其他不适。

（3）一般止痛药的副作用：头晕或昏昏欲睡，通常在两三天内消失。便秘或恶心呕吐，可用通便药和止呕药预防或消除。

3. 药物以外控制疼痛的方法　①陪伴患者：聆听及体会患者心声，让其说出自己的担心和忧虑，有助于减轻其内心的痛楚。②自我松弛：可做深呼吸运动，做一些轻巧的消遣活动。③使用冷敷、热敷的方法：可缓解某些部位的疼痛，但使用前必须先请教医护人员。④分散注意力：如看电视、听音乐、打麻将等。⑤坐姿或卧姿：对于长期卧床的患者，可帮助其变换姿势，并用软枕垫着受压部位。⑥按摩：做一些简单的肢体按摩，以减轻因长期卧床而引起的不适。⑦中药膏外敷：如四黄水蜜外敷，可起到温经通络、消肿止痛的作用。

4. 服药后做好疗效评判

（1）完全缓解　用药后完全无痛，不需要转入下一个阶梯治疗，并持续 2 周以上。

（2）部分缓解　疼痛较治疗前明显缓解，基本能正常生活，也无须转入下一阶梯，并持续 2 周以上。

（3）轻度缓解　疼痛较治疗前减轻，但仍感疼痛明显，影响睡眠，需转入下一阶梯治疗。

（4）无缓解　治疗后疼痛无减轻或缓解时间较短。非住院患者服药后疼痛无明显缓解迹象需及时送院诊治。

二、乏力

由于肿瘤及相关治疗引起患者长期紧张和痛苦而产生的一系列主观感觉，如虚弱、活动无耐力、注意力不集中、兴趣减少等，严重影响患者的工作、学习、娱乐、家务，使患者的生活质量明显下降。

[管理指导]

1. 提高睡眠质量，睡前喝牛奶或听舒缓音乐。

2. 鼓励适当的有氧运动，每天可间断步行运动 15 分钟，每周控制在 5 次左右并逐渐递增，还可选择骑自行车、散步、打太极拳、跳舞等。注意协调好活动和休息。

3. 合理的营养摄入，帮助恢复体力。

4. 心理社会支持，注意发现患者出现的抑郁、忧虑等不良情绪，及时给予安慰，鼓励患者参加社交活动等。

5. 中医保健疗法，如艾灸足三里、天柱、气海、关元、膻中等穴位，具有很好的缓解作用。

三、厌食、消瘦

恶性肿瘤患者会出现厌食、消瘦症状，晚期患者进一步发展为肿瘤相关厌食和恶病质综合征的表现，为最常见的副癌综合征。对患者心理、生理产生多种负面影响，自我照顾能力及活动能力降低，焦虑和抑郁增加，对治疗的信心降低，参与劳动和创造能力下降，与朋友和家庭的交流减少。

[管理指导]

1. 找出食欲不振的原因，加以处理，如口干、恶心、便秘等。除了原发病的治疗措施外，可适当配合治疗恶病质的药物，其目的主要是增加食欲，增加摄食量，使体重下降程度减轻，改善生活质量。

2. 尽量进食喜欢的食物，少食多餐。

3. 食物要多变化，可尝试味道更浓的食物。

4. 舒适的进食环境，陪伴患者一同进食。

5. 因为病情进展，食欲不振是不可能完全消除的，不要强迫患者进食，会增加无形的压力。

6. 进食前漱口，保持口腔清洁。

7. 进行心理干预与心理辅导，让患者学会倾诉，培养兴趣爱好，用正确的方式宣泄情绪，如听音乐、唱歌等可以舒缓紧张、焦虑的情绪。多与病友沟通交流，分享抗癌的切身体会，利用家庭、亲属、同事和朋友等比较亲密的关系，给予患者精神方面的支持，增强战胜癌症的信心。

8. 中医药治疗对改善症状有显著效果，可根据中医辨证原则，服用中药调理。

四、局部组织坏死、栓塞性静脉炎

由于化疗药物局部渗漏会引起局部组织坏死及静脉炎，局部组织坏死可使浅层组织坏死、溃疡形成，累及皮下肌层，甚至深部组织结构受累，一般发生渗漏后应立即进行局部封闭等紧急处理。

[管理指导]

1. 根据化疗药物的不同可分别选择冷敷或热敷，减轻药物对皮肤的伤害。

2. 渗漏 24 小时后，可定期行红外线、超短波等理疗。

3. 渗漏发生后会引起疼痛，往往使患者不敢活动患肢，可引起关节强直、肌肉萎缩，应进行合理的屈肘、握拳等动作。

五、骨髓抑制

骨髓抑制是恶性肿瘤患者接受化疗后所出现的常见的不良反应，其表现主要为外周血白细胞迅速减少，其次是血小板和红细胞减少。根据白细胞减少的程度，临床上将骨髓抑制分为 I 度（$4 \times 10^9 \sim 3 \times 10^9$/L），II 度（$3 \times 10^9 \sim 2 \times 10^9$/L），III 度（$2 \times 10^9 \sim 1 \times 10^9$/L），IV 度（$< 1 \times 10^9$/L）。白细胞对机体具有重要的防御机能，其减少是患者并发感染、发热的主要因素。

[管理指导]

1. 做好保护性措施，减少外出及探视。患者的贴身物品做好消毒，患者及家属需佩戴口罩等。

2. 加强皮肤护理，保持皮肤清洁干净，特别是腋窝、腹股沟等皮肤皱褶处。

3. 做好口腔卫生，早晚用软毛牙刷刷牙，以免损伤口腔黏膜，饭后可用漱口液漱口；多饮水，勤洗外阴，防止泌尿系感染。

4. 要保证各种营养成分的充分供给，宜多食猪肉、牛肉、鱼类等血肉之品及枣、花生等，烹制以煮、炖等方法为佳，尽量将油撇掉。选择含铁质较多的食品，如动物（鸡、鸭、猪、牛、羊等）的肝脏、心脏、蛋黄、瘦肉，蔬菜中的菠菜、芹菜、番茄，水果中的杏、桃、葡萄干、红枣、菠萝，帮助改善患者的缺铁性贫血。

六、胃肠道反应

大多数化疗药物可引起胃肠道反应，表现为口干、食欲不振、恶心呕吐等，其中以恶心呕吐最为常见。急性恶心呕吐常发生在化疗后 24 小时内。恶心呕吐分度按照 WHO 标准可分为 0 ~ IV 度：①0 度：无恶心呕吐发生。②I 度：有恶心，无呕吐。③II 度：恶心伴轻度呕吐。④III 度：剧烈呕吐，需进一步治疗。⑤IV 度：难以控制的呕吐。

中医学认为，癌症患者正气亏虚，化疗药物作为一种外邪损伤脾胃，而致脾胃虚弱，脾不运湿，湿浊内生；且化疗期间患者多卧床，活动量少，内湿易生，脾虚湿邪乘虚而入，内外湿邪合而困脾，脾胃运化失职，胃气上逆则呕吐。

[管理指导]

1. 了解化疗药物的常见副作用，做好心理疏导，可减少恐惧和焦虑的产生。

2. 饮食要以清淡易消化的高营养、高维生素食品为主，温热适中。太甜或太油腻食品易引起呕吐，偏酸的水果可缓解恶心。饮食采用少食多餐，每日 5 次或者 6 次。呕吐频繁应在 4 ~ 8 小时内禁食，然后缓慢进流质饮食，如稀饭、麦片粥或清汤。

3. 长期、反复的恶心呕吐可使口腔黏膜和牙齿持续暴露于酸性胃内容物中，进而引起口腔并发症。因此，应及时做好口腔护理，以预防潜在的感染，提高患者的生活质量。

4. 相关的中医治疗管理：如耳穴压豆法，艾灸，针刺内关、足三里、阳陵泉、三阴交穴，复方丁香开胃贴贴敷神阙穴，胃复安足三里穴位注射，生半夏、砂仁加姜汁穴位贴敷等。

七、脱发

大多数化疗药物可引起患者脱发，脱发是由化疗药物引起的，停药后会慢慢再生。

[管理指导]

1. 告之患者化疗脱发后是可以再生的，不要过于担心，保持心情舒畅。可建议男性剃光头，等待新发长出。而女性患者可以佩戴假发或者帽子，以达到美观的效果。

2. 不要害怕梳头，多梳头可促进血液循环，能够帮助头发再生。但是在梳头的过程中需要注意，不能过于用力。

3. 适当搭配药膳：①核桃芝麻粥：核桃仁 200g，芝麻 100g，粳米 100g。将核桃仁及芝麻各研末，粳米加适量水煮熟，再加入核桃仁、芝麻即可食用。②首乌鸡蛋汤：首乌120g，鸡蛋 4 只。将首乌煎取浓汁后煮鸡蛋食用。此为 1 日剂量，日服 2 次。

【常见并发症的管理】

恶性肿瘤患者常见并发症包括癌性发热、癌性胸水、癌性腹水。

一、癌性发热

发热是恶性肿瘤患者最常见的并发症之一，常见的发热原因包括癌症导致发热、感染性发热、药物性发热。

[管理指导]

1. 降低体温。可采用物理降温或药物降温，实施降温措施 30 分钟后应测量体温，并做好记录。

2. 补充营养和水分。给予高热量、高蛋白、高维生素、易消化的流质或半流质食物，注意食物的色、香、味。鼓励患者少食多餐，以补充发热对能量的消耗。鼓励患者多饮水，以每日 3000mL 为宜，以补充消耗的水分，并促进毒素和代谢产物的排出。

3. 低热患者酌情减少活动，适当休息；高热患者注意卧床休息。为患者提供室温适宜、环境安静、空气流通的休息环境。注意保持口腔清洁，应在晨起、餐后、睡前漱口，防止口腔感染。保持皮肤清洁，患者汗出时，注意随时擦干汗液，更换床单、衣物，防止受凉。协助改变体位，防止压疮、肺炎等。

4. 观察生命体征，定时测量体温，可每日 4~6 次。观察是否伴有寒战、淋巴结肿大、出血及肝、脾肿大等。观察治疗效果，注意比较治疗前后全身症状及实验室检查结果。观察患者饮食量、尿量及体重的变化。观察致热原因有无解除。

5. 心理护理。满足患者舒适的心理，安慰患者，耐心解答患者的疑问，尽量满足患者的需求。

二、癌性胸水

恶性胸水是恶性肿瘤常见的并发症，是恶性肿瘤胸膜转移或原发性恶性肿瘤所致的胸腔积液。胸水可单侧，也可双侧出现。如不及时治疗，常因胸水压迫造成患侧肺萎缩，纵隔移位，最后导致呼吸衰竭而死亡。恶性胸水常见的治疗包括胸腔穿刺引流、化学性胸膜固定疗法、放疗。

[管理指导]

1. 妥善固定导管，防止脱管，注明置管时间和长度。

2. 保持导管与引流袋连接处无菌，定期更换引流袋，引流袋位置应低于胸腔位置。

3. 定期更换穿刺口敷料，保持敷料干燥，防止穿刺口感染。

4. 保持导管通畅，无扭曲打折，保证有效引流。如引流不畅可指导患者更换体位或调整管道位置；如仍不能正常引流，可用 10mL 注射器抽取生理盐水向导管内缓慢注入，解决积液内絮状物的堵管问题。

5. 观察患者引流液性质、量、颜色。置入导管后首次引流不能超过 800mL，避免大量放液导致纵隔移动。以后每日引流液放液总量控制在 1000~1500mL 之间，根据患者情况，调节引流的速度，避免快速放液造成胸痛。

6. 胸腔灌注化学药物时，指导患者每 5~15 分钟更换体位 1 次，确保药物到达胸腔各处，充分作用于胸腔。应注意观察患者的反应，如恶心呕吐等。

三、癌性腹水

癌性腹水可原发于腹膜肿瘤，临床少见；绝大多数为腹腔及盆腔内脏器恶性肿瘤浸润或转移到腹膜所致。常见的治疗方法包括腹腔穿刺放液、腹腔穿刺放液配合腹腔药物治疗、温热灌注治疗、生物反应调节剂治疗。

[管理指导]

1. 妥善固定导管，防止脱管，注明置管时间和长度。保持导管与引流袋连接处无菌，定期更换引流袋。定期更换穿刺口敷料，保持敷料干燥，防止穿刺口感染。

2. 腹围的监测和护理。腹腔化疗前，测量体重及腹围并做记录，腹腔化疗后，每日监测体重及腹围变化，灌注后嘱患者定时更换体位。每周进行血常规、肝肾功能及 B 超检查，监测化疗效果。

3. 饮食护理。癌性腹水患者饮食护理目标为减轻不适，减少或预防并发症。饮食宜多样化，给予高蛋白、高热量、高维生素、易消化食物，限制水钠摄入，钠盐摄入量在 500～1000mg/d，每日准确评估水、电解质的平衡情况。

【常见检查的管理】

一、常见监测检查项目

恶性肿瘤的诊断和随访，除了患者的自我检查及医生的视、触、叩、听等一般检查之外，还需进行实验室检查、免疫学检查、骨髓象检查、超声波检查、放射线检查、病理学检查、内窥镜检查、放射性核素检查等特殊检查。

1. 实验室检查　主要包括血、尿、便常规检查，这些检查无特异性，但对某些恶性肿瘤的早期发现具有重要意义。血常规检查是发现各种白血病的主要途径，当白血病尚无临床表现时，血细胞已有明显的改变；尿液检查是诊断泌尿系统疾病和观察疗效的重要方法，也是其他系统疾病的检查手段之一，泌尿系统肿瘤患者尿中常见到大量红细胞，当出现无痛性肉眼血尿，而又能除外其他原因时，则应考虑泌尿系统肿瘤的存在；通过便常规检查可以了解消化系统有无病理现象，胃肠、胰腺、肝、胆的功能状态或某些器质性病变均可影响粪便的形状和组成，如消化道溃疡及癌症均可出现大便潜血阳性，但前者为间断性，后者多为持续性；乙状结肠癌、直肠癌患者脓血便中可找到肿瘤细胞。

2. 免疫学检查　主要为肿瘤标志物及相关抗体检查。

（1）甲胎蛋白（AFP）：正常情况下，AFP 存在于胎儿组织中，正常成人血清含量在 5.8μg/L 以下，男性略高于女性，并可随年龄增长而增长。肝癌、胚胎瘤及一部分肝外肿瘤可重新合成 AFP，从而使血清浓度升高，且呈进行性。因此，测定 AFP 对原发性肝癌的早期诊断有重要意义，可于症状出现前数月测出，现常用于肝癌早期普查，判断根治效果及预后。对于上述其他肿瘤亦有诊断价值。

（2）癌胚抗原（CEA）：CEA 是一种大分子蛋白，97% 健康成人血清 CEA 浓度在 2.5μg/L 以下，吸烟或妊娠期可增高。大肠癌、肺癌、胰腺癌、胃癌、乳腺癌和一些其他肿瘤血清中 CEA 水平升高。CEA 超过 20μg/L 时往往提示有消化道癌肿，但不少良性疾病也可引起血清 CEA 上升，因此它不是恶性肿瘤的特异性标志，在诊断上只有辅助价值，但对预后判断和疗效观察有较大的临床价值。

（3）糖类抗原 CA153、CA125 和黏蛋白样癌相关抗原：CA153 和黏蛋白样癌相关抗原用于乳腺癌和卵巢癌等的诊断及病情追踪；CA125 用于卵巢癌的诊断及随访。

（4）酸性磷酸酶（ACP）：ACP 存在于血细胞及其他细胞的溶酶体和前列腺中。男子的正常上限为 40U/L，75% 已转移的前列腺癌患者血清中 ACP 活力增高，可达正常上限的 40 倍以上，癌切除后转为正常。因此，测定 ACP 可以了解癌肿的扩散程度及用于预后观察。

（5）铁蛋白和同功铁蛋白：铁蛋白或同功铁蛋白在肝癌患者血清中浓度升高，其阳性率高于其他肿瘤，故已成为肝癌患者的第二种标记。

（6）血清 EB 抗体：EB 病毒具有诱发肿瘤的作用，鼻咽癌患者血清中常有很高的抗 EB 抗体，故可用于早期诊断鼻咽癌及进行随访观察。

3. 骨髓象检查　骨髓象检查是诊断各型白血病、多发性骨髓瘤、恶性网织细胞病和癌肿骨转移的主要依据。恶性淋巴瘤的骨髓象大多为非特异性（对确诊意义不大），对淋巴瘤的分期却至关重要，因骨髓被侵犯是 IV 期的标志之一，此类患者已不适合手术或放射治疗。其他各种恶性肿瘤患者骨髓象检查的目的在于诊断骨髓转移和分期。骨髓转移的确立是晚期肿瘤的标志。

4. 超声波检查　超声波检查可从图像上观察病变组织的大小、范围、部位及与周围组织的关系。由于超声波检查具有安全、简便、迅速等特点，目前已广泛应用于脑、眼、腮腺、甲状腺、乳房、肝、胆、胰、脾、肾、子宫、卵巢等多种脏器的占位性病变及胸水、腹水的判定，且是临床首选的肝脏影像学检查。因其对人体无伤害、无痛苦，可反复检查和动态观察病变。一般 2cm 的占位性病变即可探测出来，故对肿瘤有重要的诊断意义。

5. 放射线检查　通过放射线检查可以发现肿瘤的部位、大小、浸润周围组织的范围，对肿瘤的早期发现和诊断有重要的临床价值，如对头、颈、胸、消化道、泌尿系统、四肢骨肿瘤等的诊断是比较准确的。

（1）X 线检查：X 线平片对骨肿瘤、肺癌均有明显的诊断价值（但对较小的病灶显示不清）。而消化系统、泌尿系统、脑和脊髓等可通过向体内注入造影剂增强组织间的对比，使软组织显影，称为造影检查。造影检查可以显示肿瘤的部位、形态、大小，可鉴别其良性、恶性，常用造影检查有：心脏及血管造影、胃肠造影、胆囊造影、尿路造影等。

（2）CT 检查：CT 检查具有诊断效果好、图像清晰、分辨率高的特点，可发现普通 X 线片不能发现的很小（1cm 左右）的病变组织，且为横断面扫描，可直接观察到实质性脏器内部的肿瘤。有时肿瘤与正常组织密度差异较小时还可通过注射造影剂后扫描使肿瘤影像得到强化，从而提高肿瘤的发现率和确诊率。在肿瘤的分期方面，可根据肿瘤大小、范围、侵犯周围组织及动脉和静脉的情况、淋巴结转移的情况来确定。分析 CT 所得资料，可帮助判断预后和制定治疗方案。治疗前后 CT 资料的对比，可以帮助了解治疗效果。

6. 病理学检查　病理学检查是确定肿瘤性质的主要依据。病理学检查通常分为细胞病理学检查和组织病理学检查。细胞病理学检查是根据各项脱落细胞检查及穿刺细胞检查作出诊断（包括白血病的外周血涂片检查）。肿瘤组织细胞比正常组织更容易脱落，在有管腔的器官中，脱落的肿瘤细胞沿管道排出，检查脱落细胞为肿瘤的诊断提供了捷径。且此项检查简便，便于重复且无损伤性，已成为肿瘤诊断中一项极为重要的方法，广泛应用于对宫颈癌、肺癌、食管癌、鼻咽癌及膀胱癌等的诊断，其阳性率多在 80% 以上，其中宫颈癌和食管癌的诊断阳性率为 90% 以上。

应该注意的是，细胞病理学检查由于不能观察肿瘤的组织结构，故不能代替组织病理学检查。组织病理学检查是各种肿瘤经粗针穿刺、钳取、切取或切除后，制成切片进行的组织病理学诊断（包括白血病的骨髓穿刺涂片检查等）。可用于确定病变是否为肿瘤，区别其良性、恶性，了解肿瘤的播散范围以确定手术的切除方案。组织病理学检查是目前最理想的诊断肿瘤手段。

7. 内腔镜检查　由于内腔镜能直观地看到脏器腔内的病变，确定范围、部位并进行活检，因此可以对一些常见的肿瘤，如胃癌、肺癌、食管癌、大肠癌、肠息肉等作出可靠的诊断，尤其是对早期癌变能够及时检出，并能在手术前作出病理诊断，提高诊断准确性，因而优于其他检查手段。内腔镜对腔内的良性肿瘤和浅表恶性肿瘤、早期癌能进行选择性和多样化的有效治疗，即使一些使用各种治疗无效的晚期癌，内腔镜手术加高新技术的应用也能缓解症状，延长寿命，改善生活质量。目前，临床常用的内腔镜有食管镜、胃镜、十二指肠镜、腹腔镜、支气管镜、结肠镜等。

8. 核磁共振检查　核磁共振成像术（MRI）已在世界范围内得到推广和应用。它优良的软组织对比度，多平面直接成像的优点，为诊断肿瘤提供了良好的基础。MRI 可直观地了解肿瘤的定位、病变的范围、起源和侵犯的结构，与 CT 相比，MRI 没有 X 射线，对人体无损害，且对软组织的显示能力较强，检查操作中的人为影响因素少。

不足的是，MRI 检查费用昂贵，成像时间较长，且对肿瘤的定性不敏感，有时甚至难以鉴别良性和恶性肿瘤。另外，佩戴心脏起搏器、动脉瘤夹闭术后的患者及其他佩戴金属植入物者均不适宜做 MRI 检查。

9. 放射性同位素检查　元素周期表上序数相同、原子质量不同的元素，称为同位素。具有放射性的此类元素，如^{131}碘（碘的同位素）、^{32}磷（磷的同位素）等称为放射性同位素。进行放射性同位素检查的原理是：将放射性同位素制成各种示踪剂，进入人体，并参与代谢过程，到达需检查的脏器。有的示踪剂进入肿瘤组织中，呈现"亲肿瘤"性，因而肿瘤部位放射性增高；有的进入肿瘤周围的正常组织中，表现为病变区域的放射性缺损，提供脏器血流、代谢、功能和引流方面的信息，有利于肿瘤的早期发现和诊断。此项检查无创伤、简便，对甲状腺、脑、肺、肝等肿瘤有诊断意义。

二、监测及检查频率

健康人群中的癌症体检分为 3 类，可在医生的指导下进行相关检查项目：①第一类，年轻人与长期坚持锻炼、健康饮食作息、身体健康的人群，1 年进行 1 次检查即可。②第二类，40 岁以后自觉处于亚健康者与各种高危人群，这类人群应该半年筛查 1 次。许多癌症的实体肿瘤长至可检测的大小约需要半年的时间，因此需要半年检查 1 次。③第三类，已经有癌前病变症状的人，包括黏膜白斑、交界痣、慢性萎缩性胃炎、子宫颈糜烂、结直肠的多发性腺瘤性息肉、某些良性肿瘤等，需要实时监控病情，1 个月检查 1 次才能确保安全。

恶性肿瘤患者应做好自我管理，关注身体症状，定期回医院复诊，并在专科医生的指导下进行相关检查项目，检查频率和检查的项目根据不同肿瘤疾病的不同阶段也有不同的要求。若出现检查结果异常或恶化，不应过度恐慌，按照医生的建议调整治疗方案及定期复查，治疗间期做好各项治疗和预防措施。

【常用药物的管理】

在治疗间歇期，恶性肿瘤患者主要服用药物，以口服化疗药及止痛药为主。

一、口服化疗药

口服化疗药物仍然是目前抗肿瘤治疗的主要手段之一，近年来传统的细胞毒性药物和新型的分子靶点药物被广泛应用于各种肿瘤的治疗。化疗的目标为治愈肿瘤，延缓癌肿转移，减轻肿瘤症状，尽量减少毒性反应。

1. 司莫司汀　属于烷化剂类。毒性反应有：①骨髓抑制：呈迟发性，为剂量限制性毒性，血小板减少在用药后 4 周出现，白细胞减少的低谷出现在 5 ~ 6 周，持续 6 ~ 10 天，可伴有红细胞减少。②胃肠道反应：口服后最早 45 分钟可出现恶心、呕吐，迟者到 6 小时出现，通常在次日可消失，一般患者均能耐受。③其他反应：可能有肾毒性、口腔炎、脱发、轻度贫血及肝功能指标升高，可能出现轻度肺纤维化。

注意事项：低温保存，每晚口服 100 ~ 200mg/m^2，单用 2 ~ 3 次。用药期间严格检查血象和肝肾功能。

2. 卡培他滨（希罗达） 属于抗代谢药类。毒性反应有骨髓抑制，恶心，呕吐，腹泻，手足综合征（手掌 – 足底感觉迟钝或化疗引起肢端红斑，是一种皮肤毒性），口腔炎，疲乏，发热。

注意事项：①每日总剂量分早晚两次于饭后半小时用温开水 200mL 吞服，使药物能尽快通过胃部到达肠腔，减少消化道反应，连续服用 2 周，休息 1 周为 1 个周期。②用药后不能接触冷水、金属物品，外出时戴口罩、手套，避免冷刺激引起喉头水肿，尽量穿长衣裤，避免阳光照射，同时使用防晒用品防护。③做好口腔护理，出现严重口腔炎需调整用药剂量。④出现 2 级腹泻（4～6 次/天，或夜间腹泻）或以上时，立即停用本药，按常规治疗腹泻，直至腹泻停止或降为 2 级时，再重新使用。

3. 吉非替尼 属于小分子化合物类。毒性反应有皮疹、腹泻、皮肤瘙痒感、皮肤干燥、肝功能障碍、间质性肺炎。

注意事项：①空腹或与食物同服。②定期进行胸部 X 线检查，观察呼吸道症状，监测血氧饱和度的变化，争取早期发现症状。

4. 厄洛替尼（特罗凯） 属于小分子化合物。毒性反应有皮疹、腹泻、皮肤干燥瘙痒、疲劳、恶心、骨髓抑制、肝肾毒性、眼角膜炎、间质性肺炎。

注意事项：①饭前至少 1 小时或饭后 2 小时口服。②加强皮疹、腹泻和眼角膜炎的护理。

二、止痛药

（一）非甾体类抗炎药（NSAID）

布洛芬、双氯芬酸、对乙酰氨基酚、吲哚美辛、塞来昔布等可用于缓解轻度疼痛，或与阿片类药物联合用于缓解中、重度疼痛。此类药物无耐药性及依赖性，但有剂量极限性（天花板效应）。一般情况下，布洛芬 3200mg/d，对乙酰氨基酚 4000mg/d，塞来昔布 400mg/d。用量达一定剂量水平时，增量不增加止痛效果，但会明显增加毒性反应。

注意事项：长期用药应注意消化道溃疡、出血、血小板功能障碍、肝肾功能障碍等不良反应。

（二）阿片类药物

阿片类药物又称麻醉性镇痛药，是中、重度疼痛治疗的首选药物。临床分类有：①强阿片类药物，如吗啡、芬太尼、美沙酮、哌替啶、埃托啡、羟考酮。②弱阿片类药物，如可待因、二氢可待因、曲马多等。

1. 给药途径　以无创为主，可以选择口服、透皮贴剂等，也可临时皮下注射，必要时采用病人自控镇痛泵（PCA）给药。

2. 剂量滴定

（1）即释吗啡滴定方案：第1天固定量：盐酸吗啡5～10mg，每4小时1次口服；疼痛不缓解或很少缓解，于两次用药之间给予解救量盐酸吗啡2.5～5mg，每4小时1次口服，次日总固定量＝前日总固定量＋前日总解救量。将总固定量分6次口服（即为每4小时1次）。次日解救量为当日总固定量的10%。依法逐日调整，直到疼痛消失或稳定在2级以下即可继续服用或将稳定的每日口服总量分两次量改服控释吗啡。如疼痛仍有波动，继续前法用即释吗啡滴定剂量。

（2）控释吗啡滴定方案：第1天，控释吗啡10～30mg，每12小时1次口服，次日疼痛若无缓解或很少缓解，则依首次总量的30%～50%逐渐增加剂量。直到疼痛消失或降到2级以下。

（3）芬太尼透皮贴剂（多瑞吉）：多瑞吉在72小时的应用期间可持续性地、系统地释放芬太尼，且芬太尼释放速率保持慎定。

多瑞吉剂量滴定方案：初始剂量以多瑞吉25μg/h用透皮贴剂贴敷；同时口服即释吗啡10mg，每4小时1次，共2次。用多瑞吉若次日疼痛无缓解或很少缓解，仍以即释吗啡常规解救。72小时后计算吗啡24小时内总量，用该总量×1/2，加到首次多瑞吉用量即得出第二贴应用的剂量。

3. 戒断症状的预防　戒断症状多为医源性。当患者突然停用阿片类药物或从口服吗啡换用多瑞吉治疗时，会出现寒战、出汗、恶心、呕吐、腹痛和腹泻等症状，称为戒断症状。预防方法：如需减少或停用阿片类药物，则采用逐渐减量法，即先减量30%。2天后再减少25%，直到每日剂量相当于口服30mg吗啡的药量，继续服用2天后即可停药。如从吗啡换用多瑞吉治疗，则需在使用多瑞吉时以吗啡原用剂量同时使用6～12小时，方可停用吗啡。

【生活方式的管理】

一、生活起居管理

应根据病情予以相应的指导和精心合理的生活照料。其目的是扶助患者的正气，调整机体内外阴阳的平衡，增强机体抵御外邪的能力，促进疾病的治疗和康复。

1. 注意顺应四时气候变化　春季要随时增减衣被，注意保暖，切忌过早地脱衣减被，入春后，适当增减室外活动；夏季宜晚卧早起，中午适当休息，以避炎热，室内阴凉通风，保持空气新鲜，但应避免贪凉而暴食冷饮、冰水等，以免寒凉太过伤及脾胃；秋季天气干燥，可多喝开水、淡茶、牛奶等以养阴润燥，多吃新鲜蔬菜、水果，如梨、甘蔗、苹果等；冬季适当减少户外活动，外出注意防寒保暖。此外，应注意神行共养，注意调节情志活动，保持情绪稳定，心平气和，以利疾病康复。

2. 注意劳逸结合，避免过劳、过逸　事实证明，无论体力劳动还是脑力劳动，若过度劳倦均能降低机体的抵抗力，影响脏器的功能。中医认为，久立伤骨，久行伤筋。过劳伤人，过度安逸同样可以致病。过度安逸，使肌肉筋骨活动过少，容易使人气血迟滞而不得流畅，脾胃消化功能减退，引起食欲不振。只有动静结合，劳逸适度，才能活动筋骨，通畅气血，强健体魄，保持生命活力旺盛。

3. 保持环境适宜　良好的环境有利于疾病康复，保持居室温湿度适宜，温度以20℃～22℃为宜，湿度以50%～60%为宜。居室保持清洁、空气新鲜，经常通风换气，但应避免对流风，以防感冒。居室光线充足而柔和，使机体感觉舒适但不刺眼。

二、饮食营养管理

肿瘤患者常见营养不良、体重减轻等。放、化疗可引起胃肠道黏膜损害，轻者胃部不适、恶心欲吐、不思饮食；重者胃痛、腹痛、呕吐不止，严重影响进食，甚至可导致水、电解质与酸碱平衡紊乱、严重营养不良等，从而降低患者的生活质量。因此，饮食营养管理对肿瘤患者提高生活质量尤为重要。

1. 患者饮食要适时定量，不可过饥或过饱，更不能暴饮暴食。注意合理膳食。注意饮食卫生，忌食生冷、不洁、霉变的食物，防止病从口入。进食环境宜整洁宁静，气氛轻松愉快，有助于食物消化吸收。指导患者饭前宜洗手，饭后宜漱口，不要食后即睡，饭后避免剧烈运动，养成良好的饮食卫生习惯。根据患者的年龄、体质强弱、气候、地理因素，结合食物的特点，注意饮食宜忌。

2. 告知患者宜少食多餐，进食的食物应新鲜，进食前和进食后1小时不饮水，餐前吃饼干及烤面包等柔软干燥而不易引起呕吐的食物。饭后不要立即卧床，不要翻身过多，以免食物反流而引发恶心、呕吐。勿吃肥甘厚腻、辛辣刺激性等食物。可进偏酸性食物，因酸性食物可缓解恶心。了解患者的饮食习惯、喜好，注意食物色、香、味的搭配，增加患者的食欲。

3. 有研究发现，冬虫夏草所含虫草素能有效吞噬肿瘤细胞，效果是硒的4倍，在化疗期间及术后可起到阻止肿瘤复发、转移的作用。可将冬虫夏草粉碎后服用，每次1.5g，每日2次，连续服用1个月。大部分患者均可取得良好的疗效。

4. 维生素A和C有阻止细胞恶变和扩散，增加上皮细胞稳定性的作用，维生素C还可防止放射损伤的一般症状，并可使白细胞水平上升；维生素 E 能促进细胞分裂，延迟细胞衰老；维生素 B_1 可促进患者食欲，减轻放射治疗引起的症状。因此，应多吃含上述维生素丰富的食物，如新鲜蔬菜、水果、芝麻油、谷类、豆类以及动物内脏等。

5. 饮食宜忌

（1）头颈部肿瘤手术或放疗后，饮食以滋润清淡、甘寒生津的食物为宜。进餐时会出现吞咽困难或呛咳，应进食流质或半流质饮食，如肉汤粥、龙须面、薄皮馄饨、蒸蛋羹、豆腐、水果泥等。宜少量多餐，食物易吞咽、易消化，能使吞咽顺利或逐渐克服呛咳。可选用食疗方养津饮进行调理：雪梨干、芦根各 50g，天花粉、玄参、荠菜各 25g，麦冬、生地、桔梗各 15g，杭白菊 20g，同煎，去渣取汁，每日 1 次，分 2 次温服。

（2）胃癌术后常发生消化、吸收困难，导致患者营养不良。应针对性采取不同的膳食补充营养。胃切除术后，宜少量多餐，以防进食后出现腹痛、心悸等症状。忌食生冷、刺激性及不易消化的低渗食物，如生拌冷菜及酸辣食品。必要时静脉输注高营养的化学配膳或服用营养齐全的能全素。可选用以下食疗方进行调理：冬菇 5 个，鸡肉 60g，洗净切粒，粟米片 30g 用清水调成糊放入沸水锅内，文火煮 5 分钟后放入鸡肉粒、冬菇粒，煮 3 分钟后放少许葱花、盐调味，再煮沸即可。

（3）食管癌患者出现哽噎感时，不要强行吞咽，否则会刺激局部组织出血、扩散、疼痛。在哽噎严重时应进食流质或半流质食物。避免进食冷食，以免引起食管痉挛，发生恶心呕吐、疼痛和胀麻等感觉。以温食为宜。忌食辛辣、酒、粗糙及过烫的食物，每日进食后可喝少量开水或淡盐水，以冲淡食管内积存的食物和黏液。可选用以下食疗方进行调理：鲜无花果 500g，瘦猪肉 100g，加水共炖半小时，喝汤吃肉。

（4）肺癌患者在饮食上注意清淡可口，富有营养，可选择高蛋白、高营养的食物，如牛奶、鸡蛋、瘦肉，多吃豆类和新鲜蔬菜、水果，使营养搭配合理，戒烟戒酒，忌食煎炸、过热食物。针对肺癌患者咳嗽、咳血，可选择杏仁、百合、莲子、柿子、雪梨、山药等滋阴润肺等食物。可选用食疗方甘草雪梨煲猪肺进行调理：甘草 10g，雪梨 2 个，猪肺 1 个（约 250g），加少许清水和冰糖，小火熬煮后服用，每日 1 次。

（5）肝癌患者宜食易消化的低脂食物，如西红柿、油菜、猕猴桃、橘子、豆制品及奶制品。低脂食物不仅可以减轻肝癌患者消化道症状，还可以在一定程度上减轻肝区疼痛。肝癌患者不宜进食过多脂肪，如肥肉、油炸食品、香肠、干果类食品。可选用食疗方芡实炖肉进行调理：芡实 30g，猪瘦肉 100g，两者放入砂锅中，加水适量，炖熟后去药渣，调味即成。吃肉喝汤。

（6）乳腺癌患者饮食宜多样化、均衡，宜选择适量蛋白，高无机盐，富含纤维素、热能及维生素等易于消化吸收的食物。可多食糙米、全麦面、胡萝卜、菠菜、丝瓜、海带、鲫鱼、山楂等。忌食生葱、母猪肉、南瓜、酒及煎炒、油腻等食物。可选用食疗方龙马炖瘦肉进行调理：海龙 1 条，海马 1 只，瘦猪肉 50g 切小块，干菜、枸杞、调料适量，共置锅中，加水适量煮至烂熟，加入调料即可。连汤食用。

三、运动管理

适度运动可提高自然免疫力，延缓肿瘤的生长。但是长时间、大强度运动后，对肿瘤靶细胞具有细胞毒作用的免疫细胞，其数目和功能均会被抑制。因此，耗竭性运动可能会增加患肿瘤的风险。运动的度要把握好，不能运动过量，超过身体的承受能力。一般来说，运动的最佳状态为全身微微汗出，不感到疲惫。

肿瘤患者在康复过程中进行运动，需要注意以下几点：

1. 要根据患者的病情和体质，选择适宜的运动项目、运动强度和运动时间，尽量以缓和的运动为主。

2. 在运动过程中，要特别注意对于患有不同肿瘤的患者，应充分考虑到疾病与治疗的不同而区别对待。例如，肺癌患者肺叶切除术后要加强胸部的运动锻炼以改善呼吸功能，可以通过吹气球或做腹式呼吸运动以恢复或增强肺功能；乳腺癌根治术后要加强上肢的活动等。

3. 肿瘤患者的运动，要注意全身运动与局部运动相结合，这样才能发挥康复医疗的最大作用。一般可以全身运动为主，对于局部截肢或伴有脑血管病的患者，还应配合相应的局部运动和功能锻炼。

4. 循序渐进，逐渐加大运动量。在运动锻炼开始时，运动量要小，随着患者机体功能的改善，运动量可逐渐加大。达到应有的强度后，就可维持在此水平坚持锻炼。应防止突然加大和无限加大运动量，以免发生身体损害。特别是长期卧床者，要恢复原来的体力活动，一般需要经过相当长的一段时间。

5. 持之以恒，长期坚持。运动对肿瘤的康复有利，但亦并非一日之功，只有长期坚持才能收到预期的效果。

6. 骨转移患者运动要注意骨折风险，建议在医生指导下进行适当运动。

7. 卧床不起或瘫痪的患者，可依靠家属和医护人员按摩其肢体，协助翻身。患者也要尝试自行伸展四肢，防治关节僵直与肌肉萎缩。

8. 不宜进行运动锻炼的情况有：患者出现病情变化或合并其他并发症，如上呼吸道感染、发热、腹泻等。放、化疗患者出现血象异常，如白细胞、血小板降低，有出血倾向等。

四、情志管理

恶性肿瘤一旦确诊，患者往往认为得了"不治之症"而丧失治疗的信心，终日处于恐惧、失望、沮丧之中，情绪变得焦虑、愤怒、绝望，甚至产生自杀的念头。肿瘤造成患者营养不良，产生恶病质和沉重的心理负担。因此，在常规治疗的同时，应注意观察患者的心理活动，做好整体护理。帮助患者树立生活的信心，避免精神紧张、情绪过激，保持开朗、乐观的良好心境，帮助患者克服焦虑、恐惧、悲伤、失望等不良心理。要树立与肿瘤做斗争的信心，做好自我心理放松，积极配合治疗。实践表明，有心理准备，有承受力，性格开朗，有战胜癌症信心的患者，其机体免疫状况均能得到提高，对治疗的承受力、对治疗的反应较好，相应的远期疗效也较好。

鼓励患者广泛培养兴趣爱好，积极参加各种公益活动和文体活动，开阔眼界，放松心情，锻炼身体，提高机体免疫力。积极参加社区组织的唱歌、跳舞、诗歌朗诵等活动，在患者身体条件许可的情况下，可参加登山、旅游等活动，增加人际交往，帮助患者增添生活乐趣，保持心情乐观、开朗。

运用中医情志护理的方法，对患者进行适当的心理调护，改善不良心境。中医情志护理的方法有：以情胜情法、移情法、解惑法、暗示法、顺情从欲法等。

相关链接

1. 恶性肿瘤的三级预防　国际抗癌联盟认为，1/3 的癌症是可以预防的，1/3 的癌症如能早期诊断是可以治愈的，1/3 的癌症可以减轻痛苦，延长生命。据此提出了恶性肿瘤的三级预防概念。

（1）一级预防：一级预防是消除或减少可能致癌的因素，防止癌症的发生。约80%的癌症与环境和生活习惯有关，改善生活习惯（如戒烟），注意环境保护较为重要。近年来的免疫预防和化学预防均属于一级预防，如乙型肝炎疫苗的大规模接种，选择性环氧化酶2（COX－2）抑制剂对结直肠腺瘤进行化学预防等。

（2）二级预防：二级预防是指癌症一旦发生，如何在早期阶段发现并予以及时治疗。对高发区和高危人群定期检查，一方面从中发现癌前病变并及时治疗，另一方面尽可能发现较早期的恶性肿瘤进行治疗，可获得较好的治疗效果。

（3）三级预防：三级预防是治疗后的康复，提高生存质量，减轻痛苦，延长生命，包括各种姑息治疗和对症治疗。对癌痛的治疗，WHO 提出三级止痛方案，基本原则为：由非吗啡类药物过渡到吗啡类药物。由小剂量开始，根据止痛效果逐步增加剂量；以口服为主，无效时直肠给药，最后注射给药；定期给药。

2. 远离致癌食物　2013年全国肿瘤登记中心调查显示，与膳食和营养因素相关的癌症占30%以上。有专家指出，癌症发病与饮食的关系日益密切。根据全国肿瘤登记中心的调查数据，中国医学科学院肿瘤医院公布了致癌食物黑名单，其中包括：①腌制食品含致癌物二甲基亚硝酸铵。②烧烤食品含强致癌物，如烤鸭、烤羊肉串等。③熏制食品等易患癌。④油炸食品含致癌物多环芳烃。⑤霉变食品含致癌物黄曲霉素。⑥隔夜熟白菜和酸菜、反复烧开的水会产生亚硝酸盐，在体内会转化为致癌的亚硝酸铵。

（吴巧玲　张广清）

第九节　冠心病的管理模式与实践

近年来，冠心病占全国死亡人数的10%～20%，占心血管病死亡人数的1/3～2/3，严重危害人民群众的身心健康。然而，与此形成强烈反差的是民众防治知识的严重缺乏，存在着许多错误观念和知识误区。因此，建立冠心病慢病管理体系，旨在通过疾病管理提高冠心病的知晓率、治疗率和控制率，减少各种并发症的发生。

【定义】

冠心病全称冠状动脉粥样硬化性心脏病（CHD），是冠状动脉血管发生动脉粥样硬化病变而引起血管腔狭窄或阻塞，造成心肌缺血、缺氧或坏死而导致的心脏病，包括无症状心肌缺血（隐匿性冠心病）、心绞痛、心肌梗死、缺血性心脏病、猝死。其中，不稳定型心绞痛、急性心肌梗死及缺血性的心脏性猝死统称急性冠状动脉综合征。另外，冠状动脉的其他病变，如炎症、栓塞、结缔组织病、创伤、先天性畸形、感染等，亦可引起血管阻塞性心脏病，虽不属于冠心病范畴，但可参考冠心病诊治。

中医学认为，本病属"胸痹""心痛""真心痛"等范畴。系由脏腑虚损，阴阳失调，气血逆乱所致。从病理变化而言，有痰阻、血瘀、寒凝、气滞等特点，这些均可导致心脏脉络狭窄，血运不畅，瘀血阻滞，痹阻不通，发为本病。

【高危因素的管理】

一、不可干预高危因素

不可干预高危因素包括年龄、性别、遗传等。

1. 年龄　有研究表明，随着年龄的增长，血管内皮的结构和功能发生改变，这种改变导致血管内膜增厚、斑块形成、血栓形成，是冠心病的一个重要危险因素。

2. 性别　女性冠心病发病年龄可能要比男性晚约 10 年，绝经期前女性发病率明显低于男性，绝经期以后女性发病率明显升高，接近甚至超过男性。

3. 遗传　冠心病是否为遗传性疾病，目前还不是一个十分明确的概念，但国内外大量流行病学研究结果表明，冠心病发病具有明显的家族性。父母一方患冠心病者，其子女患病率为双亲正常者的 2 倍；父母均患冠心病者，其子女患病率为双亲正常者的 4 倍；若双亲在年轻时均患冠心病者，其近亲患病的机会可 5 倍于无这种情况的家庭。

二、可干预高危因素及管理

可干预高危因素如超重和肥胖、血脂代谢异常、糖代谢异常、高血压、吸烟、缺乏运动等，是我国人群发生冠心病的重要危险因素，亦是慢病管理的重点。

（一）超重和肥胖

肥胖是导致冠心病的独立危险因子之一。超重和肥胖者与正常体重者相比，冠心病发病和死亡的相对危险度为 1.5～2 倍，人体内的脂肪细胞可分泌 C 反应蛋白（CRP）、瘦素、脂联素、抵抗素、肿瘤坏死因子 α（TNF $-\alpha$）、白细胞介素 6（IL－6）等多种细胞因子，肥胖患者出现上述细胞因子的分泌紊乱，导致动脉血管内皮细胞损伤，加重血管内皮细胞的炎症反应及氧化应激反应等，促进冠状动脉粥样硬化的形成。

［管理指导］

1. 控制体重。超重和肥胖者在 6～12 个月内应减轻体重 5%～10%，BMI 应维持在 18.5～23.9；腰围应控制在男性 ≤90cm，女 ≤85cm。每次就诊应评估 BMI 和腰围，鼓励患者通过体力活动，降低热量摄入以维持或降低体重。

2. 在饮食方面要遵循平衡膳食的原则，控制高热量食物（高脂肪食物、含糖饮料及酒类等）的摄入，适当控制主食（碳水化合物）量。

3. 在运动方面，规律的、中等强度的有氧运动是控制体重的有效方法。减重的速度因人而异，通常以每周减重 0.5～1kg 为宜。对于非药物措施减重效果不理想的重度肥胖患者，应在医生指导下使用减肥药物控制体重。

（二）血脂代谢异常

血脂代谢异常是动脉粥样硬化的启动因子。低密度脂蛋白（LDL - C）、甘油三酯（TG）等通过炎性作用损伤动脉血管内皮细胞，加剧动脉粥样硬化的炎症反应，通过上述多种途径启动和促进粥样动脉硬化的发生、发展。患者出现高脂血症时血液黏度往往增高，血液流动速度减慢，血脂容易附着浸润于血管内壁，血小板容易黏附聚集，加剧了动脉粥样硬化的形成。在血液脂质存在的所有形式中，只有高密度脂蛋白（HDL - C）被公认为具有抗冠状动脉粥样硬化的作用。有研究报道，HDL - C 每升高 1%，发生冠心病的危险率就降低 3%。

[**管理指导**] 维持健康的生活方式，减少饱和脂肪酸在总热量中的比例（＜7%）及反式脂肪酸和胆固醇的摄入（＜200mg/d）；增加植物固醇的摄入（2g/d）。增加身体活动并控制体重。如无禁忌证，即使入院时患者血脂无明显升高，亦应启动并坚持使用他汀类药物；如使用他汀类药物没有达到目标值或不能耐受，可用依折麦布、胆酸螯合剂和（或）烟酸。

（三）糖代谢异常

75%～80%冠心病患者中存在不同程度的糖代谢障碍。有研究发现，糖耐量异常时往往已经有明显的动脉粥样硬化改变，冠状动脉硬化改变是糖尿病常见的并发症。糖尿病患者与非糖尿病患者相比，冠心病的发病时间更早，症状重，进展快，血管病变复杂，动脉狭窄程度重，受累血管支数多，且糖尿病患者常容易同时存在周围神经系统病变，易发生糖尿病足等，若伴有外周动脉的病变，出现整个循环系统的损害，加重心脏负担，引起心脏结构和功能改变。其机制可能为高血糖导致血脂代谢紊乱，通过损伤血管内皮细胞，刺激内膜增生，促使凝血纤溶系统功能紊乱等一系列改变，导致动脉粥样硬化。

[**管理指导**] 冠心病患者应注意空腹血糖检测，必要时做口服葡萄糖耐量试验。指导并监督患者改变生活方式，包括严格的饮食控制和适当运动，无效者使用降糖药物；强化其他危险因素的控制，包括控制体重，控制血压和胆固醇的摄入，必要时与内分泌科合作管理糖尿病。

（四）高血压

炎症反应是高血压引起动脉粥样硬化的一个重要机制。血压是血液在流动过程中对血管壁产生的压力，高血压患者在血液流动过程中损伤血管内壁，促进局部血小板聚集，造成血栓形成，长期血压升高，导致动脉管壁增厚、硬化、狭窄。血栓的常见原因有内皮细胞的分离、血管营养不良、内皮破裂等。患者高血压病程越长，冠状动脉病变越重，越容易发生心肌梗死。研究表明，收缩压每增高 10mmHg，冠心病事件相对危险增加 36%，降压达标可以明显减少心血管事件的发生。

[**管理指导**] 根据需要接受健康生活方式指导，包括控制体重，增加体力活动，限量饮酒，减少钠盐摄入，增加新鲜蔬菜和水果的摄入，注意发现并纠正睡眠呼吸暂停。血压≥140/90mmHg 的患者开始给予降压治疗，首选 β 受体阻滞剂、ACEI 或 ARB，必要时加用其他降压药物。

（五）吸烟

吸烟是冠心病发生和发展的一个独立危险因素。吸烟可以导致冠状动脉内皮细胞功能紊乱，内皮炎症反应加重，动脉血栓形成及 LDL－C 氧化修饰，这与动脉粥样硬化的进展、内皮增厚及纤维化、动脉狭窄密切相关。有研究表明，与从未吸烟者相比，正在吸烟者发生非致命性心肌梗死的风险增加 2.95 倍。大量循证医学证据表明，被动吸烟也可加重动脉粥样硬化的发展。

[**管理指导**] 劝导每个吸烟者戒烟，评估戒烟意愿的程度，拟定戒烟计划，给予戒烟方法指导、心理支持和（或）戒烟药物治疗，定期随访。对所有吸烟者加强戒烟教育和行为指导，建议应用戒烟药物辅助戒烟，减少戒断症状。每次就诊时应对患者强调避免在工作时或在家中暴露于烟草环境。

（六）以静息为主的生活方式（缺乏运动）

以静息为主的生活方式是指不参加或极少参加体力劳动或锻炼，这些人往往是长时间的脑力劳动者。医学证实，体力活动缺乏是导致冠心病非常重要的独立危险因素，也是最容易改变但却能达到药物治疗不能达到的治疗效果。久坐不动的白领成为冠心病高发的潜在人群，其主要原因就是缺乏运动。

[**管理指导**] 适当参加体育锻炼，达到一定的运动量，能够有效延缓冠状动脉粥样硬化的速度，减少心肌梗死的再度复发，降低 25% 的心血管疾病死亡风险。对于冠心病患者，科学适度的运动锻炼能有效降低血糖、血脂，而且能够减肥，保持体重。另外，运动能够调节人的情绪，减少抑郁、焦虑等不良情绪。这些因素都有利于冠心病的康复。

【常见症状的管理】

冠心病患者根据临床表现分为无症状心肌缺血、心绞痛、心肌梗死、缺血性心脏病、猝死。大部分患者有临床症状，患者的临床表现主要与患者心肌缺血的严重程度有关，而后者取决于病变动脉的部位、程度、范围、狭窄或闭塞发生的速度及侧支循环的建立情况等。

一、无症状心肌缺血

部分冠心病患者无明显心肌缺血的症状，但是存在心肌缺血受损的表现，通过辅助检查可以发现异常，如出现心电图、心脏彩超的改变等，称为无症状心肌缺血。查体可以发现心律失常或心脏杂音等。

［管理指导］

1. 培养良好的生活习惯和行为方式，避免高盐、高脂肪、高蛋白饮食，以清淡而富含营养的食物为佳。选择自身喜欢的体育锻炼方式，并且可以根据自身身体状况进行适量的体育运动。戒烟限酒，不多饮浓茶及咖啡等。

2. 保持心情舒畅和乐观的生活态度，遇事心平气和，宽以待人，保持充足的睡眠，培养多种兴趣，避免剧烈的情绪波动，保持情绪稳定。

3. 积极避免冠心病的各种高危因素，如高血压患者进行积极的降压治疗，监测血压变化；糖尿病患者要严重执行降糖方案，监测血糖变化；高血脂患者，通过适量活动、低脂饮食，必要时药物降脂治疗等，使血脂达标。

4. 警惕冠心病相关症状，如胸闷、气短，心悸，心前区或胸骨后疼痛等。

二、心绞痛

心绞痛主要表现为胸骨后的压榨感、闷胀感，持续时间长短不等，疼痛可以放射到左侧肩部、下颌、咽喉部、背部等，也可放射到右臂。在情绪激动、饱餐等增加心肌耗氧情况下容易发作，休息和含服消心痛后可缓解。有时候心绞痛表现不典型，可表现为胸闷、气短，根据发作的特点常分为稳定型和不稳定型心绞痛。稳定型心绞痛是心绞痛反复发作的临床表现持续在 1 个月以上，而且每次发作的持续时间、发作次数、诱发疼痛的劳累程度基本相同，每次疼痛发作的性质和部位无改变，服用硝酸甘油等药物后也在大致相同的时间内症状缓解。不稳定型心绞痛与稳定性心绞痛相比，往往疼痛更剧烈，持续时间更长，较低的活动量就可诱发，静息时也可发作。不稳定型心绞痛常进一步发展为急性心肌梗死（AMI）。长期心肌缺血患者查体可见心脏增大、结构改变等体征，晚期可出现心功能不全的症状及体征。

[**管理指导**] 告诉患者如果采取有效的治疗与康复，可使心脏事件再发可能性减小，若一旦发生应积极处理：①休息与活动：停止正在从事的任何事情，立即坐下或平卧。②如果症状 1～2 分钟后没有缓解，立即舌下含服硝酸甘油 1 片（0.5mg）；若 3～5 分钟后症状不缓解或加重，再舌下含服 1 片，必要时 5 分钟后再含服 1 片。如经上述处理症状仍不缓解或不备有硝酸甘油，应马上拨打急救电话，就近就医。③心理护理：安慰患者，解除紧张不安情绪，以减少心肌耗氧量。④吸氧。⑤疼痛观察：评估患者疼痛的部位、性质、程度、持续时间，给予心电监测，描述疼痛发作时的心电图，严密监测心率、心律、血压变化，观察患者有无面色苍白、大汗、恶心、呕吐等。⑥减少或避免诱因：疼痛缓解后，与患者一起分析引起心绞痛发作的诱因，如过劳、情绪激动、寒冷刺激等。调节饮食，禁烟酒。保持排便通畅，切忌用力排便，以免诱发心绞痛。保持心境平和，改变焦躁易怒、争强好胜的性格。

三、心肌梗死

心肌梗死是指心肌缺血性坏死，在冠状动脉病变的基础上，发生冠状动脉血液供应急剧较少和中断，导致相应的心肌因持久而严重的缺血引起的坏死。临床表现常有持久的胸骨后剧烈疼痛、发热、休克、心力衰竭、心律失常等，应立即通过药物或手术等治疗措施改善心肌血液灌注，改善心肌供血、供氧，挽救濒临坏死的心肌，减小梗死面积，改善预后。常见的并发症有心律失常、心脏功能衰竭、心脏破裂、室壁瘤等。

[**管理指导**]

1. 饮食与休息　起病后 4～12 小时内给予流质饮食，以减轻胃扩张。随后过渡到低脂、低胆固醇、清淡饮食，提倡少量多餐。发病 12 小时内应绝对卧床休息，保持环境安静，限制探视，并告知患者和家属休息可以降低心肌耗氧和交感神经兴奋，有利于缓解疼痛，以取得合作。保持二便通畅。

2. 给氧　鼻导管给氧，氧流量 2～5L/min，以增加心肌氧的供应，减轻缺血和疼痛。

3. 心理疏导　疼痛发作时应有专人陪伴，允许患者表达内心感受，给予心理支持，鼓励患者树立战胜疾病的信心。简明扼要地解释疾病过程与治疗配合，说明不良情绪会增加心肌耗氧而不利于病情的控制。烦躁不安者可肌注地西泮使其镇静。

4. 止痛治疗　遵医嘱给予吗啡或哌替啶止痛，注意有无呼吸抑制等不良反应。给予硝酸酯类药物时应随时监测血压的变化，维持收缩压在 100mmHg 以上。

5. 溶栓治疗　询问患者是否有脑血管病病史，活动性出血和出血倾向、严重而未控制的高血压、近期大手术或外伤史，长期服用抗凝药（华法林）的用药史等溶栓禁忌证。

溶栓前先检查血常规、出凝血时间和血型。迅速建立静脉通路，遵医嘱应用溶栓药物。注意观察有无不良反应，如过敏反应、低血压、出血。

溶栓疗效观察：可根据以下指标间接判断溶栓是否成功：①胸痛 2 小时内基本消失。②心电图 ST 段 2 小时内回降 ＞ 50%。③ 2 小时内出现再灌注性心律失常。④血清 CK - MB 酶峰提前出现（14 小时内）。冠状动脉造影可直接判断冠状动脉是否再通。

6. 规范药物治疗　规范药物治疗对于心肌梗死患者是很重要的。心肌梗死患者，如果没有禁忌证，必须口服阿司匹林，而且终身服用。出院后的维持治疗也很重要。很多患者不重视出院的维持治疗，出院后就不再坚持用药，不注意纠正吸烟等不良生活习惯，血糖、血压、血脂控制不良等，会引起冠状动脉血管病变的加重，导致心肌重构，这样非常不利于心衰的预防。

7. 其他　患者要严格控制血压、血糖、血脂、体重，生活要有规律，心情愉快，有积极乐观的生活态度。

四、缺血性心脏病

缺血性心脏病的病理改变是心肌纤维化，是由于心肌的血液供应长期不足，引起心肌组织发生营养障碍和萎缩，或者大面积心肌梗死后，纤维组织增生所致。其临床表现是心脏逐渐扩大，常发生心律失常和心力衰竭。

[管理指导]

1. 严密心电监测，及时发现心率及心律的变化，监测电解质和酸碱平衡情况，准备好急救药物和抢救设备，如除颤仪、起搏器等，随时准备抢救。

2. 避免心力衰竭的诱发因素，如呼吸道感染、输液过快等。

3. 应选择高蛋白、低热量、高纤维素等易消化的食物，少食多餐。

4. 早期即应鼓励患者在床上做肢体活动，促进肢体血液循环。轻度心力衰竭者应避免剧烈活动，坚持适当的体力活动，如打太极拳等；中度心力衰竭者应限制日常活动量，可短距离散步、短时间练气功等；重度心力衰竭者应卧床休息。老年人心力衰竭时既要强调休息也要强调适量活动，以不引发胸闷、气短等症状为前提，避免长时间卧床引起压疮、静脉血栓形成等。

五、猝死

各种心脏病都可以导致猝死，但心脏病的猝死中一半以上为冠心病引起，及时的心肺复苏抢救至关重要。

[管理指导]

1. 心肺复苏。保持镇静，立即使患者去枕平卧，头偏向一侧；呼唤患者，判断其神志（摸主动脉搏动、判断呼吸）；开放气道，同时通知医生、同伴，立刻心前区叩击两至三次，并进行心肺复苏；吸氧，建立静脉通道，同时抢救车到位。

2. 床边心电监护，备齐除颤仪、气管插管设备、吸引器、输液泵及药品，遵医嘱用药，如急救"心三联"、5% 碳酸氢钠、2% 利多卡因、阿托品、氯化钙等。

3. 准备抽血进行动脉血气分析，并安慰家属，配合各项抢救，及时做好记录。

【常见并发症的管理】

冠心病患者由于在冠状动脉病变的基础上发生冠状动脉血供急剧减少或中断，使相应的心肌严重而持久地急性缺血导致心肌坏死，常可并发心律失常、心力衰竭。

一、心律失常

大部分冠心病患者都有心律失常，多发生在起病 1 ~ 2 天，24 小时内最多见。以室性心律失常最多，尤其是室性期前收缩，如频发（每分钟 5 次以上）、多对出现、短阵室速或呈 R – on – T 现象的室性期前收缩常为心室颤动的先兆。室颤是急性梗死早期，特别是入院前的主要死因。前壁心肌梗死易发生室性心律失常，下壁心肌梗死则易发生房室传导阻滞及窦性心动过缓。

[管理指导]

1. 保持环境安静，禁止嘈杂、喧哗等噪音刺激。指导患者衣着以宽松为宜，尤其对于伴有呼吸困难的患者。

2. 保证每日午睡，晚上不宜熬夜，如心跳快或早搏较多，应绝对卧床休息。另外，勿看紧张或有刺激性的电影电视，以防早搏发生。

3. 指导患者应根据心功能情况选择运动方式，切忌运动量过大。教会患者自我检测脉率，一般来说，运动时脉搏限于 104 ~ 120 次/分。运动时间最好在每天下午 15 时至傍晚 19 时之间进行，时间控制在 30 分钟至 1 小时为宜。

4. 保持情绪舒畅，避免精神刺激，学会减轻压力的方法。

5. 指导患者如发生黑蒙、晕厥等症状，应及时就诊。

二、心力衰竭

急性心肌梗死患者在起病最初几天内甚至在梗死演变期可发生心力衰竭，特别是左心衰竭。应密切观察患者有无呼吸困难、咳嗽、咳痰、尿少等表现，如有发生，则按心力衰竭进行护理，并指导患者进行自我管理。

[管理指导]

1. 教导患者和家属学会测量脉搏、血压、体重及记录尿量的方法，发放检测表格，让其必须随时记录测量的结果，以便病情跟踪。尿量和体重能够直接反映患者的病情，因此通过尿量和体重数据的追踪能够识别心力衰竭的症状，更好地预防和应对疾病的突发状况。

2. 根据患者的病情制定相应的运动计划，初始应进行一些速度比较缓慢的运动，主要为医疗步行、踏车、太极拳、太极剑、气功、医疗体操、慢跑等。运动训练在开始时宜为 5~10 分钟，每运动 2~4 分钟间隔休息 1 分钟，运动时间可逐渐延长，每次增加 1~2 分钟，直至 30~40 分钟。运动宜采用小强度，负荷的增加应缓慢。

3. 指导患者低盐饮食，避免食用腌、酱或味道重的食物。

4. 将自我护理的要点和注意事项编制成宣传册，发放给患者，以便其进行更加详细的了解和阅读，提高患者对慢性心力衰竭的认识，缓解焦虑、抑郁的心情，有助于保持良好的生活方式。

【常见检查的管理】

除注意患者的体态、身高、胖瘦、面容外，尚应注意其他一些重要内容，如心血管系统检查，特别是心脏大小、冠状动脉病变的证据，常见监测检查项目主要包括以下几个方面：

1. 心电图 心电图是诊断冠心病最简便、常用的方法。尤其是症状发作时，心电图是最重要的检查手段，还能够发现心律失常。心绞痛发作时 S-T 段异常压低；变异型心绞痛患者出现一过性 S-T 段抬高；不稳定型心绞痛多有明显的 S-T 段压低和 T 波倒置。心肌梗死时的心电图表现：①急性期有异常 Q 波、S-T 段抬高。②亚急性期仅有异常 Q 波和 T 波倒置（梗死后数天至数星期）。③慢性或陈旧性期（3~6 个月）仅有异常 Q 波。若 S-T 段抬高持续 6 个月以上，则有可能并发室壁瘤。若 T 波持久倒置，则称为陈旧性心肌梗死伴冠脉缺血。

2. 心电图负荷试验 心电图负荷试验包括运动负荷试验和药物负荷试验（如潘生丁、异丙肾上腺素试验等）。对于安静状态下无症状或症状很短难以捕捉的患者，可以通过运动或药物增加心脏的负荷而诱发心肌缺血，通过心电图记录到 ST-T 的变化而证实心肌缺血的存在。运动负荷试验最常用，结果阳性为异常。但是怀疑心肌梗死的患者禁用。

3. 动态心电图 动态心电图是一种可以长时间连续记录并分析在活动和安静状态下心电图变化的方法。此技术于 1947 年由 Holter 首先运用于监测电活动的研究，所以又称

Holter。该方法可以观察记录患者在日常生活状态下心电图的变化，如一过性心肌缺血导致的 ST – T 变化等，且无创、方便，患者容易接受。

4. 核素心肌显像　根据病史、心电图检查不能排除心绞痛，以及某些患者不能进行运动负荷试验时可做此项检查。核素心肌显像可以显示缺血区，明确缺血的部位和范围大小。结合运动负荷试验，则可提高检出率。

5. 超声心动图　超声心动图可以对心脏形态、结构、室壁运动及左心室功能进行检查，是目前最常用的检查手段之一。对室壁瘤、心腔内血栓、心脏破裂、乳头肌功能等有重要的诊断价值。但是，其准确性与检查者的经验关系密切。

6. 血液学检查　通常需要采血测定血脂、血糖等指标，评估是否存在冠心病的危险因素。心肌损伤标志物是急性心肌梗死诊断和鉴别诊断的重要手段之一。

（1）起病 24 ~ 48 小时后白细胞计数增高，中性粒细胞增多，嗜酸性粒细胞减少或消失，红细胞沉降率增快，C 反应蛋白均可持续 1 ~ 3 周。

（2）血清心肌坏死标记物增高：①肌红蛋白是心肌梗死早期诊断的良好指标。起病 2 小时内升高，12 小时达高峰，24 ~ 48 小时恢复正常。②肌钙蛋白 I（cTnI）或肌钙蛋白 T（cTnT）：是更具有心脏特异性的标记物，在发病 3 ~ 4 小时即可升高，11 ~ 24 小时达高峰，7 ~ 10 天恢复正常，对心肌梗死的早期诊断和发病后较晚就诊的患者均有意义。③肌酸激酶同工酶（CK – MB）：诊断的特异性较高，在起病后 4 小时内增高，16 ~ 24 小时达高峰，3 ~ 4 天恢复正常，其增高的程度能较准确地反映梗死的范围，高峰出现时间是否提前有助于判断溶栓治疗是否成功。④肌酸磷酸激酶（CK 或 CPK）：在起病 6 小时内升高，24 小时达高峰，3 ~ 4 天恢复正常。⑤天门冬酸氨基转移酶（AST）：在起病 6 ~ 12 小时后升高，24 ~ 48 小时达高峰，3 ~ 6 天降至正常。⑥乳酸脱氢酶（LDH）：敏感性稍差，在起病 8 ~ 10 小时后升高，达到高峰时间在 2 ~ 3 天，持续 1 ~ 2 周才恢复正常。

肌红蛋白出现最早，敏感性强，特异性差；肌钙蛋白随后出现，特异性强，持续时间长；CK – MB 敏感性弱于肌钙蛋白，对早期诊断有重要价值。

7. 冠状动脉 CT　冠状动脉 CT 是一项无创、低危、快速的检查方法，已逐渐成为一项重要的冠心病早期筛查和随访手段。适用于：①不典型胸痛症状的患者，心电图、运动负荷试验或核素心肌显像等辅助检查不能确诊。②冠心病低风险患者的诊断。③可疑冠心病，但不能进行冠状动脉造影。④无症状的高危冠心病患者的筛查。⑤已知冠心病或介入及手术治疗后的随访。

8. 冠状动脉造影及血管内成像技术　是目前冠心病诊断的"金标准"，可以明确冠状动脉有无狭窄、狭窄的部位、程度、范围等，并可据此指导进一步治疗。血管内超声可以明确冠状动脉内的管壁形态及狭窄程度。光学相干断层成像（OCT）是一种高分辨率断层成像技术，可以更好地观察血管腔和血管壁的变化。左心室造影可对心功能进行评价。冠状动脉造影的主要指征为：①内科治疗下心绞痛仍较重者，明确动脉病变情况以考虑旁路移植手术。②胸痛似心绞痛而不能确诊者。

【常用药物的管理】

一、常用药物

1. 硝酸酯类 常用的有硝酸甘油、硝酸异山梨酯和单硝酸异山梨酯。硝酸甘油大剂量可出现直立性低血压及晕厥，冠状动脉灌注压过低，并可反射性兴奋交感神经，增加心率，加强心肌收缩性，耗氧量增加而加重心绞痛发作。容易发生耐药，因此使用该类药时要注意以下几点：

（1）避免大剂量用药和无间歇给药，预防耐药性的发生。

（2）舌下含服用药时患者尽可能取坐位，以免因头晕而摔倒。

（3）应慎用于血容量不足或收缩压低的患者，诱发低血压时可合并反常性心动过缓和心绞痛加重。

（4）肥厚梗阻型心肌病引起的心绞痛禁用。

（5）如果出现视力模糊或口干，应停药。剂量过大可引起剧烈头痛。

2. β受体阻滞剂 常用的有酒石酸美托洛尔、琥珀酸美托洛尔缓释片、富马酸比索洛尔片等。该类药物常见的副作用包括疲劳、肢体寒冷，并可引起糖代谢、脂质代谢紊乱。因此，使用该类药物时需注意以下几点：

（1）用药前心率低于55次/分或2度以上房室传导阻滞时，不用β受体阻滞剂。

（2）停用β受体阻滞剂可发生反跳现象，故在缺血性心脏病及高血压治疗中应逐渐停用。

（3）应用β受体阻滞剂后，若心率低于50次/分，应减量或停药。

（4）哮喘、慢性阻塞性肺疾病和周围血管疾病的患者禁用β受体阻滞剂，心功能不全、糖尿病、严重的血脂紊乱患者慎用。

3. 血管紧张素转换酶抑制剂（ACEI） 常见的有卡托普利、培哚普利、福辛普利、依那普利和雷米普利等。ACEI类和ARB类药物最常引起咳嗽，为无痰干咳，夜间为重，常影响睡眠。应指导患者及时向医生咨询可否减少药量或停药，若不能停用该类药物，则应在医生的指导下使用止咳药物。其他副作用包括首剂低血压反应和高钾血症，最严重而罕见的副作用为血管神经性水肿。因此，使用该类药物时需注意以下几点：

（1）伴有肾血管性高血压，尤其是双侧肾血管病变或孤立肾伴肾动脉狭窄者禁用。

（2）重度血容量减少，重度主动脉瓣、二尖瓣狭窄、缩窄性心包炎、重度充血性心力衰竭、肾功能不全时慎用或禁用。

（3）一般不与保钾利尿药合用，以免发生高钾血症，与噻嗪类利尿剂合用无须常规补钾。

4. 他汀类　常用的有阿托伐他汀钙片、辛伐他汀片等。他汀类药是用于治疗血脂异常的常用调脂药物，能够有效控制血脂。除此之外，他汀类药还具有改善血管内皮功能、抗氧化和抗炎等作用，对阻止动脉粥样硬化形成有所帮助。同时，他汀类药还能够降低外周动脉压。使用该类药时要注意以下几点：

（1）坚持长期用药。按照医嘱定时定量服药，不要随意减量和减少用药次数；要有恒心，坚持长期用药，只要没有显著副作用，就应天天坚持服药。

（2）与降压药同服。只有在有效降压的基础上，他汀类药才能有效发挥其效应并对血管实施保护，降低心脑血管事件的发生风险。

（3）他汀类药的不良反应有致死性横纹肌溶解，临床表现为肌肉疼痛、无力，患者若在服药期间发生不明原因的肌痛及肌无力现象，应注意他汀类药的致死性横纹肌溶解不良反应。及时去医院检查，以明确诊断。

5. 抗凝/抗血小板药　常用的有肝素或低分子肝素，口服有阿司匹林或氯吡格雷等。主要不良反应是自发性出血，长期应用可致骨质疏松和骨折，可通过胎盘屏障。使用时应注意以下几点：

（1）严密监测患者是否有出血倾向，如二便情况、牙龈、鼻黏膜是否容易出血；监测血药浓度。

（2）孕妇、哺乳期妇女及有出血倾向、血友病、血小板功能不全等血液病者禁用。

（3）用药轻度过量时停药即可，严重过量需用解救方法，如肝素过量可缓慢静脉注射硫酸鱼精蛋白解救。

（4）抗凝药单药单用，避免两种或两种以上联合使用，以免发生严重的并发症。

二、长期服药的自我管理

冠心病患者需要长期服药，有的甚至要终身服药，因此提高服药的依从性十分重要。患者应在医生的协助和指导下用药，不能擅自改药、停药，如果偶尔漏服 1 次应尽快补服，若离下次服药不足 4 小时，不要再补服，此时尽快与医师联系。外出或旅游时应准备充足的药品，以免断药。

应指导患者掌握用药时间、剂量、药物的作用机制及用药后可能出现的不良反应。服用降压药应从小剂量开始，逐渐加量，密切观察疗效，如血压下降过快，应调整药物剂量。在血压长期控制稳定后，可按医嘱逐渐减量，不得随意停药。服用他汀类药物时若随意停用，血管壁的斑块变得容易破裂，发生心梗/猝死的危险增加；坚持服用他汀类药物者比不用药者2年后心绞痛、心肌梗死、猝死人数减少40%。

选用经临床实验证实有效的药物治疗，未经临床试验证实有效的药物/保健品不仅不能抗动脉粥样硬化，降低心梗/猝死的发生危险，还有可能损害肝、肾功能。

三、药物的副作用管理

冠心病患者所服药物的种类很多，并且许多药物存在副作用。当遇到有特殊副作用的药物时，应提前告知患者，并指导其如何处理。如硝酸酯类药均容易引起体位性低血压，因此在服药期间，应注意从坐位起立或从平卧起身时，动作宜尽量缓慢，切忌骤然起立，站立行走不宜过久，刚服药后宜平卧休息，解大便应当采取坐位等，尤其是夜间起床上厕所时更应注意，以免因血压突然下降引起昏厥摔倒而发生意外。假如心绞痛频繁发作可选用长效硝酸酯，如消心痛等；对于发作时病情不稳定者，或新近发生心绞痛者，或在几天或几周内发作加重或增多的不稳定心绞痛者，则消心痛与心得安合用效果更好，但应注意哮喘及过敏性鼻炎患者忌用心得安；心得安有不同程度的中枢抑制作用，对高空作业人员、驾驶员、机械工人等应避免使用。含维生素的食物（如绿色蔬菜、蛋黄、猪肝等）将影响抗凝药物的作用，应保持摄入量的相对平衡，尽量避免应用增强或减弱抗凝作用的药物，如阿司匹林等。定期抽血监测国际标准化比值；自我观察有无出血副作用，如皮下瘀斑瘀点、血尿、便血等，出现异常及时就诊。

【生活方式的管理】

冠心病是老年人的常见病。患者在实施医疗诊治的同时，也应注意家庭的自我调养。

一、生活起居管理

生活起居应有规律，睡眠要充足，心境要平稳，不可大喜大悲、忧愁郁闷，避免过度劳累和精神紧张，在天气温差变化大的时候注重保暖。禁吸烟饮酒，肥胖者要减少食物的总热量，尽力减肥，用餐不宜过多，并通过适度体力活动、锻炼来减轻体重，力求达到较理想的体重标准。

掌握上午服药、下午锻炼的规律。冠心病的流行病学调查资料表明，由心肌缺血和致命性心律失常引起的心脏病急发率和猝死率，以上午6～12时最高。尤其是睡醒后最初3个小时内心脏最容易"闹事"。专家们称这段时间为冠心病发病的"清晨峰"。可利用这一生物节律掌握用药时间，每天服用1～2次能缓解发作症状的药物，最好在清晨和上午服用。心脏活动的节律也为冠心病患者选择锻炼时间提供了科学依据，即使在常规生活状态下，上午 6 ~ 12 时心脏仍易出现缺血损伤和心律失常。那么，在这段时间进行运动能加重心脏负荷，所以对心脏病患者来说，最适宜运动且相对安全的时间是下午。一般来说，冠心病患者应做力所能及的体育锻炼，如散步、体操、慢跑等，这样可增强心肺功能，增加冠状动脉血流和建立侧支循环。锻炼要循环渐进，持之以恒，切忌操之过急。

二、饮食营养管理

加强饮食调养，平日饮食宜清淡。尽量少食或避免食动物性脂肪、高胆固醇的食物，如肥肉、猪油、动物内脏、蛋黄、乳酪、黄油等；炒菜尽可能用植物油，盐、糖也应少吃；食物以素食及豆制品为主，即多食素菜、水果和豆制品类；蛋白质的补充可食瘦肉、鱼类和蛋类。

1. 饮食基本原则　参考高脂血症的管理模式与实践相关内容。

2. 膳食食谱举例

（1）"健心方"：以人参、三七、陈皮等为主，随证加减。

（2）羊肉汤：将鲜羊肉 500g 洗净放入锅中，加温水适量煮沸后改文火煮。肉七成熟时放入葱白 200g，盐适量，至肉熟时放入五香粉 2g 即可。肉汤同食。每周 2 次，连服 2 周。具有温阳强心、行气祛寒、止痛之功效。

（3）麦冬大枣粳米粥：将麦门冬 20g、大枣 15 枚、粳米 120g 放入锅中煮成粥。每日 2 次，连服 2 周。具有益气养阴、安神除烦之功效。

（4）桃仁红花粥：桃仁 15g，红花 10g，藕粉 100g，先煎桃仁、红花煎取药液 200mL，再加入藕粉搅拌即成。具有疏肝理气、活血化瘀等功效。

（5）百合粥：百合干研粉 30g，或新鲜百合 60g，冰糖适量，加入粳米 60g 煮粥，早晚服用。具有补益气血、滋养心阴之功效。

（6）黄芪山楂排骨汤：将排骨 500g 洗净，黄芪 30g，山楂少许，同放锅中，加适量温水，文火炖之。肉熟放盐适量，将表层油弃去，即可汤肉同食。2 日 1 次，连服 2 周。具有补益心气之功效。

三、运动管理

目前，运动不仅是健身手段，也是防病治病的措施，已获得医学界的肯定。通过有效强度的运动刺激，可改善血管内皮功能，稳定冠状动脉斑块，促进侧支循环建立，改善心功能，降低再住院率和死亡率，提高生活质量。缺乏运动可造成多种不良后果。随着肌纤维萎缩、肌肉力量下降和肌肉体积减小，肌肉氧化能力随之下降，最终导致运动耐量降低和体能明显下降，心动过速、体位性低血压和血栓栓塞风险也会增加。运动处方要根据患者的健康状况、体力和心血管功能状态，结合学习、工作、生活环境和运动喜好等个体化特点制定。

1. 运动频率 有氧运动每周 3 ~ 5 天，最好每周 7 天。抗阻运动、柔韧性运动每周 2 ~ 3 天，至少间隔 1 天。

2. 运动强度 在一定范围内随运动强度的增加，运动所获得的心血管健康或体能益处也增加。心血管健康或体能益处的最大运动强度阈值需通过运动负荷试验获得。

3. 运动形式 主要包括有氧运动和抗阻运动。有氧运动包括行走、慢跑、游泳和骑自行车等；抗阻运动包括静力训练和负重等。心脏康复中的运动形式虽然以有氧运动为主，但抗阻运动是必不可少的组成部分。

4. 运动时间 冠心病患者的最佳运动时间为每 30 ~ 60 分钟。对于刚发生心血管事件的患者，从每日 10 分钟开始，逐渐增加运动时间，最终达到每日 30 ~ 60 分钟的运动时间。

中医学有独特的运动疗法，如五禽戏、气功、导引、太极拳、八段锦等。中医学对运动不但强调调身即身形运动（包括运动的量、运动的时间、运动的频率等）对疾病的康复预防作用，要做到"形劳而不倦"，勿使过度，更强调调心、调息对整个身心平衡的调节作用，通过"静""动"结合的运动方式，调节自主神经功能，使血管收缩与舒张平衡，而且可以使患者的心理得到健康发展，最终达到"阴平阳秘，精神乃至"的最佳境界。

四、其他

1. 温水治疗 在左上肢局部温水浴，水温从 37℃ 开始，逐渐升至 42℃，使局部末梢血管和冠状动脉反射性扩张，改善冠脉循环。

2. 定期进行健康检查 特别注意有无高血压病、糖尿病等（包括高胆固醇血症或高甘油三酯血症）。这些疾病与冠心病的发生有密切关系，一旦发现应与医生密切配合，有针对性地选择药物进行治疗，以控制其发展。

【管理效果的评价】

1. 冠心病知晓率 是指冠心病患者中知道自己患冠心病的人数与患冠心病总人数之比。

计算公式：冠心病知晓率 = 被调查者中知道自己患冠心病的人数/社区中被调查的冠

心病患者数×100%

2. 管理覆盖率 是指社区卫生服务机构登记管理的冠心病患者人数在辖区冠心病患病总人数的比例。

计算公式：管理覆盖率＝登记管理冠心病患者数/辖区冠心病患病总人数×100%

辖区冠心病患病总人数为辖区 15 岁以上人口数乘以我市患病率 25% 计算。建立健康档案，每年至少进行 2 次随访的定为登记管理。

3. 规范管理率 是指实施分级规范管理的冠心病患者（进行药物及非药物治疗并定期随访的患者）人数占年初登记管理的冠心病患者人数的比例。

计算公式：规范管理率＝规范管理人数/年初登记管理人数×100%

4. 冠心病控制率 是指规范管理患者中血脂/血压/血糖个体评定等级为"优良"和"尚可"的冠心病患者人数占规范管理患者人数的比例。

计算公式：冠心病控制率＝（血脂/血压/血糖控制"优良"人数＋血脂/血压/血糖控制"尚可"人数）/规范管理人数×100%

5. 心肌梗死中死亡率 是指社区内心肌梗死死亡的人数与社区总人口数的比例。

计算公式：心肌梗死中死亡率＝社区心肌梗死中死亡的患者数/社区总人数×100%

6. 冠心病防治知识知晓率 是指社区居民中对冠心病防治知识了解掌握的比率。

计算公式：冠心病防治知识知晓率＝被调查社区居民冠心病防治知识正确人数/被调查总人数×100%

相关链接

1. 社区冠心病筛查管理

（1）机会性筛查：①在诊疗过程中，对到社区卫生服务中心（站）就诊者测量身高、体重、血压、血糖时，如发现 BMI 偏高，血压、血糖增高应登记，并嘱患者进一步检查确诊。②在各种可能利用的公共活动场所，如老年活动站、单位医务室、居委会血压测量站等随时测量身高、体重、血压，如发现 BMI 偏高、血压增高，应建议到社区卫生服务中心（站）进一步检查。

（2）重点人群筛查：①在各级医疗机构门诊 35 岁以上的首诊患者测量身高、体重、血压、血糖。②肥胖、高血压、糖尿病高危人群筛查。

（3）健康体检筛查：通过各类从业人员体检、单位健康体检等测量身高、体重、血压、血糖，如发现 BMI 偏高、血压增高、血糖偏高者，应建议进一步检查确诊。

（4）其他：建立健康档案，在基线调查、高血压筛查等工作中进行身高、体重、血压、血糖测量，发现患者；通过健康教育使患者或高危人群主动测量身高、体重、血压、血糖。

2. 社区冠心病患者的转诊管理

（1）转诊原则：确保患者的安全和有效治疗；减轻患者经济负担；最大限度地发挥基层医生和专科医生各自的优势和协同作用。

（2）转诊的条件与内容

1）社区初诊冠心病转出条件：①合并严重的临床情况或靶器官的损害。②患者年龄小于30岁且血压水平达3级；BMI >24；任意时间段血糖偏高。③怀疑继发性高血压的患者。④妊娠和哺乳期妇女。⑤可能有"白大衣高血压"的存在，偶发不明原因的胸部闷痛，需明确诊断者。⑥因诊断或调整治疗方案需要到上级医院进一步检查。

2）社区随诊冠心病转出条件：①按治疗方案用药2~3个月，血压仍不能达标。②血压控制平稳的患者，再度出现血压升高并难以控制者。③糖尿病患者，血糖控制不稳定者。④血压波动较大，临床处理有困难者。⑤随访过程中发现新的严重临床情况或靶器官损害。⑥患者服用治疗冠心病的药物后出现不能解释或难以处理的不良反应或合并症。⑦BMI >28，TC >6.22mmol/L，TG ≥2.26mmol/L，HDL – C、LDL – C、任意阶段的血糖值等指数未达标。

3）上级医院转回社区条件：①冠心病的诊断已明确。②治疗方案已确定。③冠心病及伴随临床情况已控制稳定。④冠心病诊断明确后，有手术指征患者完成手术并处于康复期。

3. 冠心病患者社区筛查

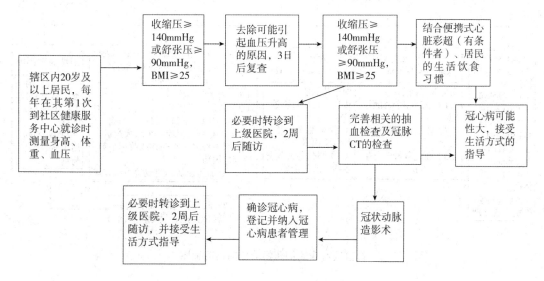

冠心病患者社区筛查流程图

4. 社区冠心病病例初诊

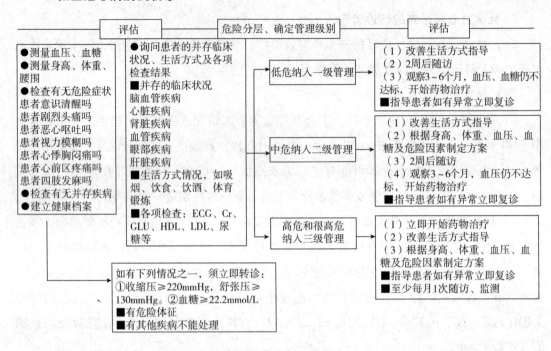

社区冠心病例初诊流程图

5. 社区冠心病病例药物治疗随访

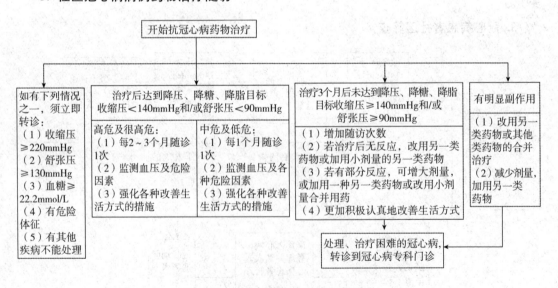

社区冠心病病例药物治疗随访流程图

6. 社区冠心病综合防治管理

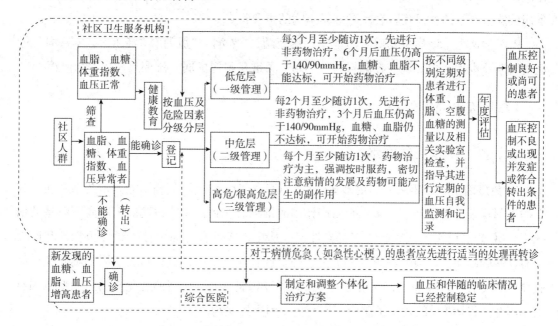

社区冠心病综合防治管理流程图

（林小丽　魏琳）

第十节　溃疡性结肠炎的管理模式与实践

溃疡性结肠炎（ulcerative colitis，UC）简称溃结，是以结肠、直肠黏膜广泛溃疡形成为病理特点的非特异性疾病。据统计，我国溃疡性结肠炎的发病率为11.6/10万，多为青壮年，给个人生活质量带来极大的影响。近年来随着人们生活水平的提高，饮食结构及社会节奏、生活方式的改变，溃疡性结肠炎在我国的发病率逐年上升，由于治愈难度大，复发率较高，病程长，反复发作，治疗上比较棘手，并与结肠癌的发病存在一定关系，已被WHO列为现代难治病之一，受到医学界的普遍重视，也成为当前中医药界消化领域所关注的热点问题。因此，医护人员应加强溃疡性结肠炎患者的管理，指导患者掌握相应的技巧来改变生活方式；患者亦应主动参与治疗的各项决策，学会自我管理疾病。

【定义】

溃疡性结肠炎（UC）又称为非特异性溃疡性结肠炎，其病变主要限于大肠黏膜及黏膜下层。临床表现为腹泻、黏液脓血便、腹痛及里急后重等。病情轻重不等，多呈反复发作的慢性病程。本病多见于 20～40 岁，亦可见于儿童或老年人。男女发病率无明显差别。本病可发生严重的并发症，轻重悬殊是本病的重要特点。

中医学认为，该病主要属于"泄泻"的范畴，"久痢""肠澼""滞下""休息痢"的病证均涉及本病。主要病变在脾胃与大小肠，关键是脾胃虚弱，湿邪致病，发为泄泻。

【高危因素的管理】

一、不可干预高危因素

1. 免疫因素　近年来人们更多地注意到 UC 的发病与机体免疫功能异常关系密切，其发病机制复杂，是多环节、多因素协同作用的结果。在目前 UC 的发病机制尚不清楚的情况下，UC 患者的个人或家族常有特异性疾病病史，或常合并原发性硬化性胆管炎和原发性胆汁性肝硬化、结节性红斑、关节炎、强直性脊柱炎、鹅口疮性口炎、眼葡萄膜炎、虹膜睫状体炎、红斑狼疮、胆管周围炎与血管炎等病变，而且病情的变化与肠道病变范围有关。因此，提示 UC 的发病机制中可能有免疫因素的参与。

2. 遗传因素　本病的血缘家庭发病率较高。据欧美文献统计，UC 患者的直系血缘亲属中，有 15%～30% 的人发病。此外，对双胞胎的研究表明，单合子比双合子更容易发病，提示本病的发生可能与遗传因素有关。

二、可干预高危因素及管理

（一）感染因素

溃疡性结肠炎是肠道炎症反应，与已知的一些微生物致病菌及其毒素，如沙门菌、志贺菌或阿米巴等引起的结肠炎的特点相似。但至今未确切证明哪一种病原微生物与本病病因有关。有人认为，感染因素促发了自身免疫反应，在细菌、真菌和病毒等多种因素中，目前的研究表明病毒的可能性较大。

[**管理指导**] 指导患者注意环境卫生和个人卫生；做到饭前、便后洗手，少吃生冷、隔夜、不易消化的食物，不吃坚硬及变质的食物，禁食酒类及辛辣、刺激性强的调味品。注意补充蛋白质及维生素，在日常饮食中选用一些易消化的优质蛋白质食品，如鱼、蛋、豆制品及富含维生素的新鲜蔬菜等。加强患者抵抗力，慢性肠炎伴有脱水时，应及时饮淡盐水补充水、盐。

（二）心理因素

美国著名的炎症肠病学家 Joseph Bkirsner 认为，心理因素不一定对溃结或克罗恩病的起病有重要作用，但心理因素在炎症性肠病的发展过程中、病变严重性及对治疗措施的反应中具有重要影响。精神障碍或有自主神经功能紊乱，引起肠道运动亢进、肌肉痉挛、组织性缺血、毛细血管通透性增高等，使血管收缩，最终导致肠壁炎症或溃疡形成。临床上不少患者也确有焦虑、紧张、出汗、失眠等症状。显然，上述心理社会因素改变了机体的生理免疫或内分泌平衡，加重了患者对疾病的不耐受性。

[**管理指导**] 向患者讲解心理因素与本病的关系，指导其保持情志舒畅，保证足够休息。休息对本病患者是很重要的，不能剧烈运动和过于劳累。患者在治疗期间必须充分的休息，减轻精神和身体上的压力，避免情志刺激，多与朋友聊天，寻找宣泄的出口；可利用焦虑抑郁量表评估患者的焦虑状态，对于过于焦虑紧张的患者，可指导其到心理科就诊。

【常见症状的管理】

溃疡性结肠炎的最初表现可有许多形式。腹泻是最常见的早期症状，其他症状有腹痛、便血、消化不良、恶心呕吐，继而引起贫血、低蛋白血症等；除了胃肠道的症状外，有些患者会有机体其他部位的症状，主要表现为关节炎、皮肤黏膜病变和眼部病变等肠外症状。

一、腹泻

初期症状较轻，腹泻每日次数不等，轻者 2~3 次，重者每 1~2 小时排便 1 次，甚至每日数次至 20 余次。本病腹泻的原因有：①结肠黏膜炎症，影响水分再吸收。②黏液细胞层受损时造成血清渗出与细胞外液进入结肠。③结肠的杯状细胞增加黏液分泌。

[**管理指导**]

1. 首先要排除是否因为饮食因素引起的腹泻，由于饮食不当、暴饮暴食，或食入生冷腐馊、秽浊不洁的食品引起的腹泻往往与胃肠黏膜的急性炎症有关，临床表现主要为起病急，恶心、呕吐频繁，剧烈腹痛，频繁腹泻，多为水样便，可含有未消化食物，少量黏液甚至血液等。注意鉴别，指导患者注意饮食卫生，少量多餐，不吃生冷变质过期食物。

2. 腹泻时卧床休息以减少肠蠕动，减少体力消耗。建议患者少渣饮食，同时应注意腹部保暖，多饮水；限制脂肪和纤维素，腹泻常伴有脂肪吸收不良，严重者伴有脂肪泻。因此，膳食脂肪量要限制，在腹泻时不宜吃多油食品及油炸食品，烹调各种菜肴应尽量少油并经常采用蒸、煮、炖等方法。避免使用含刺激性和纤维高的食物，如辛辣食物、白薯、萝卜、生蔬菜、水果及刺激性的葱、姜、蒜和粗杂粮、干豆类等。

3. 因患者长期腹泻，肛门易发生感染、黏膜溃破等，应做好肛周皮肤的清洁，每次便后用软纸轻擦肛门，用温水清洗或用温水坐浴，保持会阴部及肛周皮肤的清洁干燥，皮肤未破损者可用赛肤润或爽身粉外涂进行保护，若有皮损则可在肛门周围涂造口护肤粉等以保护局部皮肤，并促进破溃处愈合。

4. 腹泻时间过长会导致脱水，改变身体的电解质平衡，最后可能有致命危险。因此，指导患者注意脱水症状的观察，如有无乏力、口渴、皮肤黏膜干燥、弹性减低等症状。

5. 指导患者注意观察自身进食和消耗的情况，判断能否有足够的摄入来补充消耗。患者应在医护人员指导下口服止泻药并补充电解质，如口服补液盐或饮用糖盐水等。

6. 严重腹泻者可短期使用抗蠕动止泻剂如易蒙停，禁用吗啡类麻醉剂。另外，可参照营养指标评分表和体液平衡量表，记录患者每日补液量和进食量及排尿、排便量，分析比较体液平衡。另外，还可通过每 2 周测 1 次患者的体重来评价其营养状况。

二、便血

便血是本病的主要临床表现之一，便血的多少也是衡量病情轻重的指标，黏液血便、血便、水样便、黏液便、稀便等粪便性状的异常极为常见，有时全为黏液脓血或血水而无粪质，部分病例仅表现为便血，出血量可达 2000mL。尤其是血性黏液便几乎成为本病所有活动期患者的必有症状，也常常是轻型患者的唯一表现。

[管理指导]

1. 应教会患者观察、记录粪便的性质、颜色及次数，告知必要时如何留取标本送检。

2. 必须禁止喝酒和吃辣椒等辛辣刺激性食物。

3. 患者便血时应注意判断自身是否发生头晕、心悸、冷汗、面色苍白、脉搏细速等失血性休克的表现，如有应立即启用应急预案，如采取平卧位或中凹位，注意保暖，致电求救等。确保如厕环境的安全性，便后注意预防跌倒，跌倒或晕倒后应懂得如何正确应对及立即采取紧急求救措施。

4. 长期便血容易引起缺铁性贫血，患者应有意识地进行食疗。

5. 根据患者粪便情况可以观察病情的好坏，将粪便的形状和性状变化情况制作成图表，通俗易懂，这样便于患者积极地参与其中，更加及时地了解自身病情变化。

三、腹痛

溃疡性结肠炎患者腹痛多局限在左下腹或下腹部，常为隐痛或绞痛。轻症者亦可无腹痛。腹痛常有规律性，腹痛－便意－便后缓解，多呈痉挛性痛，一般只为轻度或中度；若为全腹痛、压痛、反跳痛、肠鸣音减弱，为中毒性结肠扩张或胃肠道穿孔的先兆，应高度重视。

[管理指导]

1. 指导患者要排除因饮食不当，暴饮暴食，或食入生冷腐馊、秽浊不洁的食品引起的腹痛。

2. 患者应注意观察腹痛发生的部位、持续的时间、腹痛的性质及规律、是否有放射痛、缓解的因素等，以协助医护人员鉴别诊断。仔细辨别腹痛的部位以考虑其所属脏器而鉴别病位，根据腹痛的性状及伴随症状辨别病种。一般最早出现的腹痛位置，或压痛最明显的部位，大多为病变所在处。

3. 不要随意口服止痛药，禁用解痉剂及镇静剂，以免掩盖病情，给医生诊断带来假象。

4. 指导患者辨别全腹痛、压痛及反跳痛、板状腹等胃肠道穿孔或腹膜炎的特异性症状，一旦发现应立即急诊就医。因此，当患者急性腹痛时，家属不要不知所措，而要采取正确的早期处理措施并尽快到医院就医。

四、消化不良、恶心呕吐

溃疡性结肠炎患者的消化道症状还可表现为消化不良、恶心呕吐等。

[管理指导]

1. 指导患者保持身心健康，减少压力对消化系统的影响；进行促进消化的运动，如饭后散步帮助食物消化，可以适当多喝热姜茶。消化不良者应忌烟酒及辛辣刺激性食物，忌胀气不消化食物。

2. 发生恶心、呕吐时应指导患者学会评估恶心、呕吐发生的频率、持续时间和严重程度。患者应记录每日进食的食物种类及数量，争取列出患者能耐受的食物处方。如果营养严重失调且不能经口进食者，医护人员应教给其应用肠内或肠外营养支持。

3. 指导患者及其家属，帮助患者采取正确体位以免引起呛咳和误吸。要注意记录呕吐物的性质、颜色、量，发现异常及时就医。做好生活护理，特别是口腔护理。

五、贫血

贫血是指人体外周血中红细胞容积的减少，低于正常范围下限的一种常见的临床症状。由于红细胞容积测定较复杂，临床上常用血红蛋白（Hb）浓度来代替。根据国内调查资料，在沿海和平原地区，成年男性 Hb < 120g/L，成年女性（非妊娠）Hb < 110g/L，孕妇 Hb < 100g/L 即为贫血。临床表现为面色苍白，伴有头昏、乏力、心悸、气急等症状。

[管理指导]

1. 告知患者注意观察贫血症状并定期检查红细胞及血红蛋白，要正确认识疾病。

2. 轻度贫血不必服用"补血药"，可以在食物中增添一些含铁的辅助食品加以纠正。向患者列举补血饮食清单，介绍含铁丰富的食物，如猪肝、瘦肉、蛋黄、绿叶蔬菜、土豆等。用餐时不要饮用咖啡、可乐、可可与葡萄酒。

3. 贫血严重患者按医嘱服用铁剂，在服用铁剂时，或在平时的饮食之中，应当经常吃一些富含维生素C的食物，也可多吃一些黑豆、胡萝卜、菠菜、龙眼肉等。便血量大，血红蛋白在 90g/L 以下和持续出血不止者应考虑输血。另外需要注意的是，贫血者最好不要喝茶，茶会阻碍铁的吸收。缺铁性贫血的患者，以及正在服用补铁药物的患者，都不宜喝牛奶。牛奶和一些中和胃酸的药物也会阻碍铁的吸收。

六、关节炎

溃疡性结肠炎并发关节炎在 11.5% 左右，且常与眼部及皮肤特异性损害的并发症同时存在。其特点是多在肠炎病变的严重阶段并发，以大关节受累多见，且常为单个关节病变，表现为关节肿胀、滑膜积液，而骨质无损害。

[管理指导] 关节炎的主要疗法是非药物治疗。其首选方法是要实施正确的生活方式，掌握相关的健康知识。指导患者关节炎急性发作时，减少关节负重及运动，不可使关节受潮、受凉，最好卧床休息，有利于关节炎症消退；必要时辅助药物治疗，如果关节局部发热，需要局部冷（冰）敷。关节炎间歇期，需要适当锻炼，但不能增加关节的负重及磨损，不然适得其反，会加重关节炎症。

七、皮肤黏膜病变

溃疡性结肠炎的皮肤黏膜病变以结节性红斑较为多见，发生率为 4.7% ~6.2%。其他如多发性脓肿、局限性脓肿、脓疱性坏疽、多形性红斑等。口腔黏膜顽固性溃疡亦不少见，有时为鹅口疮，治疗效果不佳。

[管理指导] 指导患者进行口腔护理，保持口腔的清洁卫生，如出现口唇及口腔黏膜糜烂，可自行用 5% 碳酸氢钠漱口，必要时每日含漱 2~3 次；口周皮肤干裂者涂清鱼肝油保护。禁食鱼、虾、牛奶等易过敏的食物，防止发生再过敏而诱发皮疹。

八、眼部病变

溃疡性结肠炎会并发虹膜炎、虹膜睫状体炎、葡萄膜炎、角膜溃疡、眼色素层炎。以虹膜炎最多见，发病率为 5% ~10%。

[**管理指导**] 指导患者注意眼部护理，用棉签蘸生理盐水清洗眼部，注意清除分泌物、脱落的痂皮及睫毛，然后用利福平、托百士或更昔洛韦滴眼液滴眼，交替使用，每日 2 ~ 3 次。一旦发生虹膜炎，愈早治疗，疾病就愈早痊愈，发生并发症的可能性就愈低。对于不明原因的发红、不适或视力丧失迹象，不管其症状多么轻微，都应立即到医院就诊。

【常见并发症的管理】

一、结肠中毒性扩张

结肠中毒性扩张又称中毒性巨结肠，是严重的并发症。多发生于急性暴发型和严重型患者，发生率为 1.6% ~ 2.5%，病死率可高达 20% ~ 30%。患者出现严重腹痛、便次骤增至数十次，血水样便，若腹部 X 线平片示横结肠腔径大于 6cm 则可诊断。患者还可表现为体温 >38.6℃，心率 >120 次/分，血白细胞明显增高，同时伴有意识障碍、血压降低、脱水和电解质紊乱。

[**管理指导**]

1. 指导患者辨别结肠中毒性扩张。与患者表现为腹痛、腹胀及压痛、反跳痛，肠鸣音减弱、消失等，应立即前往医院抽血检查，并行腹部 X 线检查。

2. 抽血检查可见白细胞明显增高，并有低血钾、贫血与低蛋白血症。X 线平片可见肠腔增大，可达 6cm 以上。

3. 指导患者及其家属警惕有无出现四肢软弱无力、软瘫、腱反射迟钝或消失、神志淡漠、目光呆滞、嗜睡、恶心、呕吐、腹胀、心悸、心律失常等低钾表现。当血清钾浓度 <3.5mmol/L 时应意识到体内低钾，日常生活中可食用含钾高的食物和药物，如香蕉、橘子、西瓜等，注意监测血压及尿量。

4. 由于缺血坏死，可引起溃疡穿孔并发急性弥漫性腹膜炎，患者表现为全腹痛，甚至出现板状腹，压痛及反跳痛明显，一旦发生以上症状应立即前往急诊就诊。

5. 结肠中毒性扩张的致病原因及诱因与炎症波及肠道肌层及肌间神经丛、钡剂灌肠、缺钾，或应用抗胆碱药物、可待因或麻醉剂等有关，指导患者积极避免诱因，及时的内科治疗与早期行结肠切除术可能会降低病死率。

二、肠穿孔

溃疡性结肠炎肠穿孔的发生率为 1.8% 左右，病死率 50%，多在结肠中毒性扩张或慢性肠狭窄的基础上发生。大量使用抗胆碱药物、高压灌肠、乙状结肠或纤维结肠镜检查，易诱发穿孔，引起弥漫性腹膜炎，X 检查可见膈下游离气体。

［管理指导］

1. 指导患者应积极避免以上诱因，在医护人员为其治疗及用药时，应告知医护人员目前的情况及注意事项，避免用药不当及操作不当诱发穿孔。

2. 指导患者辨别肠穿孔的临床表现，一旦出现应立即去医院就诊。不可与胃肠炎混淆或带有侥幸心理延误病情。溃疡突然穿孔时，患者顿觉穿孔部位剧痛难忍，呈刀割样，并伴有恶心、呕吐；当胃肠内容物弥散全腹时，则引起全腹性剧痛。穿孔初期，由于剧烈的疼痛刺激，可导致休克，患者面色苍白、四肢发凉、出冷汗、脉速、血压下降、呼吸短促等。一旦发现疑似穿孔症状应立即禁食并就诊。

三、结肠大出血

溃疡性结肠炎出现结肠大出血的发生率为 1.1%～4%，患者中约有 50% 合并结肠中毒性扩张。所以，当溃疡性结肠炎出现大出血时，应怀疑结肠中毒性扩张的存在。出血的主要原因为溃疡侵及血管导致破裂及低凝血酶原血症，主要表现为便血量增多及低血压休克等。

［管理指导］

1. 指导患者定期复查血红蛋白、红细胞数、红细胞压积、血尿素氮、电解质和肝功能及出凝血时间等，如有异常应坚持治疗，包括输血治疗等。

2. 结肠大出血患者表现为便血量增多、心率加快、脉搏细速、血压下降、面色苍白、四肢湿冷等低血压休克症状，患者异常紧张，此时患者应立即卧床休息，取中凹位或平卧位，并启动紧急求助系统，尽快送院处理，注意记录黑便或便血次数、数量，以便向医护人员提供正确信息。

【常见检查的管理】

一、常见监测检查项目

溃疡性结肠炎常见监测检查项目主要包括以下几个方面：

1. 实验室检查　包括血常规和血沉、生化检验项目、自身抗体、肝肾功能、出凝血功能、C 反应蛋白（CRP）、大便常规＋隐血和培养检查、抗中性粒细胞胞浆抗体（ANCA）、抗结肠黏膜细胞抗体、抗酿酒酵母菌抗体、免疫学检查等。

2. 影像学检查

（1）X 线检查：包括腹部 X 线平片检查、钡剂灌肠检查、选择性肠系膜上或下动脉血管造影。

1）腹部 X 线平片：在临床上已很少应用腹部 X 线平片诊断溃疡性结肠炎，其最重要的价值在于诊断结肠中毒性扩张。结肠中毒性扩张患者应每隔 12～24 小时做 1 次腹部 X 线平片检查，以监测病情变化。X 线表现为结肠横径超过 5.5cm，轮廓可不规则，可出现"指压迹"征。

注意事项：指导患者在拍片前 3 天，不宜用 X 线显影的药物，如含铁、碘、钡钙等制剂，以及不易溶化的药物。有条件患者检查前两天服用活性炭片，用来吸附肠道内的气体。检查前 1 天晚上患者服用番泻叶，帮助排便。检查当天早晨禁食，尽量排空大便。

2）钡剂灌肠检查：钡剂灌肠检查是溃疡性结肠炎诊断的主要手段之一，但 X 线检查对轻型或早期病例的诊断帮助不大。

注意事项：急性期一般不宜做钡剂检查；特别注意的是重度溃疡性结肠炎在做钡剂灌肠时，有诱发肠扩张与穿孔的可能。临床上静止期可做钡剂灌肠检查，以判断近端结肠病变。指导患者检查前两天食流质饮食，如粥汤、面汤、鱼汤、菜汤，禁食牛奶、西瓜。检查前 1 天晚 8 时服泻药，检查当日空腹，尽量解清大便，请家属陪同。

3）选择性肠系膜上或下动脉血管造影：血管造影可使病变部位的细小血管显影，对本病的诊断可提供有力帮助。典型表现可见肠壁动脉影像有中断、狭窄及扩张，静脉像早期则显示高度浓染，而毛细血管像显示中度浓染。

（3）CT 和 MRI 检查：以往 CT 很少用于肠道疾病的诊断，而近几年随着技术的提高，CT 可模拟内镜的影像学改变用于溃疡性结肠炎的诊断。CT 可显示溃疡性结肠炎的并发症，如肠穿孔。但 CT 所示肠壁增厚为非特异性改变，且不能发现肠黏膜的轻微病变和浅表溃疡，对溃疡性结肠炎的诊断存在一定的局限性。

MRI 检查费用昂贵，对肠道疾病诊断效果差，但在诊断溃疡性结肠炎的肠腔外病变和并发症方面可能有一定价值。

3. 结肠镜检查　结肠镜检查是诊断溃疡性结肠炎最重要的手段之一，既可直接观察结肠黏膜的变化，可确定病变的基本特征和范围，又能进行活组织检查。因此，可大大提高诊断溃疡性结肠炎的准确率，对本病的诊断有重要价值。此外，在溃疡性结肠炎癌变监测过程中也起着十分重要的作用。

注意事项：病变严重并怀疑将穿孔、中毒性结肠扩张、腹膜炎或伴有其他急腹症时，应列为结肠镜检查的禁忌证。检查前应注意检查凝血机制（出凝血时间及血小板计数），停服抗凝剂、阿司匹林类药物至少 1 周以上；术前按照医嘱服用泻药及禁饮食，术后如有剧烈腹痛、便血，应及时返院就诊。

二、监测及检查频率

监测及检查频率主要根据自身情况和疾病状态或遵医生指导执行。慢性溃疡性结肠炎患者应定期回医院复诊，检查频率根据病情及分型、分度有不同的要求。对于血常规和生化检验项目，如轻度患者可 3 ~ 6 个月复查 1 次，中度患者病情稳定可 1 个月复查 1 次，病情不稳定者需 1 ~ 2 周复查 1 次，如有病情变化或加重应随时就诊。重度患者（暴发型患者）应住院观察，密切注意有无结肠中毒性扩张、胃肠道穿孔或肠外症状的发生。病情稳定患者可 1 ~ 2 年进行 1 次结肠镜检查。患者应与医生密切配合，做好各项治疗和预防措施，若检查结果异常，应按照医生的规定定期复诊。教会溃疡性结肠炎患者对检查结果进行简单的分析，从各项数值中大致判断身体状况，并咨询医护人员以获得帮助。

【常用药物的管理】

溃疡性结肠炎患者需要长期服药，因此提高服药的依从性十分重要。应指导患者掌握用药时间、剂量、药物的作用机制及用药后可能出现的不良反应。长期服药患者应建立自我作息时间，遵从服药时间与饮食的规定，当日常作息不稳定时，应强调有家属的提醒和支持。患者也可根据自身情况使用一些服药小技巧，如设服药备忘录，将服药时间、方法、注意事项记录下来，做好自我监护。

一、水杨酸类药物

这类药物最常用的是柳氮磺胺吡啶，口服后需要人体肠内细菌的帮助才能分解为 5 - 氨基水杨酸发挥治疗作用，但是分解的另一种药物成分磺胺吡啶则对肝脏可能会有损害，因此服用该类药物的患者不要同时服用抗生素，并且每月定期检查肝功能（转氨酶）。柳氮磺胺吡啶主要用于炎症性肠病，即克罗恩病和溃疡性结肠炎，是溃疡性结肠炎的一线用药。副作用一般可分为两大类：一类是可以预期的，与剂量有关，如恶心、头痛、呕吐、乏力、溶血性贫血、正铁血红蛋白尿。另一类为变态反应性，是不可预期的，如皮疹、再生障碍性贫血、自身免疫性溶血等。这些不可预期的副作用多发生于用药后早期。用药后最初几周的密切监护、追随检查很重要，患者会出现恶心、呕吐、胃纳减退、腹泻、头痛、乏力等，一般症状轻微，不影响继续用药，容易与溃疡性结肠炎的消化道症状混淆，患者应学会分辨是疾病本身症状还是药物副作用引起，注意观察症状的出现或加重与服药有无直接关系。

注意事项：①建议餐后服用，以减少对胃肠道的刺激。如出现胃肠道刺激症状，除强调餐后服药外，也可分成小量多次服用，甚至每小时服用1次，使症状减轻。②需增加喝水量。这源于柳氮磺胺吡啶对泌尿系统有损害，尿液中的磺胺一旦结晶析出，可出现结晶尿、血尿、尿痛和尿闭等症状。因此，嘱患者服药期间要多饮水，每日2000~2500mL，防止引起尿结晶。建议定期去医院进行尿液检查。③不可与甲氨蝶呤同时服用。两药有协同作用，建议间隔半小时服用。④对生育系统的影响：柳氮磺胺吡啶长期服用会影响精子活力，导致可逆性不育，停药后可恢复。⑤服用超过1周可能有过敏反应。服用柳氮磺胺吡啶会出现过敏反应，药热和皮疹多发生于用药后的5~10天或是7~9天，可能会出现多形性红斑或是剥脱性皮炎，剥脱性皮炎严重者可致死。建议服用1周的患者到医院随访。⑥定期检查血常规。因长期用药会出现血液系统反应，抑制骨髓造血，导致白细胞减少症、血小板减少症，甚至发生再生障碍性贫血，虽然发生率极低，但可致死。⑦对磺胺类、水杨酸类过敏者禁用，孕妇和哺乳妇女慎用或禁用，肝功能受损者避免使用。

二、糖皮质激素

糖皮质激素可抑制炎症及免疫反应，缓解毒性症状，近期有效率可达90%。一般适用于水杨酸类治疗无效、重症急性发作期或暴发型病例。长期大剂量使用糖皮质激素会诱发或加剧胃、十二指肠溃疡，诱发或加重感染，诱发高血压和动脉粥样硬化，诱发或加重糖尿病，诱发癫痫或精神病发作及出现骨质疏松、肌肉萎缩、伤口愈合迟缓等，亦可诱发医源性肾上腺皮质功能亢进（表现为满月脸、水牛背、皮肤变薄、多毛、水肿、低血钾、高血压、糖尿病等）。

注意事项：①要按医嘱服用，切不可自行停药或减药，避免因停用激素过快造成复发，还可能出现皮质功能不足、激素停药综合征和症状反跳等。临床护理中发现部分患者在疾病状态下维持自身健康的能力很低，缺乏溃疡性结肠炎的基本知识和技能，对溃疡性结肠炎并发症带来的严重不良影响缺乏充分认识，导致不能有效地遵循医嘱，使病情反复。告知患者切不可自行减量或停服，不良反应严重时应咨询医生是否停药、减量或换药，或者应用其他药物减轻不良反应症状。②注意有无水钠潴留，如颜面及下肢水肿。③可加用钙剂，以防止骨质疏松引起外伤。④注意有无胃出血等消化道症状，观察大便的情况，并进行潜血试验。

三、免疫调节剂

这类药物包括硫唑嘌呤、6-巯基嘌呤（6-MP）、环孢霉素等，药物通过抑制机体的免疫系统来控制炎症的继续发展。免疫调节剂适用于对氨基水杨酸类药物和糖皮质激素使用无效或部分有效的患者，也是目前维持治疗最好的药物之一。它也可用于减轻或消除患者对糖皮质激素的依赖。当患者对其他药物无反应时，免疫调节剂可能对疾病的缓解起作用。该类药物一般服用 3 个月左右开始起效，但本类药物毒性大，副作用多，特别是对骨髓的抑制明显，部分患者易出现白细胞降低，故使用时必须慎重。

注意事项：①用药过程中应定期监测血象，严密观察白细胞的改变，当白细胞数减少至 $5 \times 10^9/L$ 以下，宜减半服用，白细胞数减至 $3 \times 10^9/L$ 以下者应停药。②一般疗程半年至 2 年。免疫调节剂对本病的疗效尚未确定，在动物模型中还表明有致癌作用。因此，这类药不是常规使用的药物，只有在其他治疗无效的情况下，才可使用。

【生活方式的管理】

一、生活起居管理

患者要做到生活有规律，按时进餐、睡眠和服药是溃疡性结肠炎治疗的基本保证。患者应当清楚认识到起居不规律、不遵医嘱用药，往往使病情迁延、缓解期缩短，这是反复发作的主要因素，必须加以克服。由于溃疡性结肠炎是慢性疾病，治疗时间长，加之不易治愈，因而仅靠药物治疗是不够的。为减少用药量，防止病情加重，避免反复发作，还必须充分认识到自我护理的重要性，并在日常生活中进行调理，从而获得较高的生活质量。

《素问·举痛论》曰："劳则气耗"，中医学还认为"久卧伤气"，这些都说明劳逸过度均可损伤脾胃，使脾胃虚弱。因此，对病情较重的溃疡性结肠炎患者，如暴发型、急性发作和严重慢性型患者，应绝对卧床休息，保持病室安静、通风。病情较轻时，建议患者积极参加适宜的体育锻炼，如打太极拳、快步走等；注意劳逸结合，不可太过劳累，生活规律，保证休息和睡眠，避免劳累而导致复发。

其次，指导患者要尽量避免受凉，减少上呼吸道感染的概率。溃疡性结肠炎患者对于冷温敏感，容易受凉而诱发上呼吸道感染或其他病毒感染性疾病，可使患者抵抗力下降，促进病情复发。因此，患者要随天气变化注意增减衣物，特别是寒冷地区的患者应加强保暖。

二、饮食营养管理

溃疡性结肠炎的病情与饮食有着密切的关系，许多患者常因饮食不当使病情加重，以致病情反复发作，迁延不愈。做好患者的饮食调护，对溃疡性结肠炎的治疗具有事半功倍的效果。

1. 饮食基本原则　溃疡性结肠炎患者因长期慢性腹泻，出现吸收障碍，导致水和电解质的失衡，多患有营养不良、消瘦、乏力。饮食总的原则是高热量、高蛋白、高维生素、少油少渣膳食。腹泻常伴有脂肪吸收不良，严重者伴有脂肪泻。因此，膳食脂肪量要限制，应选用少油的食物和少油的烹调方法。避免食用刺激性和纤维高的食物，如辛辣食物、白薯、萝卜、芹菜、生蔬菜、水果，以及带刺激性的葱、姜、蒜和粗杂粮、干豆类等。

2. 膳食安排

（1）急性发作或手术前后采用流食或少渣半流食。必须禁用蔬菜、水果。可将膳食制成菜汤、菜泥、果汁、果泥、果冻等食用。少渣半流食是选用含优质蛋白的鱼肉、瘦肉、蛋类制成软而少油的食物，如余鱼丸、芙蓉粥、鸡丝龙须面及面包类。

（2）对病情严重不能口服者可用管饲要素膳或静脉营养支持，待营养状况改善后逐渐增加口服自然食物的量。

（3）中医学认为，溃疡性结肠炎主要病变在于脾胃与大小肠，初起多由脾胃虚弱所致，日久不愈或反复发作则引起脾肾阳虚。其病机是以脾胃虚弱或脾肾两虚为本，其标在肠，故健脾补肾是原则。病情有虚实寒热之分，食物也有寒热、温凉、补泻之别，食物和性味应逆于疾病性质，如虚证应补益，实证应疏利，应注意忌食能够加重病情的食物。

（4）腹泻严重患者应禁食，保证足够的饮水量。可服用一些理肠止泻品，如山药、大枣、乌梅等，必要时禁食，静脉输注营养物质。

（5）便血患者，可进食一些藕片、莲子等具有收敛止血功效的食物。

（6）大便溏者常吃黄芪粥、扁豆米仁羹，莲子、山药、扁豆以健脾益气，忌黏腻之品。

（7）五更泻者，常食黄芪、山药、扁豆、粟米等粥羹以健脾益胃。可食用附子煨羊肉、金樱子粥等，汤菜中适当加入肉桂粉、胡椒粉、干姜粉等，有温煦脾胃的作用。

（8）结肠炎症大多导致乳糖不耐，应少喝牛奶。吸烟对肠道亦有刺激作用，应禁烟。

（9）在饮食调养过程中，患者及家属要善于观察食物对患者的影响，哪种食物效果好，哪些食物患者食后感到不适或有过敏反应，应及时总结经验，不断摸索适合患者的饮食，可以做饮食日志。

3. 膳食食谱举例

（1）健脾止泻糕：鲜山药250g，赤小豆150g，芡实米30g，白扁豆20g，茯苓20g，乌梅4枚，果料及白糖适量。赤小豆制成豆沙加适量白糖。茯苓、白扁豆、芡实米共研成细末，加少量水蒸熟；鲜山药去皮蒸熟，共拌匀成泥状。在盘中放一层食材泥、一层豆沙，六七层后，在上层点缀适量果料及乌梅碎，上锅再蒸，白糖熬成浓汁，浇在蒸熟的糕上。分食之。有健脾止泻之功。

（2）百合粥：芡实、百合各60g。上两味放入米粥内同煮成粥，主治脾虚泄泻。

（3）曲米粥：神曲 10～15g，捣碎，煎取药汁去渣，加入洗净的粳米，煮粥，分 2 次服用。可健脾胃、助消化，适用于溃疡性结肠炎缓解期。

（4）白术膏：白术 50g，山药 100g，冰糖适量。先将山药烘干研成细粉备用，白术加清水煎 3 次；将 3 次药液倒在一起，再煎蒸发水分，至黏稠时加入山药粉、冰糖熬成膏，冷却后贮于玻璃瓶中备用。每日 3 次，每次 2 汤匙。可脾胃双补、益气升阳，适用于脾胃虚弱的慢性泄泻、溃疡性结肠炎等的辅助治疗。

（5）乌梅蜂蜜膏：乌梅 500g，蜂蜜 1000g。先将乌梅 500g 用冷水泡发去核，加适量水，煎煮至稠膏状，兑入蜂蜜，煮沸后停火，冷却后贮于玻璃瓶中备用。每次 10～20mL，每日 2 次，连用 10 天，温开水冲服。适用于脾胃虚弱型结肠炎。

（6）荔枝山药莲子粥：干荔枝肉 50g，山药、莲子各 10g，粳米 50g，将前 3 味捣碎，加水适量煎至烂熟时，加米入锅煮成粥，经常服食，每日晚餐服食。可补脾益肾。

（7）枣蔻煨肘：猪肘 1000g，红枣 60g，豆蔻 10g，冰糖 80g。猪肘刮洗干净，放在沸水锅内去腥味，捞出。红枣洗净，豆蔻拍破，装入干净的纱布袋内，扎紧袋口待用。在砂锅内放上猪肘，加清水，用武火烧沸后撇去浮沫，加冰糖、红枣、红豆蔻，烧 1 小时，转为文火煨约 2 小时使猪肘熟烂，取出豆蔻不用，起锅装盆即成。经常食用，补脾和胃，适用于腹泻后营养失调者。

三、运动管理

医护人员应指导患者从小运动量开始，使机体在康复运动的过程中逐步适应，逐步提高，切不可操之过急，以防出现运动性伤害。同时，为安全起见，运动时要随时密切观察机体的反应，如出现任何不良反应，或调整计划或暂停锻炼，以免病情加重或出现反复。但在能够保证安全的前提下，则要鼓励患者完成每次的基本练习。最适宜的运动是太极拳，可选择二十四式简化太极拳。其次，患者可选择散步、快步走等强度不大的运动。同时，根据患者的身体反应情况，随时适当调整，鼓励患者不间断地进行一些日常基本生活活动练习。暴发型、急性发作和严重慢性型患者，应卧床休息。

四、情志管理

情志管理对于溃疡性结肠炎患者至关重要。从理论上讲，溃疡性结肠炎与精神因素之间关系密切，精神异常或情绪波动可构成其病因或诱因之一。从长期的临床观察中可以清楚地看出，患者心态和情绪的波动对溃疡性结肠炎的影响十分明显。当精神受创，如生气、发怒、急躁，或不良心态，如多忧、多虑、焦虑、抑郁或感到治疗无望时，往往会使本已稳定的病情再度复发，并且复发后多有便血。反过来又使得情绪和心态更加不稳定，甚至两者间构成恶性循环。因此，积极调整心态，稳定情绪对病情改善是非常关键的。患者要努力去做，以乐观、平稳的心态看待生活，对待疾病，促进病情向好的方向发展。可以采取多种形式对患者进行引导。

1. 介绍同类患者治愈的经验，让患者认识到不良的心理状态不利于疾病的治愈，树立战胜疾病的信心，必要时指导患者到心理科就诊。

2. 针对患者及其家属开展健康教育讲座或者心理辅导，使患者认识到情志管理对疾病转归的重要影响。

3. 安排生活态度积极向上的患者现身说法，介绍其调节心态的方法及其健康的生活方式。鼓励患者从事生活中力所能及的事情，使自身的价值得到体现。

此外，许多中医情志管理方法亦值得借鉴，如行为传情法、疏导移情法、以情胜情法等。

五、中医特色疗法

1. 穴位贴敷

原理：穴位敷贴结合药物对穴位及经络的刺激作用而达到局部治疗整体起效的目的。

作用：健脾和胃、理肠止泻、温肾助阳、疏肝散结、行气导滞等。

适应证：适用于溃疡性结肠炎各种证型引起泄泻、腹痛的患者。

2. 穴位注射疗法

原理：针刺及药物对穴位的渗透刺激作用与药物的药理作用相结合，发挥综合效能，以增强机体免疫作用。

作用：调和气血、扶正祛邪，提高机体抵抗力。

适应证：适用于溃疡性结肠炎脾胃虚弱、纳呆等患者。

3. 中药灌肠

原理：通过灌肠可以让中药直达病所，同时也起到局部冲洗清洁作用。中药灌肠一方面可使药物直接作用于肠壁，充分接触病灶，提高病变部位的血药浓度，使药物被迅速吸收，充分发挥药物的局部治疗作用；另一方面，药物经肠壁吸收后，大部分可避开肝脏进入体循环，对全身发挥治疗作用；亦可避免或减少消化液、消化酶等对药物的影响和破坏，减轻药物对胃肠道的刺激（参见本节相关链接：自助灌肠的相关管理）。

作用：清热除湿、凉血解毒、活血化瘀、祛腐生肌、调和气血等。

适应证：适用于溃疡性结肠炎各种证型引起泄泻、腹痛等。

【管理效果的评价】

一、常规的疗效评价

常规的疗效评价包括理化指标及临床症状评价，常用的理化指标包括血常规、生化检验项目、肝肾功能、出凝血功能、大便常规＋隐血和培养检查等。

二、生活质量评估

主要采用 SF－36 健康调查量表进行评估。

三、营养状况评价

对溃疡性结肠炎患者进行营养评估非常重要，可全面衡量患者的营养状况，了解患者疾病状态对其摄食及营养利用的概况。评估的内容可采用较简便的主观综合评估方法进行（参见本节附表）。

此外，营养状况评价方法还包括：人体测量（体重指数、肱三头肌皮褶厚度和上臂肌围）、生化指标（包括血清蛋白、转铁蛋白、前白蛋白及血清胆固醇）、SGA 评分。

四、其他方面评价

评估患者的心理状况，采用自评抑郁量表。此外，还可调查患者满意度、复诊率及随访率等，以进一步评价管理效果。

附表

营养状况主观综合评估内容表

标准	正常	中度营养不良	严重营养不良
1. 体重下降（最近 6 个月内）	＜5%	5%～10%	10%
2. 膳食摄入	达到正常标准量	70%～90% 正常标准量	＜70% 标准量
3. 胃肠道症状（厌食、恶心，无呕吐、腹泻）	间歇有	每天有，＞2 周	
4. 体力情况	正常工作、学习	下降	卧床
5. 病变情况	不活动	介于活动与不活动之间	急性活动
6. 皮下脂肪（三头肌与腋中线皮褶）	正常	下降	明显下降
7. 肌肉质块（四头肌、三角肌）	正常	下降	明显下降
8. 下坠性水肿	无	轻	明显
9. 腹水	无	轻	明显

相关链接

1. 溃疡性结肠炎的外科治疗管理 国内资料表明，约46%的溃疡性结肠炎患者呈慢性复发型，17%为慢性持续型。溃疡性结肠炎的治疗以内科为主，仅少数病例需要外科干预。由于手术并发症较多，术后生活质量较差，因此手术较为慎重。

（1）溃疡性结肠炎的手术治疗适应证：①结肠穿孔或将穿孔。②大量便血。③结肠中毒性扩张。④暴发型重症病例，经内科治疗5～7天无效，病情急剧恶化。⑤慢性反复发作，内科治疗效果不佳，难以维持正常生活和工作。⑥全结肠型病例，结肠已成为纤维狭窄管状物，失去其正常功能。⑦有局部合并症，如梗阻、狭窄、肠瘘等。⑧已发生或可疑发生癌变。⑨有严重的肠外并发症，如关节炎、皮肤黏膜病变、结膜炎、硬化性胆管炎等。⑩青少年患者出现生长发育障碍。

（2）溃疡性结肠炎的手术方式：溃疡性结肠炎急诊手术的目的是控制病情恶化，挽救生命。可选用的方法有：结肠大部分切除，回肠及乙状结肠造口；回肠断端造口及横结肠或乙状结肠造口；回肠断端造口。经急诊手术者，待患者病情稳定，一般情况完善后，应行择期根治性手术。溃疡性结肠炎择期根治性手术目的是彻底治愈溃疡性结肠炎，可选术式有以下几种：乙状结肠直肠切除，结肠肛管吻合；全结肠直肠切除、回肠造口；全结肠直肠切除、回肠贮袋造口；全结肠切除、回直肠吻合；全结肠直肠切除、回肛吻合（IAA）；全结肠直肠切除、回肠贮袋肛管吻合（IPAA）。

2. 自助灌肠的相关管理 中药灌肠治疗溃疡性结肠炎效果显著，操作简单，减少或避免各种并发症的发生，减轻患者因长期用药产生药物不良反应的心理负担，故值得推荐使用。但对于重度、有并发症的患者，需配合中西医结合全身给药，综合治疗。

（1）医护人员通过各种教育方式，如讲解、示范及观看视频，发放小册子和流程图等对患者及其家属进行药物灌肠的示范，并对患者进行操作评价，务必在出院前患者能自己准确进行保留灌肠的操作。患者出院后可电话随访或家庭随访，以评估患者操作的准确性和有效性。

（2）自助保留灌肠如操作不当，会带来不良后果，甚至严重的并发症，如肛直肠损伤、肠穿孔等。同时自助灌肠治疗期间，由于肛管的反复刺激，容易引起肛门周围水肿，灌肠治疗后出现少量肠鸣、矢气属正常情况，若患者因此而感觉腹部不适，可用热水袋裹干毛巾温敷脐下小腹。指导患者正确操作，切忌强行插管导致肠穿孔。

（周坚 陈佩仪）

第十一节　颈椎病的管理模式与实践

颈椎病（cervical spondylosis）是困扰现代人的慢性疾病，影响着患者的身体健康和生活质量。由于病理机制的不同，颈椎病临床表现较为复杂，症状呈多元化，以颈肩背痛、颈项僵硬、手臂麻木、运动感觉反射障碍、头晕、头痛、恶心、多汗、交感神经刺激或麻痹等为主要临床表现，严重影响患者的工作、学习和生活，危害患者的身心健康。在现代社会，随着生活和工作方式的改变，颈椎病有广泛化和年轻化的趋势，WHO 公布的《全球十大顽症》中颈椎病被列为世界第二大顽症。

目前在临床上，对于颈椎病的治疗方法很多，效果差异性较大，"重治疗、轻调护"是临床治疗的一个缺陷。"容易反复，缠绵难愈"是颈椎病的发病特点，而治疗后的健康调护、有效护理就成为提高治疗效果、预防疾病反复发作的重要手段。

【定义】

颈椎病是指因颈椎间盘退变及其继发性病理改变刺激或压迫其邻近组织如神经根、脊髓、椎动脉、交感神经等，出现相应临床症状和体征的一种疾病，临床上主要可分为颈型、神经根型、脊髓型、椎动脉型及交感型，临床多以神经根型颈椎病多见。

从中医学角度，颈椎病多属于中医"痹证""痿证""痉证"和"眩晕"等范畴。本病的病因和发展与体质有关，与个人的生活和工作环境、劳损、外伤等有密切的关系。主要由风寒湿邪乘虚袭入人体，引起气血运行不畅，经络阻滞，日久痰浊瘀血阻于经络，深入关节，缠绵难愈而成。

【高危因素的管理】

一、不可干预高危因素

1. 颈椎的先天性畸形　如先天性椎体融合、颅底凹陷等，临床较为少见。

2. 代谢因素　各种原因造成人体代谢失常，特别是钙、磷代谢和激素代谢失调。

3. 发育性椎管狭窄　在颈椎侧位 X 线片上，C3 到 C6 任何一个椎节，椎管的中矢状径与椎体的中矢状径的比值如果小于或等于 0.75，即诊断为发育性颈椎管狭窄。在同样的外伤情况下，由于发育性椎管狭窄的存在，更容易发生脊髓损伤。

4. 后纵韧带骨化　颈椎的后纵韧带发生骨化，占据椎管内容积，从而压迫脊髓和神经根，产生肢体的感觉和运动障碍，可作为颈椎病发病的一个独立因素，亦可作为一个独立疾病存在。

二、可干预高危因素及管理

（一）颈椎扭挫伤

当颈部突然扭动，或扛重物，或攀高等用力过猛，可使颈部筋肉受到过度牵拉而发生扭挫伤。快速行驶中的车辆骤然刹车，会使乘客头颈猛然前屈，而后又后伸、后仰，轻者造成肌肉、筋膜、韧带的拉伤，严重者超过颈生理活动极限可引起颈部韧带断裂，颈椎间盘向后突出，形成脊髓受压。

[**管理指导**] 防止外伤是预防脊柱退行性变的有效措施，一旦发生外伤，要及时检查和彻底治疗，除治疗软组织损伤外，还要及时治疗颈椎小关节错位，以防止发展成为颈椎病。告知患者在坐车时勿打瞌睡，以免急刹车造成颈椎挥鞭性损伤；青少年运动时要重视运动前的预备活动，以防止造成运动损伤。

（二）慢性损伤

颈肩部软组织慢性劳损，是发生颈椎病的病理基础，生活中的不良姿势是形成慢性劳损的主要原因之一，可导致椎间盘的退变，促进小关节的增生，从而造成重要组织的压迫而发生颈椎病。

[**管理指导**] 纠正日常生活中不良的习惯体位、工作姿势，不适当的体育活动，对预防颈椎病有十分重要的意义。不在看小说、看电视时，把头靠在床栏杆上或沙发扶手上，造成屈颈、屈背、扭腰等，使脊柱椎间韧带损伤而使该段脊柱失稳。进行俯卧撑锻炼时，不能只将头扭向一边，容易发生颈椎扭伤，颈轴侧弯，会出现头昏、头痛和眼、耳、鼻喉等症状。长时间伏案工作时要定时休息，活动颈椎，防止颈肌劳损。

（三）咽喉部炎症

咽喉部或颈部有急、慢性炎症时，易诱发颈肩综合征或使症状加重。主要原因是局部的炎性改变可直接刺激邻近肌肉和韧带，或是通过丰富的淋巴系统使炎症扩散，以致颈部肌张力低下，韧带松弛和椎关节内外失衡，破坏了椎体间的稳定性。

[**管理指导**] 患者感冒时要及时治疗咽部疾患，彻底消炎、消肿，防止炎症的扩散。平时多锻炼身体，提高机体免疫力，减少外感的发生。

（四）颈椎骨折

高处重物坠落砸伤，高处坠下或跌倒，急刹车或撞车可导致颈椎骨折。

[**管理指导**] 颈椎骨折的早期急救是减少病死率、致残率及二次损伤的重要措施。对于有明确外伤的患者，如果有头颈部外伤，现场急救时，应按照颈椎损伤来处理。及时正确戴颈围，搬运过程中注意防止二次损伤。搬运伤者时至少 3 人，先将患者双上肢放于胸前，双下肢伸直并拢，必须 1 人稳托患者下颌和枕骨，不可将头部托起或旋扭，1 人托肩腰部，1 人托髋部及双下肢，3 人同时搬运，保持脊柱呈一直线。伤者取平卧位，头颈部垫薄枕，两边放沙袋制动。

【常见症状的管理】

颈椎病的临床表现较为复杂，不同类型可表现不同症状。颈型主要表现为颈部的颈肩背酸胀、疼痛、僵硬等不适感。神经根型因颈丛和臂丛神经受压，造成颈项、肩胛上背、上胸壁、肩臂和手部放射性麻木、疼痛无力和肌肉萎缩，感觉异常。脊髓型因颈脊髓受压而缺血、变性，导致脊髓传导障碍，造成四肢无力，走路有踩棉花感、不稳，大小便障碍等。椎动脉型因钩椎关节退变、增生而压迫椎动脉，造成头晕、耳鸣、记忆力减退。交感神经型因颈交感神经受压，表现为交感神经兴奋或抑制症状，如心律失常、顽固性头痛、眼痛、视物模糊、肢体发凉、出汗障碍等。

一、颈肩部疼痛

颈肩部疼痛以青壮年多见，常因长时间低头工作而加重，休息后可缓解或自愈，可反复发作。症状多以颈肩背酸胀、疼痛、僵硬，不能做点头、仰头及头颈部旋转活动，呈斜颈姿势为主。患者回头时，颈部与躯干共同旋转。

[**管理指导**] 指导患者卧床休息，颈部制动，枕头高度以舒适为度，局部做好保暖，勿做急转及大幅度颈部运动。行床边颈椎牵引时，注意颈椎保持向前轻度前屈 15°。协助患者揉按风池、风府、阿是穴、肩井穴各 2 分钟，每日 2 次。教会患者进行颈椎保健操，做前屈、后伸、左右侧屈、左右旋转、扩胸摇肩、四方抗力等颈部运动。中频治疗仪进行痛点治疗，可放松肌肉，解除肌肉血管痉挛，改善组织血液循环。

二、上肢放射痛与麻木

主要为颈神经根性疼痛，有颈神经根分布区域（上肢）的感觉异常，如麻木、痛觉过敏等。患者开始发病多为颈肩疼痛，然后在短期内加重，并向一侧上肢或双上肢放射传导，放射疼痛范围根据受压部位的不同而表现在相应的支配区域。常因劳累和感寒加重或复发。

[**管理指导**] 做好心理护理，患者由于颈肩部、手臂麻木，伴感觉运动障碍，影响生活质量，易产生焦虑不安及悲观情绪。因此，应加强心理护理，减少焦虑。卧床休息，行床边枕颌布袋牵引，重量 3~6kg，牵引角度以抬高头部颈椎前屈位为宜。牵引时注意患者有无头昏、头后发麻、颈背部疲劳等感觉。观察疼痛部位及肢体麻木无力的变化，及时评估疼痛等级。疼痛时先拔火罐，后中药热熨，热熨时用力要轻，速度可稍快，随着药袋温度的降低，力量可增大，同时速度减慢；药袋温度过低时，可更换药袋，注意以不烫伤皮肤为度。

三、四肢无力，行走不稳

表现为肢体麻痹、拘紧，手足笨拙无力，上肢不能做精细动作，握力差，下肢乏力，步态不稳，易跌倒，走路有踩棉花感，胸腹部有束带感等。轻者影响生活，重者造成瘫痪。

[**管理指导**] 定时评估患者四肢肌力、排便情况。患者戴颈围制动，减少颈部活动，注意观察患者四肢感觉活动情况，做好安全防护，行走时有人看护，防止跌倒。勿使用热水袋及熏蒸，防止烫伤。协助患者做好生活照顾，定时为患者按摩四肢肌群及被动活动四肢关节，卧床时使用足垫防止发生垂足。可采取热敏灸，在百会、风池、颈夹脊、百劳、大椎穴附近寻找热敏点进行艾灸，每日 1 次，每次 0.5 小时，以起到温经散寒、行气通络的作用。排尿困难时，艾灸关元、气海，针刺中极、三阴交等穴位；排便困难时，采用肛门指扩疗法、手指穴位叩击疗法，或使用益气补肾、滋阴、温肾、壮骨益肾等中药，以达到益气养血、补益肝肾、通经活络的治疗目的。

四、头晕

颈椎关节退变、增生而压迫椎动脉，致使椎动脉、脊髓前动脉、脊髓后动脉供血不足，造成头晕、耳鸣、记忆力减退、猝倒（猝倒后因颈部位置改变，可立即清醒并可起来走路）等一系列症状。

[**管理指导**] 指导患者培养规律的作息习惯；避免头颈部过度后仰或过度前倾、前屈，要经常转动头颈部，转动时宜轻柔、和缓，忌突然大幅度旋转；平卧时枕头不可过高，以免颈部过屈，侧卧时枕头不可过低，高度宜与侧肩宽持平。眩晕发作时，应立即平卧，避免头颈部活动及声光刺激，同时做深呼吸；记录眩晕发作时间、程度、性质及血压、脉象变化，注意安全防护，防止猝倒；颈部戴颈围，避免头部转动，勿摇动床架，坐起、下床

动作要缓慢；避免噪音，按时睡觉，睡前热水泡脚及饮热牛奶，入睡困难时可给予双足涌泉穴按摩 3 ~ 5 分钟；选取热敏灸，如颈夹脊、百会、大椎、至阳、手三里、阳陵泉；做好颈部保暖，颈部受寒冷刺激会使肌肉、血管痉挛，加重眩晕等症状。

【常见并发症的管理】

颈椎病引发的并发症是多种多样的，主要有颈心综合征、高血压、下肢瘫痪、猝倒等。

一、颈心综合征

颈心综合征表现为心前区疼痛、胸闷、心律失常（如早搏等）及心电图 ST 段改变，易被误诊为冠心病，这是颈神经根受压迫所致。颈心综合征的心绞痛与劳力负荷增加、情绪激动无关，服用硝酸甘油类药物及钙离子拮抗剂不能缓解；而颈椎负荷增加却常常是此类心绞痛的诱发因素，如高枕卧位，长时间维持过度仰头、低头的体姿，长时间头颈转向一侧，脊背受凉、潮湿、扭伤、劳累等。

[管理指导] 患者出现上述症状时，要判断发生的原因，了解诱发因素，缓解患者情绪，消除恐惧心理。患者以卧床休息为主，枕头不宜过高。采取相应治疗措施缓解症状，如使用活血化瘀中成药，保证椎 - 基底动脉系统的供血，以及减轻炎症病变。使用针灸、推拿、牵引的方法舒筋、理肌，促进局部血液循环，解除局部肿胀软组织对神经及脊椎动脉的压迫和刺激，改善神经功能和供血，减轻症状。告知患者在日常生活中应纠正高枕卧位，使用约 1 拳高的枕头；避免过度仰头、低头或长时间头转向一侧；注意颈部保暖，避免颈、脊背受凉；局部进行理疗、热敷；做些适当的颈部体操，预防症状的发作。

二、颈椎病引发的高血压

颈椎病引发的高血压，通常是由颈部交感神经兴奋引起毛细血管收缩所致，称为"颈性高血压"。

[管理指导] 发生高血压时，及时服用降压药，卧床休息，减少情绪刺激，血压持续升高要到医院就诊，防止中风的发生。由于这类高血压受到颈椎病患的影响，降压药疗效相对较差，故提倡综合治疗；要坚持颈椎病防治，如注意头颈部姿势、低枕睡眠、注意休息制动等，以防颈椎组织劳损；还可行药物辅助治疗及颌枕袋牵引治疗等以减轻颈部神经脊髓、交感神经节及椎动脉的压迫与刺激。对降压药疗效不佳的患者要注意低盐饮食，并在心血管内科医生的指导下合理调整用药方案，以达到最佳治疗效果。无论是什么原因造

成的高血压，在生活中都应坚持低盐、低脂、低胆固醇饮食，适当多运动，减少精神压力。

三、下肢瘫痪

早期表现为下肢麻木、疼痛、跛行，行走有如踏棉花的感觉，个别患者还可伴有排便、排尿障碍等。这是因为椎体侧束受到刺激或压迫，使下肢运动和感觉障碍所致。

[**管理指导**] 出现上述症状并进行性加重，要及时入院治疗，必要时手术治疗；行走不稳要防止跌倒损伤，需有人陪同；平卧时要保持肢体功能位，防止压迫、关节变形；定期进行肢体的功能锻炼，防止肌肉萎缩；排尿障碍可采用艾灸、针刺、火罐等疗法，促进排尿。

四、猝倒

常在站立或走路时因突然扭头出现身体失去支持力而猝倒，倒地后能很快清醒，不伴有意识障碍，亦无后遗症。患者可伴有头晕、恶心、呕吐、出汗等自主神经功能紊乱的症状，这是由于关节增生压迫椎动脉引起基底动脉供血障碍，导致一时性脑供血不足。

[**管理指导**] 患者在发病期间不宜自行外出，需有人陪伴，以卧床休息为主，勿做急转身及扭头动作，出现头晕症状时按医嘱服药。猝倒后，要检查头部及四肢关节有无损伤，必须及时到医院诊治。

【常见检查的管理】

一、常见监测检查项目

1. X 线片　是诊断颈椎病最基本的检查，能直接反映骨质增生和移位等病理改变，又能间接反映椎间盘退变的程度。正位片观察双侧钩突有无增生、椎间隙有无狭窄和程度。侧位片观察颈椎生理曲线的改变，有无先天性畸形、椎间隙改变、骨赘，测量有无先天性椎管狭窄。斜位片主要观察关节突有无增生肥厚、椎间孔有无狭窄、有无椎弓根和峡部骨裂。动力性侧位片可观察颈椎活动情况与活动度，有利于对椎体不稳的判断。

2. CT　可直接观察颈椎的骨骼和软组织结构，用于诊断颈椎退行性病变，能直接观察椎间盘病变和骨赘，能显示侧隐窝及神经孔狭窄、后纵韧带钙化等。在进行 CT 检查时要保持颈椎不活动的时间较长，甚至不能做吞咽动作，检查前应向患者讲解检查注意事项，使患者能很好地配合。

3. 核磁共振（MRI）　是唯一能直接评价脊髓损伤范围和程度的影像技术，是目前检查脊髓和髓核最好的手段。主要用于骨性组织的判断，对脊髓组织的判断，对蛛网膜下腔的观察，对椎间盘的判断，对椎旁软组织的判断，对椎体肿瘤及椎管内肿瘤的判定。在进行 MRI 检查时要保持颈椎不活动的时间较长，甚至不能做吞咽动作，检查前应向患者讲解检查注意事项，使患者能做好配合。

4. 脊髓造影　能显示多个脊椎节段内硬膜囊和神经根鞘的异常改变。脊髓造影是利用水溶性碘剂等显影剂，注入蛛网膜下腔，操作后及时行 X 线片或 CT 等检查以显示其中病变的检查法。检查后患者取半坐位 6 小时，禁食 2 小时，注意血压变化，快速输液，促进造影剂的排出。

5. 经颅多普勒检查　观察颈部活动时颈椎病对椎动脉血流的影响。检查前 1 天常规嘱患者洗干净头发。

6. 肌电图　根据不同的肌肉与神经根的关系，鉴别神经或者肌肉病变，诊断病变的神经根，同时观察治疗效果。

二、监测及检查频率

颈椎病是个慢性过程，需要定期的监测检查，无特殊情况可每半年或 1 年到医院就诊，由医生进行相关体查，了解病情的发展变化，决定是否需要进行 X 线、MRI、CT 等检查。如出现症状加重与其他不适，应立即就诊。

【常用药物的管理】

在颈椎病治疗过程中，主要以牵引、理疗、推拿及中药等方法为主，不需长期服药。药物治疗只占全部治疗的很小一部分，主要作用为止痛、神经营养、颈椎术后减轻神经水肿等方面，以及脊髓损伤冲击疗法。

一、非甾体抗炎药

非甾体类抗炎药具有消炎止痛的作用，常配合牵引、推拿等疗法使用，用于治疗神经根型、颈型颈椎病疼痛较甚者。此类药物有西乐葆、布洛芬、吡罗昔康、扶他林等。

注意事项：使用时注意胃肠道反应，可服用保护胃黏膜的药物。有活动性消化性溃疡、肝肾功能不全者为其使用禁忌。

二、神经营养药

如甲钴胺、神经妥乐平、鼠神经生长因子、维生素 B_1、肌苷、维生素 B_{12} 等。

注意事项：肌内注射后常见注射部位痛或注射侧下肢疼痛，可用热毛巾湿敷或四黄水蜜外敷减轻症状。静脉用药时，注意推注速度，防止外渗。

三、糖皮质激素

可短期使用，如甲基强的松、地塞米松、强的松龙等，抗炎作用强。主要应用于脊髓急性损伤的冲击治疗，亦可用于颈椎病脊髓和神经受损及炎症明显、疼痛严重者。

注意事项：使用时注意有无上消化道出血情况发生。有消化道溃疡者禁用。

四、脱水剂

常用25%甘露醇静脉滴注，常与激素合用，起到利水消炎的作用，能较快地缓解脊髓及神经根的水肿和炎症，用于症状较重的神经根型颈椎病和脊髓型颈椎病，在颈椎病术后也常短期使用。

注意事项：使用甘露醇静滴时要快速滴入，防止药物外渗。

五、改善微循环药物

常用药物有克林澳、消脱止－M片、复方软骨素、复方丹参片等。

注意事项：①克林澳：静滴后观察有无发烧、头痛、无力等症状，这可能是的表现白细胞减少的表现，如有应立即停药。观察有无出现胃肠道功能紊乱、头痛、头晕等副作用。②消脱止－M片：宜饭前口服，平素有胃肠疾患者改为饭后服用，无明显不良反应。③复方软骨素：对于颈椎病有明显效果，宜饭后服用，无明显副作用。④复方丹参片：长期服用可能引起血钾含量降低，引起低钾血症，应注意观察。患有胃肠道疾病者，尤其是属于虚寒体质者不选用。

六、中成药

1. 口服中成药　如颈痛灵，每次服15～20mL，每日3次，每4周为1个疗程；以饭后服用为佳。用于颈型、神经根型及椎动脉型颈椎病。

注意事项：孕妇和对酒精过敏者不宜服用，对血压较高者慎用或适当减量服用。

2. 静脉制剂中成药　常用药物有参麦注射液、丹参注射液。

注意事项：静滴时观察有无过敏反应及其他不良反应。

【生活方式的管理】

一、生活起居管理

颈椎病多缠绵难愈，减少颈部的劳损，恢复颈部肌力平衡，可以起到预防和减少复发的作用，同时也可加强颈椎的稳定性，减缓骨质的退变，改善颈部的血液循环，促进新陈代谢，消除无菌性炎症，避免颈椎间盘过早退变。

1. 阅读颈椎病防治的书籍，了解颈椎病的发生与颈部损伤、落枕、风寒湿邪侵袭、枕头高矮不当等有关，针对诱因进行预防。

2. 注意颈肩部保暖，避免风寒湿邪侵袭，风寒使局部血管收缩，血流降低，有碍组织的代谢和废物清除。

3. 养成良好的起居、生活姿势，如避免高枕睡眠，睡觉时避免俯卧；伏案工作者定时改变头部体位；谈话、看书时要正面注视；头颈应避免过度疲劳，不负重；坐车不要打瞌睡；劳动、行走时要防止闪、挫伤。

4. 及时彻底治疗颈、肩、背软组织劳损。

5. 颈围的作用是固定颈椎于适当的体位，以维持颈椎正常的生理曲度，限制颈椎的异常活动，减少不稳定因素，减轻颈椎的压力。颈椎病急性发作时，使用颈围有制约和保护作用。应用时将围领自前向后围住患者颈部，保持适当的松紧度，高度适宜。急性期后颈围应去除，长期应用颈围会引起颈部肌肉萎缩、关节僵硬，不利于颈椎康复。

6. 颈椎病患者对卧具要十分讲究，枕头的高度以保持颈椎前凸的生理体位为佳，避免使用较高的枕头，使头颈处于前屈状态，从而增加颈部劳损的机会。使用直径 12 ~ 13cm 的圆枕，硬度适当，且以中间低、两端高的元宝形为佳，可保持颈部正常的生理曲度，对颈部起到相对的制动与固定作用，减少在睡眠中头颈部的异常活动。

二、饮食营养管理

1. 饮食基本原则　颈椎病患者注意摄取营养价值高，富含钙、蛋白质和维生素的食品，如豆制品、瘦肉、谷物、海带、紫菜、木耳、水果、蔬菜等，以达到增强体质、延缓衰老的目的。钙是骨的主要成分，可以起到缓解疼痛的作用；蛋白质是形成肌肉、韧带、骨不可缺少的营养素；B 族维生素具有营养神经的作用，能起到解除疲劳的作用；椎间盘的纤维环是由结缔组织形成的，结缔组织的形成离不开维生素 C；维生素 E 有扩张血管、促进血流、消除肌肉紧张的作用，用于缓解疼痛。

2. 膳食食谱举例

（1）灵芝三七山楂饮：灵芝 30g，三七粉 4g，山楂汁 200mL。先将灵芝洗净，放入砂锅中，注入适量清水，微火煎熬 1 小时，去渣取汁，兑入三七粉和山楂汁即成。每日 1 剂，早晚各 1 次，服前摇匀。适用于肩颈痛日久，反复发作，或痛而拒按，或麻木不仁，或头晕目眩，或伴手足乏力，肢体痿弱者。

（2）三七丹参粥：三七 10～15g，丹参 15～20g。将两味药洗净，加入适量清水煎煮取浓汁，再把米 300g 加水煮粥，待粥将成时加入药汁，共煮片刻即成。每次随意食用，每日 1 剂。适用于痰瘀交阻型患者。

（3）冬瓜薏仁汤：冬瓜 500g 切片，与薏米 30g 加适量水共煮，小火煮至冬瓜烂熟为度，食时酌加食盐调味。每日 1 剂，分 3 次食用。适用于颈肩臂胀痛酸麻，伴口苦、咽干，渴不欲饮，肢体烦热，面目红赤，小便短赤，大便不爽，舌质淡红，苔黄腻，脉弦或滑数者。

（4）山药羊肉粥：鲜山药 50g，羊肉、糯米各 25g。羊肉去筋膜，洗净，切碎，与山药同煮烂，研泥，下糯米，共煮为粥。适用于肩颈疼痛初期，局部肌肉拘紧，或窜痛至上肢，痛处无固定，舌淡红，苔白，脉浮紧者。

（5）樱桃酒：樱桃 500g，五加皮 50g，白酒约 2500mL。将樱桃洗净晾干，加入五加皮，再添加 60 度白酒，瓶满后密封瓶口，每日振摇 1 次。1 周后可以服用，每日 20～30mL，每日 2 次。适用于风寒痹阻型患者。

（6）人参乌鸡汤：人参切片 10g，乌骨鸡 1 只，调味品适量。人参片装入鸡腹内，用砂锅炖至鸡肉烂熟即可。食鸡肉饮汤。适用于发病已久，缠绵不愈，其痛稍缓，或麻木不仁，或头晕眼花，或伴耳鸣，遇劳则复发，面色少华，舌淡，脉弱者。

（7）何首乌煨鸡：何首乌 30g，母鸡 1 只（约 1250g）。将何首乌研成细末，用纱布包好备用。将母鸡宰杀后，去毛和内脏，洗净；将何首乌药袋放入鸡腹内。将鸡放入砂锅内，加水适量，煨熟。适用于气血不足型患者。

（8）天冬玉竹蒸海参：玉竹 15g，天冬 15g，水发海参 50g，火腿肉 25g，香菇 15g，盐、酱油、鲜汤各适量。上料文火熬 2～3 小时。适用于肩颈痹痛麻木，或手足肌肉萎缩，或四肢拘紧，行走不稳，伴口干，体削，面色潮红，心烦失眠，口苦咽干，肌肤甲错，大便干结，小便短涩，舌红绛，苔无或少，脉细者。

（9）银耳羹：银耳 100g，炙杜仲 10g，冰糖 50g。将炙杜仲放入锅内，加水煎熬 3 次，取药液 1000g。将药液倒入锅内，加银耳和清水适量，置武火烧沸，再用文火熬 3～4 小时，使银耳稀烂，再冲入冰糖溶液。适用于肝肾阴虚型患者。

（10）甘草肉桂炖牛肉：甘草 6g，黄牛肉 1000g，肉桂 3g，盐、大茴香、生姜片、醪糟汁、白糖、熟植物油、鲜汤各适量。上料共煮 6 小时左右即成。适用于颈肩酸痛乏力，眩晕、恶心，或四肢麻木不仁，可伴腰腿酸软无力，形体虚胖，面色苍白，手足怕冷，舌质淡胖，脉沉细滑者。

（11）炖猪腰：猪肾 2 个，杜仲 15g，核桃肉 30g。先将猪肾切开洗净，与杜仲、核桃肉一起炖熟后，去杜仲、核桃肉，加入少许盐食用。适用于阳虚痰阻型患者。

三、运动管理

各型颈椎病症状基本缓解或呈慢性状态时，可开始运动疗法以促进症状的进一步消除及巩固疗效。症状急性发作期宜局部休息，不宜增加运动量。有较明显或进行性脊髓受压症状时禁止运动，特别是颈椎后仰运动应绝对禁止。椎动脉型颈椎病患者颈部旋转运动宜轻柔缓慢，幅度要适当控制。

运动疗法是防治颈椎病的有效方法，颈椎康复锻炼要重视力量和韧性的练习，颈椎病必然导致肌肉力量减弱、机化、粘连，使肌肉、韧带弹性减退。因此，进行伸展性练习以使肌肉韧带牵伸，肌肉、韧带柔韧性增加，关节活动度增加。颈椎病的运动疗法，可使痉挛的肌肉放松，相邻的椎体分开，椎间隙增大，减小颈神经根的激惹或促使椎间盘的还纳，使疼痛、麻木等症状得到缓解。

1. 康复操　可改善患者颈部的血液循环，松解粘连和痉挛的软组织。颈椎病康复操中不少动作对颈椎病有独特疗效；无颈椎病者可起到预防作用。

（1）预备动作：两脚分开与肩同宽，两臂自然下垂，全身放松，双目直视，均匀呼吸，站坐均可。

（2）双掌擦颈：十指交叉贴于后颈部，左右来回摩擦 100 次。

（3）左顾右盼：头先向左后向右转动，幅度宜大，以自觉酸胀为好，做 30 次。

（4）前后点头：头先前再后，前俯时颈项尽量前伸拉长，做 30 次。

（5）旋肩舒颈：双手置两侧肩部，掌心向下，两臂先由后向前旋转 20～30 次，再由前向后旋转 20～30 次。

（6）颈项争力：两手紧贴大腿两侧，两腿不动，头转向左侧时，上身旋向右侧，头转向右侧时，上身旋向左侧，各做 10 次。

（7）摇头晃脑：头向左-前-右-后旋转 5 次，再反方向旋转 5 次。

（8）头手相抗：双手交叉紧贴后颈部，头颈向后用力，互相抵抗，做 5 次。

（9）翘首望月：头用力左旋、并尽量后仰，眼看左上方 5 秒钟，复原后，再旋向右，看右上方 5 秒钟。

（10）双手托天：双手上举过头，掌心向上，仰视手背 5 秒钟。

（11）放眼观景：手收回胸前，右手在外，劳宫穴相叠，虚按膻中，眼看前方，持续 5 秒钟。

2. 游泳锻炼　游泳是一项全身运动，上肢、颈项部、肩背部、腹部及下肢的肌肉"全体"参与，能有效促进全身肌肉的血液循环。游泳特别是蛙泳进行呼气时要低头划行，吸气时头颈部要从平行于水面向后向上仰起，这样头颈始终处于一低一仰的状态，正好符合颈椎功能锻炼的要求，可全面活动颈椎各关节，有效促进颈周劳损肌肉和韧带的修复；而且在游泳时，上肢要用力划水，可锻炼肩关节周围和背部的相应肌群。在颈椎病早期或恢复期，除了要养成良好的用颈习惯外，长期坚持游泳特别是进行蛙泳锻炼是一种最为有效的改善颈椎不适、恢复颈椎健康的好方法。每周游泳三四次，每次 1 小时，持之以恒，颈肩背酸痛有望全部缓解，甚至消失。

3. 按摩疗法

（1）按摩百会：用中指或食指按于百会穴，用力由轻到重按揉 20～30 次。功效：健脑宁神，益气固脱。

（2）对按头部：双手拇指分别放于两侧太阳穴，余四指分开，放在两侧头部，双手同时用力做对按揉动作 20～30 次。功效：清脑明目，振奋精神。

（3）按揉风池：用两手拇指按两侧风池穴，其余手指附在头两侧，由轻到重按揉 20～30 次。功效：疏风散寒，开窍镇痛。

（4）拿捏颈肌：手上举置于颈后，拇指放于同侧颈外侧，余四指放对侧，用力对合，将颈肌向上提起后放松，沿风池穴向下拿捏至大椎穴 20～30 次。功效：解痉止痛，调和气血。

（5）按压肩井：以中指指腹按于对侧肩井穴，由轻到重按压 10～20 次，两侧交替。功效：通经活络，散寒定痛。

（6）按摩大椎：四指并拢，用力反复按摩大椎穴 20～30 次，至局部发热。功效：疏风散寒，活血通络。

（7）对按内、外关：一手拇指尖放在另一手内关穴，中指放在外关穴，对合用力按揉 0.5～1 分钟，双手交替。功效：宁心通络，宽胸行气。

（8）掐揉合谷：将一手拇指指尖放在另一手的合谷穴，拇指用力掐揉 10～20 次，双手交替。功效：疏风解表，开窍醒神。

（9）梳摩头顶：双手五指微屈放在头顶两侧，稍加压力从前发际沿头顶至脑后做"梳头"动作 20～30 次。功效：提神醒目，清脑镇痛。

四、情志管理

颈椎病作为与现代社会发展相伴随的慢性退行性疾病，会在患者内心引起严重的不良情绪和心理反应。研究发现，躯体疾病患者中焦虑症和抑郁症的患病率为 5%～40%。了解颈椎病患者心理健康状况，在介入心理治疗中及时把握患者的不良情绪要素，恰当而适时地给予心理疏导，采用认知行为疗法等措施，以使患者对颈椎病有充分的认知，在充分而良好的认知基础上逐渐矫正自己的不良行为和思维方式，克服不良情绪对康复理疗带来的不良影响，以促进患者心理健康及日常生活能力的提高。

1. 心理调适方法　①正确对待颈椎病，消除悲观心理。颈椎病是一种慢性疾病，并且会反复发作，有些患者可能治疗一段时间后效果不明显，就会产生悲观情绪，失去继续治疗的信心，这样很不利于颈椎病的康复。其实颈椎病出现的各种症状是可以治疗的，并且治疗是有效的，鼓励患者调整自己的心态，树立康复信心。②避免急躁情绪。颈椎病的发病是一个缓慢的过程，其症状的出现是逐渐形成的，其治疗不可能立竿见影，应耐心地进行预防和保健，只有这样才能预防复发或减轻症状。

2. 学会自我减压　现代社会繁忙的工作会带来心理压力，这种身心俱疲的状态往往是颈椎病发生的导火索。而一旦患上颈椎病，长期病痛的折磨又会产生心理上的压力而恶化病情。因此，患者一定要学会自我减压。自我减压的方法有：①唱歌：是一种抒发情怀的有利方式，心情烦躁的时候唱铿锵有力的歌曲，以释放自己内心的焦虑。②保持愉快的心情：为人处世要心胸开阔，宽厚为怀，不患得患失，对任何事要拿得起放得下。③培养个人的爱好：如下棋、旅游等，有助于天天保持愉快的心情；也可选择自己喜欢的书来阅读，可使人忘却烦恼，并且能启迪智慧，无形中获得了安宁的心境。

3. 保持良好的睡眠　大多数颈椎病患者在颈椎部疼痛不适、眩晕、活动障碍的刺激下，造成睡眠形态紊乱，并产生焦虑、紧张、烦躁等心理变化，进一步影响睡眠。改善睡眠的方法有：①调整好心理，养成良好的作息习惯，营造良好的睡眠氛围。②借助调理型的食疗法以保持充足的睡眠时间，提高睡眠质量。③选择合适的枕头，纠正不良的睡眠体位。

4. 心理干预　通过心理干预改变患者不良的生活习惯和行为，倡导健康的生活方式，增强其对康复的认识、医嘱的医从性，以及自我保护意识。

（五）中医特色疗法

1. 四子散热熨颈肩部

原理：将四子散（苏子、莱菔子、白介子、吴茱萸）与粗盐一起加热敷患处或一定腧穴，借助温热之力，使药性由表达里，通过皮毛腠理透入经络、血脉，内达脏腑的一种治疗方法。

作用：疏通经络、温中散寒、行气活血、镇痛消肿。

适应证：风寒痹阻、气血不足、肝肾阴虚型颈椎病。

2. Ⅱ号膏（消炎止痛膏）外敷颈肩部

原理：Ⅱ号膏由大黄、黄芩、黄连、黄柏组成，大黄祛瘀、解毒，黄芩清热燥湿，黄连、黄柏清热燥湿、泻火解毒。

作用：通经活络、清热解毒、活血化瘀、消肿止痛。

适应证：痰瘀交阻、湿火留筋、肝肾阴虚型颈椎病。

3. 肩颈部拔火罐

原理：拔火罐法是一种以罐为工具，借助热力排空其中空气，造成负压，使之吸附于腧穴或应拔部位的体表而产生刺激，使局部皮肤充血、瘀血，以达到防治疾病目的的方法。

作用：行气活血、温经散寒、吸毒排脓、消肿止痛。

适应证：痰瘀交阻、风寒痹阻、阳虚痰阻型颈椎病。

4. 艾灸颈肩部

原理：使用艾绒或其他药物放置体表的腧穴或疼痛处烧灼、温熨，借灸火的温和热力及药物作用，通过经络的传导，以温通经脉、调和气血、协调阴阳，达到治疗疾病的功效。

作用：温经散寒、行气通络。

适应证：气血不足、阳虚痰阻、风寒痹阻、痰瘀交阻型颈椎病。

5. 中药蜡疗

原理：蜡疗法是将固体石蜡加热溶解，加入乳香、没药粉末混合，倒入大小适宜的模具中，待凝固时敷于患处，将中药渗透到皮下组织。

作用：温通经络、散寒祛瘀、消肿止痛。

适应证：风寒痹阻、痰瘀交阻、气血不足型颈椎病。

【管理效果的评价】

一、颈椎废用指数量表（NDI）

颈椎废用指数量表（neck disability index，NDI）是临床上常见的颈椎疾病评价量表，主要是评价颈椎病症状对患者日常生活活动能力的影响，对于判断病情轻重、选择合理治疗方案均有重要意义。它的信度和效度较高，此表分为 10 个问题，按照程度的不同，计分 0~5 分，共计 50 分（见本节附表一）。

二、颈脊髓病功能评估 JOA17 分法

颈脊髓病功能评估 JOA17 分法，是由日本骨科协会（JOA）制定，也是目前国际上常用的评估颈脊髓疾病病情及治疗前后疗效观察的主要量表（见本节附表二）。

三、脊髓型颈椎病评分表（40分法）

见本节附表三。

四、神经根型颈椎病的神经功能评定

常用的有视觉模拟疼痛评分（visual analogue scaleus，VAS），另外有日本骨科协会（JOA）制定的神经根型颈椎病量表，也可用来评价其病情程度及治疗效果前后的对比，其特点是得分越高，说明病情越轻。两者配合起来应用，更为适合（见本节附表四）。

五、椎动脉型颈椎病症状与功能疗效评价

主要包括5大项：眩晕、颈肩痛、头痛、日常生活及工作、心理及社会适应。每项均分为5个等级，满分为30分（见本节附表五）。

附表一

颈椎废用指数量表

本表是用来指明颈痛是如何在日常生活中影响我们的活动能力的。

请回答每一部分，标出每部分中适合你的那一项。我们意识到你可能会觉得在任何一个部分中有两项或更多项适合你，但请标出最贴切的描述出你的问题的那一项。

第一部分：疼痛程度

　　○我现在没有疼痛

　　○现在疼痛非常轻微

　　○现在疼痛属于中等程度

　　○现在疼痛比较严重

　　○现在疼痛非常严重

　　○现在疼痛是难以想象的严重

第二部分：自理能力（洗漱、穿衣等）

　　○我可以照常的照顾自己，没有特殊疼痛

　　○我可以照常的照顾自己，但有时会有疼痛

　　○自理时会产生疼痛，我自己小心地慢慢应付

　　○我需要某些帮助，但可以应付大部分的自理需要

　　○我在每天的绝大部分日常自理活动中都需要帮助

○我不能自己穿衣，洗漱困难，基本处于卧床状态

第三部分：举重物

○我能在没有特殊疼痛的情况下举起重物

○我能举起重物，但会引起疼痛

○疼痛使我不能从地板上举起重物，但如果位置合适，比如放在桌子上，我可以想办法举起来

○疼痛使我不能举起重物，但如果位置合适，我可以想办法举起轻或者稍重一点的东西

○我只能举起很轻的重量

○我不能举或拿任何东西

第四部分：阅读

○我可以随意阅读，不会颈痛

○我可以随意阅读，但会有轻度颈痛

○我可以随意阅读，但会有中度的颈痛

○因为有中度的颈痛，我不能随意阅读

○因为严重的颈痛，我基本不能阅读

○我根本无法阅读

第五部分：头痛

○我没有头痛

○我有不经常发作的轻度头痛

○我有不经常发作的中度头痛

○我有经常发作的中度头痛

○我有经常发作的重度头痛

○我几乎总是在头痛

第六部分：注意力

○需要时我可以毫无困难地集中注意力

○虽然有点困难，但我可以完全地集中注意力

○当我想要集中注意力时，有相当的困难

○想集中注意力时有很大的困难

○想集中注意力时有极大的困难

○我根本无法集中注意力

第七部分：工作

○我可以任意进行工作

○我只能做我日常的工作

○我能做大部分的日常工作

　　○我不能做日常工作

　　○我基本不能做任何工作

　　○我根本不能工作

第八部分：驾驶

　　○我长时间驾驶时没有颈痛

　　○我长时间驾驶时有轻度颈痛

　　○我长时间驾驶时有中度颈痛

　　○因为中度颈痛我无法长时间驾驶

　　○因为严重颈痛我几乎不能驾驶

　　○我根本不能驾驶

第九部分：睡眠

　　○我睡眠没有问题

　　○我的睡眠受到轻微干扰（无法入睡时间小于1小时）

　　○我的睡眠受到轻度干扰（1~2小时无法入睡）

　　○我的睡眠受到中度干扰（2~3小时无法入睡）

　　○我的睡眠受到严重干扰（3~5小时无法入睡）

　　○我的睡眠完全被打乱了（5~7小时无法入睡）

第十部分：娱乐

　　○我可以从事任何我喜欢的娱乐活动，没有颈痛

　　○我可以从事任何我喜欢的娱乐活动，颈部有些疼痛

　　○因为颈痛，我只可以从事部分而非全部我的日常娱乐活动

　　○因为颈痛，我只能参加少量我的日常娱乐活动

　　○因为颈痛，我几乎不能参加任何娱乐活动

　　○我根本无法参加任何娱乐活动

得分：_____/50，换算成百分比得分为：_____%。

打分标准：每一部分总的可能得分为5分。如果选第一项得分为0，选最后一项得分为5。如果所有10部分做完，得分按照如下方法计算：

例如：16（总分）/50（总可能得分）×100 = 32%

如果一部分没有做或不适用，得分按如下方法计算：

16（总分）/45（总可能得分）×100 = 35.5%

最小可测变量（90%可信度）：5分或10%。

附表二

颈脊髓病功能评估 JOA17 分法

Ⅰ 上肢运动功能（4分）

0分　自己不能持筷或勺进餐

1分　能持勺，但不能持筷

2分　手不灵活，但能持筷

3分　能持筷及一般家务劳动，但手笨拙

4分　正常

Ⅱ 下肢运动功能（4分）

0分　不能行走

2分　平地行走也需用支持物

3分　平地上楼不用支持物，但下肢不灵活

4分　正常

Ⅲ 感觉（6分）

A. 上肢

0分　有明显感觉障碍

1分　有轻度感觉障碍或麻木

2分　正常

B. 下肢

0分　有明显感觉障碍

1分　有轻度感觉障碍或麻木

2分　正常

C. 躯干

0分　有明显感觉障碍

1分　有轻度感觉障碍或麻木

2分　正常

Ⅳ 膀胱功能（3分）

0分　尿潴留

1分　高度排尿困难、尿费力、失禁或淋漓

2分　轻度排尿困难、尿频、尿踌躇

3分　正常

附表三

脊髓型颈椎病评分表（40分法）

项目	评分	功能状态	得分
Ⅰ上肢功能（左右分别评定，每侧8分，共16分）	0	无使用功能	
	2	勉强握食品进餐，不能系扣、写字	
	4	能持勺进餐，勉强系扣，写字扭曲	
	6	能持筷进餐，能系扣，但不灵活	
	8	基本正常	
Ⅱ下肢功能（左右不分，共12分）	0	不能端坐、站立	
	2	能端坐，但不能站立	
	4	能站立，但不能行走	
	6	拄双拐或需人费力搀扶勉强行走	
	8	拄单拐或扶梯上下楼行走	
	10	能独立行走，跛行步态	
	12	基本正常	
Ⅲ括约肌功能（共6分）	0	尿潴留或大小便失禁	
	3	大小便困难或者其他障碍	
	6	基本正常	
Ⅳ四肢感觉（上下肢分别评定，共4分）	0	有麻木、痛、紧、沉等异常感觉或痛觉减退	
	2	基本正常	
Ⅴ束带感觉（指躯干部分，共2分）	0	有紧束感觉	
	2	基本正常	

总得分：

无效或复发原因：

治疗前后分别评分，以计算出改善率，即（改善分/损失分）× 100%。改善分 = 术后分 − 术前分，损失分 = 40分 − 术前分。

计分40分，共分4级：①完全不能实现日常生活活动0~10分。② 基本不能实现日常生活活动11~20分。③能部分实现生活活动21~30分。④基本能实现生活活动31~40分。

附表四

神经根型颈椎病神经功能评定

项目	评分	项目	评分
一、症状与主诉		四、体征	
A. 颈肩部的疼痛与不适		A. Spurling 试验（椎间孔挤压试验）	
a. 没有	3	a. 阴性	3
b. 时有	2	b. 有颈肩疼痛而无颈椎运动受限	2
c. 常有或有时严重	1	c. 有上肢、手指疼痛而无颈椎运动受限或既	1
d. 常很严重	0	有颈肩疼痛又有颈椎运动受限	
B. 上肢疼痛与麻木		d. 既有上肢、手指疼痛，又有颈椎运动	0
a. 没有	3	受限	
b. 时有	2	B. 感觉	
c. 常有或有时严重	1	a. 正常	2
d. 常很严重	0	b. 轻度障碍	1
C. 手指疼痛与不适		c. 明显障碍	0
a. 没有	3	C. 肌力	
b. 时有	2	a. 正常	2
c. 常有或有时严重	1	b. 轻度减退	1
d. 常很严重	0	c. 明显减退	0
二、工作和生活能力		D. 腱反射	
A. 正常	3	a. 正常	1
B. 不能持续	2	b. 减弱或消失	0
C. 轻度障碍	1		
D. 不能完成	0		
三、手的功能			
A. 正常	0		
B. 仅有无力、不适而无功能障碍	−1		
C. 有功能障碍	−2		

积分改善率 =（治疗前积分 − 治疗后积分）/治疗前积分 ×100%

临床疗效判断标准：①治愈：相关症状、体征积分减少 ≥95%。②显效：相关症状、体征积分减少 ≥70% 且 <95%。③有效：相关症状、体征积分减少 ≥30% 且 <70%。④无效：相关症状、体征积分减少不足 70%。

附表五

椎动脉型颈椎病症状与功能疗效评价表

项目	评分		项目	评分	
一、眩晕（16 分）			e. 剧烈，几乎无法忍受	0	☐
A. 程度（8 分）			三、头痛（2 分）		
a. 无症状	8	☐	a. 无症状	2	☐
b. 轻度眩晕，可忍受，能正常行走	6	☐	b. 轻度，可忍受	1.5	☐
c. 中度眩晕，较难受，尚能行走	4	☐	c. 中度，较难受	1.5	☐
d. 重度眩晕，较难受，行走有困难，需扶持或坐下	2	☐	d. 重度，极难受	0	☐
e. 剧烈眩晕，几乎无法忍受，需卧床	0	☐	e. 剧烈，几乎无法忍受	0	☐
B. 频度（4 分）			四、日常生活及工作（4 分）		
a. 无症状	4	☐	A. 发病期间需帮助情况（2 分）		
b. 每月 1 次	3	☐	a. 不需要	2	☐
c. 每周 1 次	2	☐	b. 偶尔需要	1.5	☐
d. 每天约 1 次	1	☐	c. 经常需要，尚可自理	1	☐
e. 每天数次	0	☐	d. 大量需要，离开帮助自理有困难	0.5	☐
C. 持续时间（4 分）			e. 完全需要，离开帮助无法自理	0	☐
a. 无症状	4	☐	B. 发病期间工作或日常活动情况（2 分）		
b. 几秒 ~ 几分钟	3	☐	a. 与原来一样	2	☐
c. 几分钟 ~ 1 小时	2	☐	b. 需适当减轻，能上全班（或基本正常进行日常活动）	1.5	☐
d. 几小时	1	☐			
e. 1 天或以上	0	☐	c. 需明显减轻，尚能上全班（或勉强进行日常活动）	1	☐
二、颈肩痛（4 分）					
a. 无症状	4	☐	d. 需大量减轻，只能上半班（或活动量减少一半）	0.5	☐
b. 轻度，可忍受	3	☐			
c. 常中度，较难受	2	☐	e. 无法上班工作（完全不能进行日常活动，需卧床）	0	☐
d. 重度，极难受	1	☐			

五、心理及社会适应（4 分）

	没有	极少	偶有	常有	一直有
a. 觉得闷闷不乐，情绪低落	☐	☐	☐	☐	☐
b. 比平时容易激动、生气、烦躁	☐	☐	☐	☐	☐
c. 对自己的病情感到担心	☐	☐	☐	☐	☐
d. 睡眠比往常差	☐	☐	☐	☐	☐
e. 难像往常一样与人相处	☐	☐	☐	☐	☐

粗分：没有（4 分）　极少（3 分）　偶有（2 分）　常有（1 分）　一直有（0 分）

标准分：按粗分得分折算 4 分：17 ~ 20 分；3 分：13 ~ 16 分；2 分：9 ~ 12 分；1 分：5 ~ 8 分；0 分：0 ~ 4 分

合计		

（傅秀珍　张广清）

第十二节　围绝经期综合征的管理模式与实践

绝经是妇女生理变化的一个明确标志，发生在45～55岁。围绝经期综合征是妇科常见病，其发病率为85%，其中60%的患者有皮肤潮红潮热感，70%～80%的妇女有月经不调，并伴有不同程度的自主神经功能紊乱的症状，但症状较轻，只有10%～30%的妇女可出现严重症状，需积极治疗。但由于这些症状会反复发作，甚至长达10多年，因此如何指导绝经前后的妇女进行自我管理，以保持身心健康和预防疾病，对于提高围绝经期妇女的生活质量有着非常重要的意义。

【定义】

妇女在绝经前后，由于卵巢功能下降，激素水平改变而出现月经紊乱、烘热、汗出、五心烦热、头晕耳鸣、心悸失眠、烦躁易怒、腰酸骨痛、皮肤麻木刺痒或有蚁爬感、记忆力下降、浮肿便溏，甚或情志异常等与绝经有关的症状，称为围绝经期综合征。

中医学认为，本病属于"绝经前后诸证"的范畴，"心悸""失眠""眩晕""头痛""崩漏"等病证均涉及本病。本病主要病变在肾，肾虚为本，病机为妇女年届"七七"，肾气渐衰，天癸枯竭，冲、任二脉虚衰，精血不足，致阴阳失衡；乙癸同源，肾精不足可导致肝失所养，疏泄失常，肝郁气滞；肾阴亏损，阳不潜藏，经脉失于濡养，脏腑气血不相协调。

【高危因素的管理】

一、不可干预高危因素

1. 年龄　多见于46～50岁妇女，近年来有发病年龄提早、发病率上升的趋势。女性的更年期年龄与月经初潮年龄有关，而现代女性月经初潮年龄提前，平均为12.5岁；原始社会女性月经初潮的年龄平均为19岁。

2. 性别　以女性为主，男性较少见，其发病年龄一般在45～55岁。

二、可干预高危因素及管理

1. 心理因素　发病率高低与心理负担有直接关系。对心理比较敏感的围绝经期妇女来说，生理上的不适更易引起心理的变化，于是出现了各种围绝经期症状。

2. 家庭和社会环境　　不和谐的家庭和社会环境可加重其身体和精神负担，使围绝经期综合征易于发生或使原来已有的某些症状加重。有些本身精神状态不稳定的妇女，围绝经期综合征表现就更为明显。如果生活节奏快、压力大，再加上肥胖、慢性病等原因，也容易导致卵巢功能早衰，出现围绝经期提前的情况。

【常见症状的管理】

围绝经期综合征的症状是否发生及其轻重程度，除与内分泌功能状态有密切联系外，还与个体体质、健康状态、社会环境及精神神经因素（神经递质）等密切相关。并不是所有妇女在围绝经期都会出现症状，有10% ~30% 症状较严重者才需要治疗。

一、月经紊乱

自卵巢功能开始减退至月经完全停止这段时间，月经的表现大致分为3种类型：①间歇性停经：月经间歇期延长，经期缩短，经量减少，然后慢慢停止。②月经周期不规则：经期延长，经量增加，甚至表现为阴道大出血，有时则淋漓不断，然后逐渐减少至完全停止。③月经突然停止：以后不再来潮。前两者情况者约占90%。这是由于卵巢功能衰退，雌激素水平失调所致。多数妇女绝经前经历2~8年无排卵性月经；由于卵泡发育和闭锁交替无规律，月经多不规则。雌激素水平波动而无排卵，加之雌激素水平增高，临床上出现子宫内膜增生及严重的功能性子宫出血。因此，月经紊乱是绝经过渡期的常见症状，此期月经紊乱称为绝经过渡期功血。

[**管理指导**]　注意观察患者的月经情况，并指导患者保持外阴清洁，预防感染。对服用激素治疗者，指导其按时按量服药，并定期进行复查，不能擅自停药或增减药量。

二、血管舒缩症状

潮红、潮热为血管舒缩功能不稳定的表现，是围绝经期综合征最典型而突出的症状。潮热一直被视为妇女卵巢功能衰退的标志性症状。潮热的特点是头部、颈部和胸部的皮肤突然强烈的发热感觉和大量出汗。潮红发作的频数、严重程度及持续时间差别很大。有些偶然发作，时间短促；有些则每天数次，持续数秒至数分钟不等；严重者可频繁发作，甚至数分钟1次，每日发作30~50多次，持续时间可达10~15分钟，发作多在下午、黄昏或夜间。往往在热量增加的情况下，如活动后、进食后或穿衣盖被过多等情况下容易发作，影响情绪、工作及睡眠，常使患者感到痛苦。自然绝经潮热发生率在50%以上；症状始于绝经前，接近绝经时发生率增加，至绝经期达到高峰。手术绝经潮热发生率较自然绝经高，往往发生于术后1周。多数妇女绝经后潮热症状将持续1~2年，25%妇女症状将持续 4 ~ 5 年或更长。

[管理指导] 指导患者多在凉爽的环境中工作和生活，可减少潮热发作的频率、强度及持续时间。可通过交谈、解释、暗示等方法，提高患者的自我保健意识和自我调节与控制能力，保持良好的心态，症状会减轻或消失。

三、精神神经紊乱

表现为精神过敏、情绪不稳定，往往有忧虑、抑郁、易激动和失眠，有时甚至喜怒无常，类似精神病发作。近年来对神经递质在绝经期妇女精神心理变化发病机制中作用的研究认为，下丘脑含大量儿茶酚胺、内源性阿片肽、5－羟色胺、乙酰胆碱等神经递质，绝经后精神心理障碍的发生可能与上述神经递质的活动和活性有关。有研究发现，绝经后妇女血中 β－内啡肽和 5－羟色胺均下降，两者均与绝经后妇女精神心理障碍的发生有关，很可能是机体老化的启动因素。

[管理指导] 注意患者的情绪变化，指导患者保持情绪稳定，争取家属的配合，必要时由精神科医生进行药物治疗。指导患者自我按摩神门、合谷、涌泉等穴位，以帮助睡眠，有助于稳定情绪。

四、心血管症状

1. 高血压 围绝经期高血压的特点为收缩压升高且波动较明显，波动时常伴有潮红发作，因此有人称为围绝经期高血压。约 15.2% 患者出现轻度高血压，其特点为收缩压升高，舒张压不高，呈阵发性发作。一些病例采用雌激素治疗可使血压下降。

2. 心悸及"假性心绞痛" 围绝经期妇女往往主诉心悸不适，心前区痉挛感，阵发性心动过速或过缓，28.9% 患者有假性心绞痛。这些患者的临床征象包括：①经常存在的心前区闷压感。②整个胸部不适感。③类似心绞痛样发作，常与体力活动无关，亦不能用硝酸甘油来解除。④气急现象，与用力及时间无关。⑤深长的叹息样呼吸。⑥各种感觉异常，并有转移性。⑦心律正常而有心悸感。⑧心电图的三个肢体导联中均可有 ST 段压低现象。⑨伴有其他围绝经期症状，如精神及体力衰弱、肌痛、关节痛、消化功能障碍及潮热、潮红等典型症状。⑩在使用性激素替代治疗后，可在 24 ~ 48 小时内见效。

为便于对上述症状的严重程度进行评估，在临床及研究工作中采用评分的方法对围绝经期综合征进行量化。Kupperman index 及 Greene 症状评分标准是较广泛采用的方法。

[管理指导] 注意观察患者的血压、心率的变化，指导患者定时自我进行血压、心率的测量，按医嘱服用药物，定时复查。

五、骨及关节症状

1. 关节痛 约有23.7%围绝经期妇女有关节痛的表现，因此亦称为围绝经期骨关节炎，一般多累及膝关节。围绝经期关节损伤是否由于卵巢功能不足所致尚有争论。

2. 骨质疏松 雌激素是女性一生中维持骨矿含量的关键激素。在雌激素水平下降时，骨质吸收加速，逐渐导致骨质疏松。另一方面，妇女在围绝经期活动量减少，对骨骼的机械性压力减弱，骨质吸收速度较骨的生长速度快，造成骨质疏松。这种病变多见于绝经后5~10年的妇女，并以累及脊柱为主，临床表现为腰背痛。绝经后给予雌激素可阻止骨矿含量丢失，具有预防骨质疏松和骨折的作用。雌激素保护骨矿含量的机制主要是对骨生成的直接作用和其对抗甲状旁腺的骨吸收作用，以及对维生素D代谢、肾脏保钙、小肠钙吸收有重要作用。

[**管理指导**] 骨质疏松是一种多因素的以骨密度（BMD）降低、骨骼微结构衰变为特性的、导致高骨折率的疾病。应指导患者注意增加钙的摄入，增加户外运动；接触紫外线可以增加体内合成维生素D，有利于肠钙吸收；避免不良习惯，如吸烟、嗜酒及偏食等；在日常工作中注意穿合适的鞋子，在不易滑倒的地方活动，适当锻炼身体以增加平衡能力，预防骨折。

六、泌尿生殖道症状

生殖泌尿系统是雌激素的靶器官，雌激素缺乏时，可引起局部萎缩性病变，如外阴逐渐萎缩，脂肪、弹性纤维和腺体逐渐减少，阴毛稀少，阴唇变平与周围皮肤融合在一起，可伴有瘙痒，严重时外阴可干皱，受轻度损伤时可形成裂痕及轻度出血。这是因为雌激素水平降低，阴道壁萎缩，上皮细胞内糖原含量减少，阴道pH值由4~5上升到6~8，使局部抵抗力下降，病菌容易侵入、繁殖，引起炎症。绝经后妇女约有1/3患有老年性阴道炎。雌激素对维持膀胱、尿道黏膜的完整性起着重要作用，绝经后雌激素不足，黏膜、黏膜下组织、血管萎缩或硬化，易引起老年性膀胱炎、尿道炎。

[**管理指导**] 指导患者勤换内裤，注意保持外阴的清洁，忌用肥皂，防止交叉感染，可用苦参、蛇床子、白鲜皮等煎水坐浴，每日1~2次，每次30分钟。并多饮水，进行提肛肌训练，以缓解尿失禁等症状，预防泌尿系感染。

七、其他变化

皮肤是雌激素活性的最终靶器官，进入围绝经期后，皮肤逐渐干燥、瘙痒，出现皱纹、色素沉着、老年斑及毛发干枯、脱落；乳房萎缩变小，弹性降低，组织变软下垂；绝经妇女肥胖占60％，与遗传、活动减少、新陈代谢改变及激素变化等多种因素有关。脂肪主要沉积在下腹部和臀部，腰臀比例和腹部内脏脂肪组织均增加。

尚有由于脂肪及糖代谢失调而致糖耐量降低的倾向；由于过劳或外伤等诱因易患肩、颈、骶髂关节周围肌肉及软组织疼痛；由于活动减少及新陈代谢改变而易致肥胖，脂肪积聚，特别在腹部及臀部；由于消化系统功能改变，易致胃、肠胀气及便秘；由于内分泌改变，导致水钠潴留，易致浮肿等。

综上所述，围绝经期综合征是围绝经期妇女出现的以性激素减少为主的神经、内分泌、心理和代谢变化所致各器官的症状和体征的症候群，其发病机制主要为内分泌的变化。

【常见并发症的管理】

一、骨折

骨折是由于骨质疏松所致，由于围绝经期妇女在雌激素水平下降时，骨质吸收加速，逐渐导致骨质疏松，容易在外力的作用下引发骨折。

[**管理指导**] 指导患者注意增加钙的摄入，增加户外运动，接触紫外线可以增加体内合成的维生素 D，有利于肠钙吸收，避免不良习惯，如吸烟、嗜酒及偏食等。在日常工作中注意穿合适的鞋子，在不易滑倒的地方活动；适当锻炼身体以增加平衡能力，注意防止跌倒，预防骨折。

二、贫血

自卵巢功能开始减退至月经完全停止这段时间，围绝经期妇女容易出现经期延长，经量增加，甚至阴道大出血，有时则淋漓不断，导致慢性失血，引起贫血。

[**管理指导**] 指导患者在出现上述症状时及时治疗，并坚持治疗。如服用激素治疗者，指导患者按时按量服药，并定期进行复查，不能擅自停药或增、减药量。

【常见检查的管理】

一、一般常规检查

围绝经期妇女最好能每半年至1年定期进行一般体格检查，围绝经期妇女定期进行全面体检的目的是防治雌激素缺乏和衰老性疾病，注意有无心血管、肝肾疾病、肥胖水肿、营养不良疾病及精神－神经系统异常，而重点是围绝经期综合征、心血管疾病、骨质疏松症、肿瘤和老年性痴呆。在全面体检的基础上，遵照个体化原则制定恰当的激素替代治疗方案以保证治疗的全面性。除一般性体检外，妇科相关疾病筛查应包括外阴、阴道、子宫颈炎症和肿瘤、子宫和卵巢肿瘤、盆腔炎症、乳腺良性疾病和肿瘤等。有绝经后流血者应做分段诊刮和内膜病理检查。细胞学异常者，应做宫颈多点活检和颈管搔刮。卵巢增大者，应注意排除肿瘤。

二、特殊检查

围绝经期综合征的特殊检查，在有指征时实行。

1. 按月经周期进行激素测定　包括 HPO 轴、肾上腺轴、甲状腺轴的激素测定。

2. 定期进行血液生化检查　包括血钙、磷、血糖、血脂、肝肾功能、尿糖、尿蛋白检查。

3. 影像学检查　重点是确诊骨质疏松症，包括骨密度、骨皮质等。另外，需定期行妇科 B 超和乳腺检查。

【常用药物的管理】

治疗应根据不同症状及其轻重程度、患者的健康状况和精神状态等，恰当采取一般治疗、激素治疗和中医药治疗。

症状轻者往往给予一般对症治疗，症状重者可考虑激素治疗。绝经前期除血管舒缩障碍及精神神经等症状外，常伴有月经失调，应多加考虑月经异常的处理。绝经前期发生的神经功能失调症状可能持续至绝经后期，甚或可在绝经后最初几年加剧。对于绝经后期雌激素缺乏的妇女则着重治疗围绝经期综合征的症状，特别是皮肤潮热、潮红及老年性阴道炎，以及防治骨质疏松、动脉硬化、老年性精神衰退的发展。

一、一般药物治疗

围绝经期妇女如出现烦躁、失眠、头痛及易忧虑等一般症状时，必须给予解释和安慰，以消除顾虑；积极参加力所能及的劳动；进行经常性的体育活动，如太极拳、体操、散步、慢跑等更为适宜；参加适度的文娱活动。病情较轻的患者经过一段时间的锻炼和适应后，症状往往可能减轻或消除。

症状较明显者，还需辅以下述一些药物，如安定 2.5～5mg，每日 2～3 次；安宁 0.2～0.4g，每日 2～3 次；苯巴比妥 15～30mg 加颠茄流浸膏 10mg 及酒石酸麦角胺 0.5mg，每日 2～3 次，有镇静及稳定神经的作用，可短期服用。谷维素 10～20mg，每日 3 次，有调节自主神经的功能，需根据病情适时调整剂量或停药。

二、激素治疗

鉴于体内雌激素水平低下是本病的基础，雌激素替代疗法（即给身体补充雌激素制剂）是围绝经期综合征的基本治疗方法。

注意事项

1. 因雌激素水平低下而产生明显的围绝经期综合征症状（包括激素减退引起的阴道干燥、性交困难）者应使用雌激素替代疗法。

2. 雌激素以能缓解症状的最小有效剂量为宜。应用方法以持续用药为主。应用激素的时间长短按需而定，病情缓解后可逐渐减量直至停用。长期用雌激素应谨慎且定期随访检查，以免发生副作用。

3. 孕激素与雌激素合用可提高安全性，能减少发生子宫内膜癌的危险性，而老年妇女长期用雌激素能减少缺血性心脏病和骨质疏松的发生。雌、孕激素的序贯疗法（用 3 周雌激素，最后 5~7 天加用孕激素）有时会引起子宫出血，而两种激素小剂量合并治疗，可使流血减少或不出血。

4. 雌激素制剂中，雌二醇为经皮肤吸收的制剂，既有很好的治疗作用，又可避免因口服引起的副作用，临床运用广泛。大豆异黄酮在女性心血管疾病、乳腺癌、潮热、绝经后骨质疏松的发生和预防治疗中具有重要作用，每日服用 200~600mg。而异黄体酮能有效增加骨质含量，减少绝经后骨质丢失。

5. 某些疾病不宜使用雌激素治疗，如较重的肝病、深静脉栓塞、乳腺癌、子宫内膜癌患者，因可加重病情。

6. 雄激素对本病也有疗效，可以间断性使用，如甲基睾丸酮 5~10mg 每日舌下含服，每个月用 10~15 天。但目前临床较少使用。

三、中药治疗

中医学认为，围绝经期综合征是因肾气不足，天癸衰少，以致阴阳平衡失调。因此，在治疗时，以补肾气、调整阴阳为主要方法。

注意事项

1. 具体用药时要注意，清热不宜过于苦寒，祛寒不宜过于辛热，更不要随便使用攻伐的药物。

2. 坚持服用，效果显著。若应根据病情的需要，采用中西药结合治疗则奏效更快。

3. 常用中成药：①更年青胶囊：由黄柏、知母、当归等药材组成的纯中药制剂，具有补肝益肾、滋阴潜阳的功效。每粒0.4g，每次服4粒。每日3次口服。②佳蓉片：每日3

次，每次 4 片，连服 3 个月为 1 个疗程。由于佳蓉片作用在中枢神经系统，调节自主神经的平衡，最适合接近绝经前一段时间及绝经后 12 个月内的妇女应用。③左归丸：每日 2 次，每次 10g，20 天为 1 个疗程。④坤宁丸：每次 3g，每日 3 次，温开水送服，连续用药 8 周。

【生活方式的管理】

指导妇女了解围绝经期是正常的生理过程，掌握必要的保健知识，以乐观与积极的态度对待老年期的来临，消除患者的恐惧与忧虑。同时，应使其家人了解围绝经期妇女可能出现的症状，一旦发生某些神经功能失调症状时能给予同情、安慰与鼓励。

在医护人员的指导下制定个体化保健计划，其内容包括：良好的生活方式和饮食习惯、健康的精神心理状态、正确的激素替代、科学的营养补充、恰当的运动量、避免环境激素和有害物质的摄入、坚持定期体检和抗衰老的康复性治疗等。

一、生活起居管理

根据个人生物钟，依季节和气候建立规律的生活节律，保证足够的睡眠，维持精神心理平衡。从衣着、生活用品、待人接物和处理人际关系等方面养成良好而优雅的生活习惯。忌酒，戒烟，控制咖啡量，多饮水，保持大小便通畅。

身体允许的情况下主动从事力所能及的工作和家务，或参加一些有益的文体活动和社会活动，如练气功和太极拳等，以丰富精神生活，增强身体素质，保持和谐的性生活。

二、饮食营养管理

1. 饮食基本原则　多食用谷物、蔬菜和水果，严格控制动物蛋白和脂肪的摄入，每天饮用新鲜牛奶，定量补充维生素（维生素 A、B、C、D、E 及叶酸、烟酸）和矿物质（钙、镁、磷、铁、锌、钠、钾和碘）。避免食用含有食物添加剂、类激素、农药和有毒物质的农产品和保健品。

2. 膳食食谱举例

（1）杞枣汤：枸杞子、桑椹子、红枣各等份，水煎服，早晚各 1 次；或用淮山药 30g，瘦肉 100g 炖汤喝，每日 1 次。适用于头晕目眩、饮食不香、困倦乏力及面色苍白者。

（2）当归羊肉汤：当归 30g，羊肉 250g，炖熟服食。适用于肾阳虚者（月经周期先后不定，量忽多忽少，淋漓不断，或数月不行，头晕，目眩，腰痛，肢寒，口淡，纳少，神疲乏力，浮肿，便溏，夜尿多，舌淡苔薄白，脉沉细无力）。

（3）莲子百合粥：莲子、百合、粳米各 30g 同煮粥，每日早晚各服 1 次。适用于绝经前后伴有心悸不寐、怔忡健忘、肢体乏力、皮肤粗糙者。

（4）甘麦饮：小麦30g，红枣10枚，甘草10g，水煎服，每日早晚各服1次。适用于绝经前后伴有潮热出汗、烦躁心悸、忧郁易怒、面色无华者。

三、运动管理

运动方式和运动量依个人体力和器官功能制定，即采用安全的力量性和柔软性相结合的方式进行锻炼，如短距离慢跑、老年操和健美操。运动的目的是改善器官功能，维持正常的肌肉－关节－骨骼功能，增强肌力，促进代谢，控制体重，避免肥胖，改善应激功能和提高思维能力。

四、情志管理

患者首先要明确，围绝经期是一个正常的生理变化过程，可持续几个月甚至几年。因此，出现一些症状是不可避免的，不必过分焦虑，要解除思想负担，保持豁达、乐观的情绪。多参加一些娱乐活动，以丰富生活情趣。注意改进人际关系，及时疏导新出现的心理障碍，以保持精神愉快，情绪稳定。

五、中医特色疗法

1. 中医情志治疗

原理：是根据"五行相胜"原理，"以情胜情"来调整患者的不良情绪，缓解患者的症状。

适应证：情绪障碍患者。

2. 针灸治疗

（1）腹针疗法

原理：腹针可调控人体各种机能，达到治疗目的的一种针灸治疗方法。

作用：由中脘、关元组成。腹针以神阙为中，中脘为天，关元为地。中脘是胃之募穴，胃与脾相表里，有水谷之海之称；关元是小肠的募穴，别名丹田，有培肾固本、补气回阳之功，故两穴合用具有补脾肾之功能。引气归元由中脘、下脘、气海、关元4穴组成，故此方有治心肺、调脾胃、补肝肾的功能。

适应证：绝经前后诸证各型患者，失眠者尤佳。

（2）隔姜灸法

原理：隔姜灸足三里具有理脾胃、调气血作用，灸三阴交具有健脾和胃化湿、疏肝益肾、调经血、主生殖的功能。

作用：健脾、温通肾阳。

适应证：绝经前后诸证属于肾阳虚患者，见怕冷、四肢不温、夜尿频多等阳虚症状。

【管理效果的评价】

一、常规的疗效评价

常规的疗效评价包括理化指标及临床症状评价，常用的理化指标有血常规、内分泌六项、尿常规、肝肾功能等。

二、生活质量评估

主要采用围绝经期妇女生存质量量表（见本节附表一）进行评估。围绝经期女性常出现记忆力下降、紧张、抑郁、失眠、潮热、骨关节不适等临床症状，常采用 Kupperman 评分，仅对患者躯体症状的严重程度进行评价，由医生完成此量表，并进行总体评估。

而围绝经期生活质量评分量表（MRS），是目前评定围绝经期症状及生活质量的更实用的方法，已被广泛采用：①围绝经期患者通过自行填写该量表，实时检测自身症状严重程度、疾病进展情况及治疗前后的疗效检测等。②MRS 量表由 11 个问题组成，不仅包括患者躯体感觉（1、2、3、11 题），同时包括患者心理上的感觉（4、5、6、7 题）和泌尿生殖道症状（8、9、10 题）3 方面内容，评分标准是：将症状严重程度分为 6 个等级，分别给予 0、1、2、3、4、5、6 分。

三、心理状况评价

主要有抑郁自评量表（self – rating depression scale，SDS）（参见慢性肾脏病的管理模式与实践相关内容）、焦虑自评量表（self – rating anxiety scale，SAS）（见本节附表二）。

附表一

更年期妇女生存质量量表

在最近的 1 个月中，您有没有出现下列问卷中的症状。没有经历过这些症状，请在"无"上方的"□"内打"√"；有这些症状，则在"有"上方的"□"内打"√"。

根据这个症状影响您的程度，从"0～6"中选择出一个等级。"0"表示根本不影响我；"6"表示极度影响我，0～6 之间越靠近 0 则表示越不受影响，越靠近 6 则表示越受影响；请您在"0""1""2""3""4""5""6"数字中挑选一个最适合您的情况画"○"。

1. 烘热（一阵一阵发热）	□	□	→	0	1	2	3	4	5	6
	无	有								
2. 盗汗（夜间睡着后出汗）	□	□	→	0	1	2	3	4	5	6
	无	有								
3. 白天汗自出	□	□	→	0	1	2	3	4	5	6
	无	有								
4. 对自己的生活不满意	□	□	→	0	1	2	3	4	5	6
	无	有								
5. 感到焦虑或紧张	□	□	→	0	1	2	3	4	5	6
	无	有								
6. 记忆减退	□	□	→	0	1	2	3	4	5	6
	无	有								
7. 做事不如以往得心应手	□	□	→	0	1	2	3	4	5	6
	无	有								
8. 感到抑郁、情绪低落或沮丧	□	□	→	0	1	2	3	4	5	6
	无	有								
9. 对别人缺乏耐心	□	□	→	0	1	2	3	4	5	6
	无	有								
10. 总想一个人呆着	□	□	→	0	1	2	3	4	5	6
	无	有								
11. 胃肠胀气或胀痛（有放屁或嗳气）	□	□	→	0	1	2	3	4	5	6
	无	有								
12. 肌肉和关节疼痛	□	□	→	0	1	2	3	4	5	6
	无	有								
13. 感到疲劳或筋疲力尽	□	□	→	0	1	2	3	4	5	6
	无	有								
14. 睡眠有问题	□	□	→	0	1	2	3	4	5	6
	无	有								
15. 颈项部疼痛或头痛	□	□	→	0	1	2	3	4	5	6
	无	有								
16. 体力下降	□	□	→	0	1	2	3	4	5	6
	无	有								
17. 外表精神差	□	□	→	0	1	2	3	4	5	6
	无	有								
18. 感到缺乏精力	□	□	→	0	1	2	3	4	5	6
	无	有								

续表

19. 皮肤干燥	□ 无	□ 有	→	0	1	2	3	4	5	6
20. 体重增加	□ 无	□ 有	→	0	1	2	3	4	5	6
21. 面毛增多	□ 无	□ 有	→	0	1	2	3	4	5	6
22. 外貌、肤质或气色发生变化	□ 无	□ 有	→	0	1	2	3	4	5	6
23. 感到肿胀不适	□ 无	□ 有	→	0	1	2	3	4	5	6
24. 腰痛	□ 无	□ 有	→	0	1	2	3	4	5	6
25. 尿频	□ 无	□ 有	→	0	1	2	3	4	5	6
26. 当大笑或咳嗽时无法控制小便	□ 无	□ 有	→	0	1	2	3	4	5	6
27. 性欲改变	□ 无	□ 有	→	0	1	2	3	4	5	6
28. 性交时阴道干涩	□ 无	□ 有	→	0	1	2	3	4	5	6
29. 回避性行为	□ 无	□ 有	→	0	1	2	3	4	5	6

附表二

焦虑自评量表

填表注意事项：下面有 20 道题，每一题后有 4 个表格，分别表示：1 没有或很少时间，2 少部分时间；3 相当多时间；4 绝大部分时间或全部时间。请仔细阅读每一题，把意思弄明白，然后根据您最近 1 星期的实际情况在适当的方格内划√（请在 10 分钟内完成）。

	1	2	3	4
1. 我觉得比平常容易紧张和着急				
2. 我无缘无故地感到害怕				
3. 我容易心里烦乱或觉得惊恐				
4. 我觉得我可能将要发疯				
5. 我觉得一切都不好，会发生什么不幸				
6. 我手脚发抖打战				

续表

7. 我因为头痛、头颈痛和背痛而苦恼				
8. 我感觉容易衰弱和疲乏				
9. 我觉得心烦，不能安静坐着				
10. 我觉得心跳得很快				
11. 我因为一阵阵头晕而苦恼				
12. 我有晕倒发作或觉得要晕倒似的				
13. 我觉得憋气，呼吸不畅				
14. 我手脚麻木和刺痛				
15. 我因为胃痛和消化不良而苦恼				
16. 我常常要小便				
17. 我的手常常是潮湿的				
18. 我脸红发热				
19. 我不易入睡，并且一夜睡得都不好				
20. 我做恶梦				

（黄绮华　庄平）

第三章　常见慢性病的随访管理

随访系卫生服务人员在医疗、科研工作中，为了了解患者在院期间医疗处理的预后情况、健康恢复情况、远期疗效及新技术临床应用效果，采取家庭访视及预约到某医疗机构进行复诊检查或者用通讯方式了解病情的手段。为了规范随访工作，完善数据的收集、整理，保证随访的效果而进行的一系列有计划、有目的的工作称为随访管理。

慢性病具有病程长、病情呈进行性发展的特点，因此随访管理工作是慢病管理中不可缺少的一个环节。临床提倡慢性病实行责任制的随访照护，即由责任护士通过现代通讯手段对慢病患者实行无缝隙的长期跟踪随访，实现"全程的管理"。但目前慢病管理在我国不同城市、不同地区起步不一，其随访管理工作多由社区卫生服务机构、慢性病防治院或综合医院的慢性病科等医疗机构开展。由于慢性病随访管理正处于起步阶段，其管理的病种有限，本章仅以脑卒中、高血压、糖尿病和慢性肾脏病 4 种疾病的随访管理为例，进行阐述。

一、随访管理原则、目的及方式

（一）管理原则

1. 个体化原则　即根据患者所患疾病的病情严重程度及发展变化，制定个体化随访计划。

2. 综合性管理原则　包括非药物治疗、药物治疗、相关指标和并发症监测、健康教育及行为干预、患者自我管理等综合性措施。

3. 连续性管理原则　对登记管理的患者进行连续的动态管理。

（二）随访管理目的

1. 有效控制病情，减少或延缓并发症的发生，降低慢性病及其并发症的发生率，降低致残率、死亡率。

2. 及时评估药物或非药物治疗效果和治疗反应，及时调整治疗方案，提高患者治疗的依从性。

3. 及时监测病情、危险因素及并存的相关疾病的变化，及时发现病情变化，并及时转诊。

4. 使不同情况的慢性病患者得到合理、有效、连续的治疗及管理，同时减轻患者就医负担。

（三）随访管理方式

1. 门诊随访　门诊医生利用患者就诊时，在门诊环境下开展慢性病患者随访管理工作，并按照随访要求进行记录。适用于定期到门诊就诊的患者。

2. 家庭随访　医生通过上门服务，深入到患者家中进行慢性病患者随访管理，并按照随访要求进行记录。适用于卧床、行动不便及各种原因不能到门诊就诊的患者。

3. 集体随访　可在社区设点定时（健康教育活动场所、糖尿病患者之家活动、老年活动站、居委会等）进行集体随访，并按照随访要求进行记录。适用于距离医疗机构较远，患者不便定期就医的社区。

4. 电话及网络随访　对能进行自我管理且没有检查项目的患者，并且具备电话联系或网络联系条件，可以通过电话及网络联系方式如 QQ、MSN、飞信和电子邮件等方式进行随访，并按照随访要求进行记录。适用于能进行自我管理且掌握现代通讯方式的慢性病患者。

二、范例一：脑卒中患者随访管理

（一）随访管理内容

1. 新出现的病情。
2. 用药情况：是否服药，服药是否按时、按量。
3. 康复情况：是否按计划康复，以及康复效果。
4. 健康行为情况：针对患者不健康的生活方式和危险因素，开展健康指导干预。
5. 高危因素控制情况：各种可控的高危因素是否控制在要求范围。
6. 治疗效果的评估：各项指标达标情况、生活质量情况、并发症的出现情况，是否再发卒中等。

（二）随访管理方法

1. 建档　确诊脑卒中并接受随访管理的患者，应及时建档。首次档案记录内容见下表

脑卒中患者随访管理基本信息记录表

慢性病种：脑卒中　　　　　　　　　随访病历号

一般情况	姓名		性别
	出生日期		年龄
	民族		血型
	身高		体重
	家庭住址		联系电话
	婚姻状况		QQ/微信号
	教育程度		电子邮箱
病史	现病史	起病时间、主要症状、并发疾病、治疗用药、治疗效果、不良反应、鉴别诊断等	
	既往史	有无冠心病、高血压、糖尿病、外周血管病、痛风、血脂异常等	
	家族史及个人史	包括脑卒中、高血压、糖尿病、冠心病、血脂异常和肾脏病家族史；个人史包括饮食、运动、吸烟、饮酒等情况	
体格检查	身高、体重、体重指数（BMI）		
	心血管系统检查：血压、脉搏，心脏大小、杂音及外周动脉情况		
	肺部检查：注意有无肺部干、湿啰音		
	腹部检查：注意有无腹部血管杂音、肿块及肝脏增大		
	神经系统检查：有无神经系统损害		
辅助检查	洼田饮水试验、GCS、NIHSS、mRS、BI、MMSE、血糖、血脂、血尿酸、肝肾功能、心电图等		
诊断治疗计划		饮食、运动、药物和康复管理计划	
备注			
建档医生/护士签名		建档日期	

2. 随访管理计划　　在脑卒中慢病管理的过程中，特别强调在医生、护士指导下患者行为方式的转变和自理能力的提高，根据行为转变相关理论和既往慢病管理经验，将脑卒中慢病管理分为认知期、磨合期、加强期和巩固期，每期常规随访 1 次，见下表。

管理分期及随访时点	随访内容
认知期（纳入慢病管理的第 1 周）	（1）患者基本信息 （2）既往史和个人史 （3）诊断 （4）主要治疗和用药 （5）主要体格检查及量表评分（洼田饮水试验、GCS、NIHSS、mRS、BI、MMSE、中医证候要素、主要生化检查结果） （6）影像学检查

续表

管理分期及随访时点	随访内容
磨合期（出院后 1 个月 ±3 天）	（1）主要治疗 （2）依从性 （3）NIHSS
加强期（出院后 3 个月 ±7 天）	（1）主要治疗 （2）依从性（包括药物依从性和行为改变依从性） （3）mRS、BI、主要生化检查达标情况 （4）终点事件
巩固期（出院后 6 个月 ± 14 天，之后每半年 1 次）	（1）主要治疗 （2）依从性 （3）mRS、BI、MMSE、中医证候要素、主要生化检查结果 （4）影像学检查评分 （5）终点事件

注：GCS 为格拉斯哥评分，NIHSS 为美国国立卫生研究院卒中量表，mRS 为改良 Rankin 量表，BI 为巴氏指数，MMSE 为简易精神状况评价量表。

（三）转诊的指征和注意点

1. 病情不稳定并恶化。

2. 患者出现并发症，如严重高血压等怀疑有脑出血。

3. 原治疗方案效果不佳需制定新的治疗方案。

三、范例二：高血压患者的随访管理

（一）随访管理内容

1. 血压动态变化情况　指导患者定期测量血压，鼓励并指导患者测量和记录血压，分析和评价近期血压控制情况。

2. 健康行为改变情况　针对患者不健康的生活方式和危险因素，开展健康指导干预。

3. 药物治疗情况　了解药物使用情况及不良反应，评价药物治疗效果，及时调整治疗方案，提高患者治疗依从性。

4. 督促患者定期进行相关化验检查　根据管理要求督促患者定期进行相关检查，及时发现靶器官损害与并存疾病，及时转诊。

（二）随访管理方法

1. 患者建档　确诊高血压，并接受高血压随访管理的患者，应及时建档。首次档案记录见下表。

高血压患者随访管理基本信息记录表

慢性病种：高血压　　　　　　　　　随访病历号

一般情况	姓名		性别	
	出生日期		年龄	
	民族		血型	
	身高		体重	
	家庭住址		联系电话	
	婚姻状况		QQ/微信号	
	教育程度		电子邮箱	
病史	现病史	起病时间、主要症状、血压、血糖、并发疾病、治疗用药、治疗效果、不良反应、鉴别诊断等		
	既往史	有无冠心病、心衰、脑血管病、外周血管病、糖尿病、痛风、血脂异常等		
	家族史及个人史	包括高血压、糖尿病、冠心病、脑卒中、血脂异常和肾脏病家族史；个人史包括饮食、运动、吸烟、饮酒等情况		
体格检查	身高、体重、体重指数（BMI）			
	心血管系统检查：血压、脉搏，心脏大小、杂音，有无心衰及外周动脉情况			
	肺部检查：注意有无肺部干、湿啰音			
	腹部检查：注意有无腹部血管杂音、肿块及肝脏增大			
	神经系统检查：有无神经系统损害			
辅助检查	血糖、血脂、血尿酸、肝肾功能、心电图、眼底等			
诊断治疗计划			饮食、运动、药物和随访管理计划	
备注				
建档医生/护士签名			建档日期	

2. 不同级别随访管理要求　高血压患者随访根据患者危险度分层情况分别纳入不同管理级别，按各级不同要求进行随访。随访要求见下表。

项目	一级管理	二级管理	三级管理
管理范围	低危患者	中危患者	高危和很高危患者
建立健康档案	立即	立即	立即
监测血压	3 个月 1 次	至少两个月 1 次	至少 1 个月 1 次

项目	一级管理	二级管理	三级管理
非药物治疗	立即开始	立即开始	立即开始
药物治疗	可观察数月后血压仍≥140/90mmHg即开始	可观察数周后血压仍≥140/90mmHg即开始	立即开始作为主要治疗手段
测BMI、腰围	6个月1次	3个月1次	3个月1次
监测血脂	至少1年1次	至少1年1次	至少半年1次
监测血糖	至少1年1次	至少1年1次	至少半年1次
监测尿常规	至少1年1次	至少1年1次	至少半年1次
监测肾功能	至少1年1次	至少半年1次	至少半年1次
心电图检查	至少1年1次	至少1年1次	至少半年1次
眼底检查	选做	选做	1年1次
超声心动图检查	选做	选做	1年1次
转诊	发病初建议转专科排除继发性高血压	必要时	必要时

注：随访监测说明：①血压监测：医院、社区站（中心）测量或患者自测均可。②其他监测项目：社区站（中心）或医院监测均可。③出现急症的高血压患者，须在处理后紧急转诊，2周内主动随访其转诊情况。

3. 管理级别的确定与调整

（1）首次评估与确定管理级别：首次建档管理的高血压患者，根据血压高低、危险因素、靶器官损害及治疗情况进行临床评估，确定管理级别，进行相应级别管理。对定级有困难的患者，应请专科专家协助进行讨论，确定其管理级别。

（2）年度评估与管理级别的调整：医务人员应每年对分级管理的患者进行年度评估。根据随访记录情况（全年血压记录、危险因素变化）确定新的管理级别，重新确定的管理级别与原管理级别不同的患者，应转入新的管理级别进行管理。医务人员对管理的患者应进行年度评估、汇总。

（3）不定期评估调整管理级别：随访管理中，患者出现病情变化、发生高血压相关疾病时，应及时进行临床评估，重新确定管理级别，并按照新的级别管理进行随访管理。

（三）随访管理记录单

高血压患者随访管理记录表

姓名：　　　　　　　　　　　　　　　　随访病历号：

随访日期		年　月　日	年　月　日	年　月　日	年　月　日
随访方式		1 门诊　2 家庭 3 电话　□	1 门诊　2 家庭 3 电话　□	1 门诊　2 家庭 3 电话　□	1 门诊　2 家庭 3 电话　□
症状	1. 无症状 2. 头痛头晕 3. 恶心呕吐 4. 眼花耳鸣 5. 呼吸困难 6. 心悸胸闷 7. 鼻衄出血不止 8. 四肢发麻 9. 下肢水肿	□/□/□/□/□ □/□/□ 其他：	□/□/□/□/□ □/□/□ 其他：	□/□/□/□/□ □/□/□ 其他：	□/□/□/□/□ □/□/□ 其他：
体征	血压（mmHg）				
	体重（kg）	/	/	/	/
	体重指数				
	其他				
生活方式指导	日吸烟量（支）	/	/	/	/
	日饮酒量（两）	/	/	/	/
	运动	次/周　　分钟/次 次/周　　分钟/次	次/周　　分钟/次 次/周　　分钟/次	次/周　　分钟/次 次/周　　分钟/次	次/周　　分钟/次 次/周　　分钟/次
	摄盐（克/天）	/	/	/	/
	心理调整	1 良好　2 一般 3 差　□	1 良好　2 一般 3 差　□	1 良好　2 一般 3 差　□	1 良好　2 一般 3 差　□
	遵医行为	1 良好　2 一般 3 差　□	1 良好　2 一般 3 差　□	1 良好　2 一般 3 差　□	1 良好　2 一般 3 差　□
辅助检查					
服药依从性		1 规律　2 间断 3 不服药　□	1 规律　2 间断 3 不服药　□	1 规律　2 间断 3 不服药　□	1 规律　2 间断 3 不服药　□
药物不良反应		1 无　2 有＿＿□	1 无　2 有＿＿□	1 无　2 有＿＿□	1 无　2 有＿＿□
此次随访分类		1 控制满意　2 控制 不满意　3 不良反 应　4 并发症　□	1 控制满意　2 控制 不满意　3 不良反 应　4 并发症　□	1 控制满意　2 控制 不满意　3 不良反 应　4 并发症　□	1 控制满意　2 控制 不满意　3 不良反 应　4 并发症　□

续表

	随访日期	年　月　日		年　月　日		年　月　日		年　月　日	
用药情况	药物名称1								
	用法	每日__次	每次__mg	每日__次	每次__mg	每日__次	每次__mg	每日__次	每次__mg
	药物名称2								
	用法	每日__次	每次__mg	每日__次	每次__mg	每日__次	每次__mg	每日__次	每次__mg
	药物名称3								
	用法	每日__次	每次__mg	每日__次	每次__mg	每日__次	每次__mg	每日__次	每次__mg
	其他药物								
	用法	每日__次	每次__mg	每日__次	每次__mg	每日__次	每次__mg	每日__次	每次__mg
转诊	原因								
	机构及科别								
下次随访日期									
随访医生签名									

高血压高危人群随访管理记录表

姓名：　　　　　　　　　　　　　　　随访病历号：

	随访日期	年　月　日	年　月　日	年　月　日	年　月　日
随访方式		1 门诊　2 家庭 3 电话　□	1 门诊　2 家庭 3 电话　□	1 门诊　2 家庭 3 电话　□	1 门诊　2 家庭 3 电话　□
高危因素	1. 血压正常高值 2. 超重或肥胖 3. 家族史 4. 嗜酒 5. 高盐饮食	□/□/□/□/□ 其他：	□/□/□/□/□ 其他：	□/□/□/□/□ 其他：	□/□/□/□/□ 其他：
体征	血压（mmHg）				
	体重（kg）	/	/	/	/
	体重指数				
	其他				
生活方式指导	日吸烟量（支）	/	/	/	/
	日饮酒量（两）	/	/	/	/
	运动	次/周　　分钟/次 次/周　　分钟/次	次/周　　分钟/次 次/周　　分钟/次	次/周　　分钟/次 次/周　　分钟/次	次/周　　分钟/次 次/周　　分钟/次
	摄盐（克/天）	/	/	/	/
	心理调整	1 良好　2 一般 3 差　□	1 良好　2 一般 3 差　□	1 良好　2 一般 3 差　□	1 良好　2 一般 3 差　□
	遵医行为	1 良好　2 一般 3 差　□	1 良好　2 一般 3 差　□	1 良好　2 一般 3 差　□	1 良好　2 一般 3 差　□

续表

随访日期	年　月　日	年　月　日	年　月　日	年　月　日
辅助检查				
转诊　原因				
机构及科别				
下次随访日期				
随访医生签名				

（四）转诊的指征及注意点

1. 经过饮食和运动治疗，血压水平控制不达标，需开始药物治疗。

2. 血压水平上升幅度大，需调整药物治疗方案。

3. 患其他疾病。

4. 出现高血压急、慢性并发症的症状。

5. 妊娠。

6. 需要紧急治疗，恶性或急进期高血压、高血压危象、高血压脑病，并发紧急并发症，如一过性缺血性发作、心梗、肾衰、视网膜出血等。

7. 怀疑是继发性高血压：患有低钾血症或血钠值升高，发生血尿或尿蛋白，尿素氮、血肌酐增高，患者年龄较小（年龄＜30岁）。

四、范例三：糖尿病患者的随访管理

（一）随访管理内容

1. 新出现的病情。

2. 用药情况：是否服药，服药是否按时、按量。

3. 体格检查和实验室检查的结果记录：每次随访应测量体重、血糖等，每年需进行1次详细体检（包括血生化、糖化血红蛋白、B超、心电图等）。

4. 治疗效果的评估：各项指标达标情况、生活质量情况、并发症的出现情况等。

5. 评价患者非药物治疗的执行情况，针对患者个体情况进行健康教育和饮食、运动指导。

（二）随访管理方法

1. 建档　确诊糖尿病，并接受社区随访管理的患者，应及时建档。首次档案记录内容见下表。

糖尿病患者随访管理基本信息记录表

慢性病种：糖尿病　　　　　　　　随访病历号：

一般情况	姓名		性别	
	出生日期		年龄	
	民族		血型	
	身高		体重	
	家庭住址		联系电话	
	婚姻状况		QQ/微信号	
	教育程度		电子邮箱	
病史	现病史	起病时间、主要症状、血糖、并发疾病、治疗用药、治疗效果、不良反应、鉴别诊断等		
	既往史	有无冠心病、心衰、脑血管病、外周血管病、痛风、血脂异常等		
	家族史及个人史	包括糖尿病、高血压、冠心病、脑卒中、血脂异常和肾脏病家族史；个人史包括饮食、运动、吸烟、饮酒等情况		
体格检查	身高、体重、体重指数（BMI）			
	心血管系统检查：血压、脉搏，心脏大小、杂音，有无心衰及外周动脉情况			
	肺部检查：注意有无肺部干、湿啰音			
	腹部检查：注意有无腹部血管杂音、肿块及肝脏增大			
	神经系统检查：有无神经系统损害			
	足部检查：皮肤温度、完整性、感觉、足背动脉搏动，有无感染、趾甲变形等			
辅助检查	血糖、血脂、血尿酸、肝肾功能、心电图、眼底等			
诊断治疗计划			饮食、运动、药物和随访管理计划	
备注				
建档医生/护士签名			建档日期	

2. 随访管理计划　以血糖水平为依据进行分级管理。

（1）一级管理：空腹血糖≤6.1mmol/L 和餐后血糖≤8.0mmol/L，且无其他伴发和并发症的患者，每 3 个月随访 1 次，全年不少于 4 次。

（2）二级管理：空腹血糖 6.1~7mmol/L 和餐后血糖 8~10mmol/L，伴发或并发症病情稳定的患者，每 2 个月随访 1 次，全年不少于 6 次。

（3）三级管理：空腹血糖 >7mmol/L，或餐后血糖 >10mmol/L 的患者，每 1 个月随访 1 次，全年不少于 12 次。符合条件但不愿意参加三级管理的患者，可按患者意愿，加入一级或二级管理。

（4）出现急症的糖尿病患者，须在处理后紧急转诊，2 周内主动随访其转诊情况。

3. 随访管理级别的调整

（1）首次建档管理的糖尿病患者，根据建档时的血糖水平和危险因素情况进行临床评估，确定管理级别。

（2）随访管理中，患者病情加重，发生新的并发症时应及时进行评估，重新确定管理级别进行随访管理。

（3）病情平稳的患者，根据年度评估的结果重新确定分级，并按照新的分级进行随访管理。

4. 随访管理的具体内容及要求

糖尿病随访管理的内容及要求

随访项目	随访内容	初诊	每次复诊	季度复诊	年度复诊
病史体检	症状、体征	每次随访			
	血压	每次随访			
	体重	每次随访			
实验室检查	血糖	每次随访			
	糖化血红蛋白（Alc）	+			+
	血脂常规	+		*	+
	尿常规	+		*	+
	尿微量白蛋白	+		*	+
	血肌酐、尿素氮	+		*	+
特殊检查	眼：视力	+		*	+
	眼底检查	+		*	+
	足：动脉搏动	+		*	+
	神经病变	+		*	+
	心电图	+		*	+
	颈动脉超声检查	选做			
非药物治疗	饮食运动治疗、心理咨询	每次随访			
	戒烟	每次随访			
药物治疗	合理用药指导	每次随访			

注：+ 需做检查。* 如果初诊异常，则需进行检查。

（三）随访管理记录单

糖尿病患者随访管理记录表

姓名：　　　　　　　　　　　　　　　　随访病历号：

	随访日期				
随访方式		1 门诊　2 家庭 3 电话　□	1 门诊　2 家庭 3 电话　□	1 门诊　2 家庭 3 电话　□	1 门诊　2 家庭 3 电话　□
症状	1. 无症状 2. 多饮 3. 多食 4. 多尿 5. 视力模糊 6. 感染 7. 手脚麻木 8. 下肢浮肿	□/□/□/□/□/ □/□/□ 其他	□/□/□/□/□/ □/□/□ 其他	□/□/□/□/□/ □/□/□ 其他	□/□/□/□/□/ □/□/□ 其他
体征	血压（mmHg）				
	体重（kg）	/	/	/	/
	体重指数				
	足背动脉搏动	1 未触及　2 触及　□	1 未触及　2 触及　□	1 未触及　2 触及　□	1 未触及　2 触及　□
	其他				
每日吸烟		/　　　支	/　　　支	/　　　支	/　　　支
每人饮酒量		/　　　两	/　　　两	/　　　两	/　　　两
每周活动量		次/周　　分钟/次 次/周　　分钟/次	次/周　　分钟/次 次/周　　分钟/次	次/周　　分钟/次 次/周　　分钟/次	次/周　　分钟/次 次/周　　分钟/次
心理调整		1 良好　2 一般 3 差　□	1 良好　2 一般 3 差　□	1 良好　2 一般 3 差　□	1 良好　2 一般 3 差　□
遵医行为		1 良好　2 一般 3 差　□	1 良好　2 一般 3 差　□	1 良好　2 一般 3 差　□	1 良好　2 一般 3 差　□
空腹血糖		mmol/L	mmol/L	mmol/L	mmol/L
其他检查		糖化血红蛋白　　% 检查日期：　月　日	糖化血红蛋白　　% 检查日期：　月　日	糖化血红蛋白　　% 检查日期：　月　日	糖化血红蛋白　　% 检查日期：　月　日
服药依从性		1 规律　2 间断 3 不服药　□	1 规律　2 间断 3 不服药　□	1 规律　2 间断 3 不服药　□	1 规律　2 间断 3 不服药　□
药物不良反应		1 无　2 有　□	1 无　2 有　□	1 无　2 有　□	1 无　2 有　□
低血糖反应		1 无　2 偶尔 3 频繁　□	1 无　2 偶尔 3 频繁　□	1 无　2 偶尔 3 频繁　□	1 无　2 偶尔 3 频繁　□

续表

随访日期					
此次随访分类		1 控制满意　2 控制不满意　3 不良反应　4 并发症 □	1 控制满意　2 控制不满意　3 不良反应　4 并发症 □	1 控制满意　2 控制不满意　3 不良反应　4 并发症 □	1 控制满意　2 控制不满意　3 不良反应　4 并发症 □
用药情况	药物名称 1				
	用法	每日__次　每次__mg	每日__次　每次__mg	每日__次　每次__mg	每日__次　每次__mg
	药物名称 2				
	用法	每日__次　每次__mg	每日__次　每次__mg	每日__次　每次__mg	每日__次　每次__mg
	药物名称 3				
	用法	每日__次　每次__mg	每日__次　每次__mg	每日__次　每次__mg	每日__次　每次__mg
	胰岛素				
转诊	原因				
	机构及科别				
下次随访日期					
随访医生签名					

糖尿病高危人群随访管理记录表

姓名：　　　　　　　　　　　　　　　随访病历号：

随访日期		年　月　日	年　月　日	年　月　日	年　月　日
随访方式		1 门诊　2 家庭　3 电话 □	1 门诊　2 家庭　3 电话 □	1 门诊　2 家庭　3 电话 □	1 门诊　2 家庭　3 电话 □
高危因素	1. IFG 或 IGT	□/□/□/□/□	□/□/□/□/□	□/□/□/□/□	□/□/□/□/□
	2. 超重或肥胖	其他：	其他：	其他：	其他：
	3. 家族史				
	4. 妊娠糖尿病史				
	5. 血脂异常				
体征	血压（mmHg）				
	血糖（mmol/L）				
	体重（kg）	/	/	/	/
	体重指数				
	其他				

续表

	随访日期	年 月 日	年 月 日	年 月 日	年 月 日
生活方式指导	日吸烟量（支）	/	/	/	/
	日饮酒量（两）	/	/	/	/
	运动	次/周　分钟/次 次/周　分钟/次	次/周　分钟/次 次/周　分钟/次	次/周　分钟/次 次/周　分钟/次	次/周　分钟/次 次/周　分钟/次
	摄盐（克/天）	/	/	/	/
	心理调整	1 良好　2 一般 3 差　□	1 良好　2 一般 3 差　□	1 良好　2 一般 3 差　□	1 良好　2 一般 3 差　□
	遵医行为	1 良好　2 一般 3 差　□	1 良好　2 一般 3 差　□	1 良好　2 一般 3 差　□	1 良好　2 一般 3 差　□
辅助检查					
转诊	原因				
	机构及科别				
下次随访日期					
随访医生签名					

（四）转诊的指征和注意点

1. 血糖控制不佳，空腹血糖 > 7mmol/L，餐后 2 小时血糖 > 10 mmol/L，糖化血红蛋白 > 7.5%。

2. 血糖控制一般，空腹血糖 < 7mmol/L，餐后 2 小时血糖 < 10mmol/L，糖化血红蛋白 < 7.5%，无法在基层医疗卫生机构完成每年 1 次慢性并发症检查者。

3. 有急性并发症，如酮症或酮症酸中毒，非酮症高渗综合征。

4. 存在严重慢性并发症，如眼病、肾病、血管病变、神经病变或足病。

5. 手术、围手术期需要血糖调整。

6. 妊娠期糖尿病。

7. 儿童糖尿病及成人 1 型糖尿病。

五、范例四：慢性肾脏病患者的随访管理

（一）随访管理内容

1. 新出现的病情。

2. 用药情况：是否服药，服药是否按时、按量。

3. 治疗效果的评估：各项指标达标情况、营养状况及营养摄入评估、生活质量情况、心理状况、并发症的出现情况等。

4. 针对患者个体情况进行健康教育和饮食、运动、心理指导。

5. 监督患者定期复查各项生化指标。

（二）随访管理方法

1. 建档　确诊为慢性肾脏病患者，并接受随访管理的患者，应及时建档。首次档案记录的内容见下表。

慢性肾脏病（CKD）患者随访管理基本信息记录表

慢性病种：慢性肾脏病　　　　　　　　随访病历号：

一般情况	姓名		性别		
	出生日期		年龄		
	民族		血型		
	身高		体重（kg）		
	家庭住址		联系电话		
	婚姻状况		QQ/微信号		
	教育程度		电子邮箱		
疾病情况	CKD 分期		最近血清肌酐值及日期		肾小球滤过率值
	原发病诊断				
	病理性诊断				
	其他诊断				
病史	现病史	起病时间、主要症状、并发疾病、治疗用药、治疗效果、不良反应、鉴别诊断等			
	既往史	有无冠心病、心衰、脑血管病、外周血管病、糖尿病、痛风、血脂异常等			
	家族史及个人史	包括肾脏病高血压、糖尿病、冠心病、脑卒中等家族史；个人史包括饮食、运动、吸烟、饮酒等情况			
体格检查	身高、体重、体重指数（BMI）				
	心血管系统检查：血压、脉搏，心脏大小、杂音，有无心衰及外周动脉情况				
	肺部检查：注意有无肺部干、湿啰音				
	腹部检查：注意有无腹部血管杂音、肿块及肝脏增大				
	神经系统检查：有无神经系统损害				
辅助检查	尿蛋白、血清白蛋白、血常规、肝肾功能等				
诊断治疗计划	饮食、运动、药物和随访管理计划				
备注					
建档医生/护士签名			建档日期		

2. 分类分层随访管理 根据患者的病情和依从性进行金字塔式的分层管理，金字塔顶层人群为病情重、不稳定或依从性差的患者，实施三级管理；金字塔中层人群为病情重但相对稳定或依从性较好的患者，实施二级管理；金字塔底层人群为病情轻且稳定或依从性良好的患者，实施一级管理。三级管理人群重点管理，每周内必须至少追踪 1 次患者的情况；二级管理人群适度管理，每 2 周必须至少追踪 1 次患者的情况；一级管理人群一般管理，每月追踪 1 次情况即可。上述三级管理之间是可以互相转化的，管理的目的是减少三级管理人群，将更多的人群纳入一级管理。

3. 随访内容及频率 包括患者复诊情况、满意度情况、人口学资料、临床症状、中医证候变化、化验检查指标、营养状况及营养摄入评估、各式量表评估（心理状况、生活质量等）。

慢性肾脏病（KD）门诊常规复诊频率

	CKD Ⅰ期	CKD Ⅱ期	CKD Ⅲ期	CKD Ⅳ期	CKD Ⅴ期	腹透患者
初期就诊	1～2 周	1～2 周	1～2 周	1 周	1 周	1 周
不稳定期	1 周	1 周	1 周	1 周	1 周	至少 1 周
稳定期	2～4 周	2～4 周	2 周	2 周	1～2 周	4 周

慢性肾脏病（CKD）随访管理所用量表清单

	CKD 患者	腹透患者
首诊	①首程病历表 ②中医临床症状量表 ③心理评分表（家庭作业） ④自我效能感评分表（家庭作业） ⑤临床路径量表（家庭作业） ⑥血压血糖饮食记录（家庭作业） ⑦化验单记录表（医护填写）	①腹透首程病历表 ②中医临床症状量表 ③心理评分表（家庭作业） ④自我效能感评分表（家庭作业） ⑤临床路径量表（家庭作业） ⑥血压血糖饮食记录（家庭作业） ⑦化验单记录表（医护填写） ⑧腹透首诊相关表格
二诊	①服用药物登记表 ②血压血糖饮食记录（家庭作业） ③营养指标评分表（医护填写） ④生活质量量表（家庭作业） ⑤化验单记录表（医护填写）	①服用药物登记表 ②饮食记录表（家庭作业） ③营养指标评分表（医护填写） ④生活质量量表（家庭作业） ⑤化验单记录表（医护填写） ⑥腹透二诊相关表格
之后复诊	①化验单记录表（医护填写） ②其他量表根据复查频率必要时填写	①化验单记录表（医护填写） ②其他量表根据复查频率必要时填写

慢性肾脏病（CKD）随访管理所用量表使用频率

	CKD Ⅰ期	CKD Ⅱ期	CKD Ⅲ期	CKD Ⅳ期	CKD Ⅴ期	腹透患者
中医临床症状量表	3 月	3 月	3 月	3 月	3 月	3 月
服用药物登记表	每次复诊	每次复诊	每次复诊	每次复诊	每次复诊	每次复诊
血压血糖饮食记录	每次复诊	每次复诊	每次复诊	每次复诊	每次复诊	每次复诊
营养指标评分表	1 月	1 月	1 月	1 月	1 月	1 月
心理评分	3 月	3 月	3 月	3 月	3 月	3 月
自我效能感评分	3 月	3 月	3 月	3 月	3 月	3 月
生活质量量表	3 月	3 月	3 月	3 月	3 月	3 月
临床路径量表	3 月	3 月	3 月	3 月	3 月	/
腹透相关量表	/	/	/	/	/	1 月

慢性肾脏病（CKD）实验室指标复查频率

	CKD Ⅰ期	CKD Ⅱ期	CKD Ⅲ期	CKD Ⅳ期	CKD Ⅴ期	腹透患者
血常规	3～6 月	3～6 月	3 月	1～3 月	1 月	1～3 月
贫血 3 项	6～12 月	6～12 月	3～6 月	3～6 月	1～3 月	1～3 月
转铁结合力	6～12 月	6～12 月	3～6 月	3～6 月	1～3 月	1～3 月
尿常规	2～4 周	2～4 周	1～2 周	1～2 周	1～2 周	/
24 小时尿蛋白定量	2～4 周	2～4 周	2～4 周	2～4 周	2～4 周	/
24 小时尿肌酐	2～4 周	2～4 周	2～4 周	2～4 周	2～4 周	6 月
肾功 5 项	3～6 月	3～6 月	3 月	1～3 月	1 月	1～3 月
血脂 4 项	3～6 月	3～6 月	3 月	1～3 月	1 月	1～3 月
肝功 6 项	3～6 月	3～6 月	3 月	1～3 月	1 月	1～3 月
凝血 4 项	3～6 月	3～6 月	3 月	1～3 月	1 月	1～3 月
离子 5 项	3～6 月	3～6 月	3 月	1～3 月	1 月	1～3 月
甲状旁腺激素（PTH）	3～6 月	3～6 月	3 月	1～3 月	1 月	1～3 月
糖化血红蛋白	3～6 月	3～6 月	3 月	1～3 月	1 月	1～3 月
C - 反应蛋白（CRP）	3～6 月	3～6 月	3 月	1～3 月	1 月	1～3 月
Kt/V	/	/	/	/	/	6 月

（三）转诊的指征和注意点

1. 总纲　发现合并严重心、脑、肝或造血系统等其他系统原发性疾病者，或出现肌酐急剧上升、血钾急剧上升、严重水肿等需要紧急处理的情况时，给予转诊或收住入院。

2. 注意点　危险分级属于第 4 级或第 5 级；血清钾 $\geqslant 6.5$mmol/L；CO_2 结合力 $<$ 13mmol/L；收缩压$\geqslant$180mmHg 或 舒张压$\geqslant$110mmHg；血清肌酐（SCR）较之前 1 次检查升高$\geqslant$26.4μmol/L 或为原来的 1.5～2 倍者要注意，结合临床症状后及时转诊。

（杨筱多　黄燕　庄平）

第四章 体质辨识

中医体质辨识,即以人的体质为认知对象,从体质状态及不同体质分类的特性角度,把握机体健康与疾病的整体要素和个体差异,从而制定防治原则,选择相应的治疗、预防、养生方法,进行"因人制宜"的干预。所谓体质,是指人的先天禀赋(含遗传)和后天生活相融合而形成的身心整体素质。

中医有"同病异治,异病同治",说的是治病要辨清体质,强调因人而异的重要性。中医对体质的论述始于《黄帝内经》,北京中医药大学王琦教授据此系统地提出了中医体质学说,依据不同体质在形态结构、生理功能、心理活动等方面特征进行综合分析,认为人的体质可分为以下9类:平和体质、气虚体质、阳虚体质、阴虚体质、痰湿体质、湿热体质、瘀血体质、气郁体质、特禀体质。

一、平和体质

(一)定义

平和体质是中医认为最理想的人体体质,是和谐生命的范本,也是一份对健康的美好愿望。平和体质是指先天禀赋良好,后天调理得当,其体态适中,面色红润,精力充沛,脏腑功能状态强壮。

(二)成因

先天禀赋良好,后天调养得当。

(三)辨证特征

1. 形体特征 平和体质的人,阴阳气血调和,体态适中、面色红润、精力充沛、体形匀称健壮、耐受寒热、睡眠良好、患病较少,对自然环境和社会环境适应能力较强。

2. 心理特征 性格随和开朗。

3. 常见表现 面色红润，发密有光泽，目光有神，嗅觉通利，唇色红润，精力充沛，耐疲劳，睡眠安和，纳食良好，二便正常，舌色淡红，苔薄白，脉和有神。

4. 发病倾向 平素患病较少。

5. 对外界的适应能力 对自然环境和社会环境适应能力较强。

（四）养生原则

重在维护，饮食有节，劳逸结合，坚持锻炼。

1. 生活起居调理 主要原则是尽量保持平和体质的状态，不让其往不利体质的方向转化。"不伤不扰，顺其自然。"坚持规律作息，不要过度劳累。饭后宜缓行百步，不能食后即睡，注意保持充足的睡眠，劳逸结合。

2. 饮食调理 《黄帝内经》提出："五谷为养，五果为助，五畜为益，五菜为充，气味和而服之，以补益精气。"这就是中国传统膳食平衡之观念。饮食要有节制，不要饥一顿、饱一顿，还应避免过冷、过热或不干净的食物，合理搭配膳食结构，少食过于油腻及辛辣的食物，注意戒烟限酒。

3. 精神调摄 《黄帝内经》曰："外不劳形于事，内无思想之患，以恬愉为务，以自得为功，形体不敝，精神不散，亦可以百数。"心态平和是人的最高精神境界。

二、气虚体质

（一）定义

气虚体质是指一身之气不足，气息低弱，脏腑功能状态低下为主要特征的体质。

（二）成因

先天禀赋不足，后天失养（如早产、人工喂养不当、偏食、厌食），病后气亏，年老体弱等。

（三）辨证特征

1. 形体特征 肌肉松软、不结实。

2. 心理特征 性格内向，情绪不稳定，胆小不喜冒险。

3. 常见表现 气虚体质的人元气不足，容易疲乏，气短懒言，语音低怯，精神不振，易疲劳，易出汗，舌淡红，舌体胖有齿痕，脉象虚缓；或见面色萎黄、少神，毛发少光泽，头晕健忘，大便或秘或如常。

4. 发病倾向　平日体质虚弱，卫表不固，抗病力差，易患感冒、内脏下垂等病，病后康复缓慢。

5. 对外界环境适应能力　不耐受寒邪、风邪、暑邪等。

（四）养生原则

益气固本。肺主一身之气，肾藏元气，脾为气血生化之源，故脾、肺、胃、肾当温补。起居勿过劳，运动宜柔缓。代表方：补中益气汤。

1. 生活起居调理　脾为生气之源，肺为主气之枢，气虚者卫阳不足，易感外邪，要注意保暖，不要劳汗当风，防止外邪侵袭。脾主四肢，要常动四肢以流通气血，促进脾胃运化，改善体质。劳则气耗，因此不可过劳，以免伤正气。在运动健身方面，应当根据自己的体能，选择适当的运动量，循序渐进，持之以恒，如太极拳、太极剑、八段锦、五禽戏、保健功等传统的健身功法。不可进行强体力的运动和大出汗的运动，以免耗损元气。

2. 饮食调理　气虚体质的人养生应以培补元气，补气健脾为主，选用具有健脾益气功效、营养丰富且易于消化的食品。脾主运化，为气血生化之源，可常食健脾益气的食物，如糯米、小米、大麦、山药、大枣、胡萝卜、香菇、豆腐、鹅肉、鹌鹑、黄鱼、鲢鱼、牛肉等。气虚较重，可选用人参莲子汤补养，但由于气虚者多脾胃虚弱，饮食不宜油腻，应选择易消化的食品。

3. 精神调摄　《黄帝内经》曰："肝气虚则恐。"是指肝功能差的人易惊恐。又曰："心气虚则悲。"是说心气功能低下的人易出现悲哀情绪。因此，要调节自己的情绪，去忧悲、放惊恐、和喜怒，消除不良情绪的影响。

4. 药膳指导　食宜益气健脾，如黄芪童子鸡：取童子鸡1只洗净放入锅中，用纱布袋包生黄芪9g，取一根细线，一端扎紧纱布口袋，置于锅内，另一端则绑在锅柄上。在锅中加姜、葱及适量水煮汤，待童子鸡煮熟后，拿出黄芪包，加入盐、黄酒调味即可食用。可益气补虚。

三、阳虚体质

（一）定义

阳虚体质是指阳气不足，身体失于温煦，以形寒肢冷为主要特征的体质。

（二）成因

先天不足或后天失养。

（三）辨证特征

1. 形体特征　多白胖，面色无华，肌肉松弛。

2. 心理特征　性格多沉静、内向。

3. 常见表现　平素畏寒，手足不温，"手冷过肘，足冷过膝"，喜热饮食，精神不振，睡眠较多，舌淡胖嫩有齿痕，苔润，脉沉迟。或见面色㿠白，目胞晦暗，毛发易落，易出汗，大便溏，小便清长。

4. 发病倾向　发病多为寒证，或易从寒化，易病痰饮、肿胀、泄泻、阳痿。

5. 对外环境适应能力　不耐寒邪，耐夏不耐冬，易感湿邪。

（四）养生原则

温阳益气。饮食宜温阳，起居要保暖，运动避风寒。代表方：金匮肾气丸。

1. 生活起居调理　阳虚者耐春夏不耐秋冬，阳虚体质的人应选用春、夏季作为自己的最佳运动时间，一日之内以阳光充足的上午为好，配合天地、自然环境的阳旺之时，来强壮人体之阳，不能在阴暗潮湿寒冷的环境中长期工作和生活。运动量以微微出汗，不感劳累为度，避免运动强度过大，大汗伤阳。秋冬季节要暖衣温食以护阳气，特别要养护腰以下部位。

2. 饮食调理　以补肾温阳，益火之源为主。宜适当多吃温阳壮阳的食品，如羊肉、狗肉等。不宜吃生冷黏腻的食品，还可依据"春夏养阳"的法则，在夏日三伏，每伏食羊肉附子汤 1 次，配合天地之阳旺之时，壮人体之阳。少食生冷黏腻，即使是在盛夏也不要吃太多寒凉生冷的食品，如西瓜、梨、苦瓜等。

3. 精神调摄　阳虚体质的人常情绪不佳，多愁善感。要善于调节自己的情绪，广交朋友，多与人交谈、沟通。

4. 药膳指导　食宜温和，如当归生姜羊肉汤：当归 20g，生姜 30g，冲洗干净，用清水浸软，切片备用。羊肉 500g 剔去筋膜，放入开水锅中略烫，除去血水后捞出，切片备用。当归、生姜、羊肉放入砂锅中，加清水、料酒、盐，旺火烧沸后撇去浮沫，再改用小火炖至羊肉熟烂即成。本品温中补血、祛寒止痛，适合冬日食用。

四、阴虚体质

（一）定义

阴虚体质是指体内津液、精血亏少，以阴虚内热为主要特征的体质。

（二）成因

先天不足，年老体弱，或后天失养，纵欲耗精，积劳等。

（三）辨证特征

1. 形体特征　形体消瘦。

2. 心理特征　性情急躁，外向好动，时有心烦。

3. 常见表现　手足心热，口燥咽干，喜冷饮，大便干，舌红少苔，少津，脉细数；或见面色潮红，有烘热感，两目干涩，视物昏花，唇红微干，皮肤偏干、易生皱纹，眩晕耳鸣，失眠多梦，小便短涩，脉弦而细数。

4. 发病倾向　易患虚劳、失精、失眠等病。

5. 对外环境适应能力　不耐热邪，耐冬不耐夏，不耐受燥邪。

（四）养生原则

养阴降火。饮食宜滋阴，起居忌熬夜，运动勿太过。补肾阴常用六味地黄丸，肝阴虚宜服一贯煎，心阴虚可服天王补心丹，其他滋阴生津药如山茱萸、女贞子、山药、旱莲草等。

1. 生活起居调理　阴虚体质者只适合做中小强度的锻炼，如经常打太极拳、八段锦、保健功等。不宜进行剧烈运动，避免大强度、大运动量的锻炼形式，避免出汗过多，损伤阴液，要保证充足的睡眠，以养阴气。工作紧张、熬夜、剧烈运动、高温酷暑的工作生活可加重阴虚倾向，应尽量避免。冬季更要注意保护阴精，肾阴是一身阴气之本，肾阴虚者要节制房事。阴虚者禁烟，长久吸烟易致燥热。

2. 饮食调理　阴虚体质者重在滋补肾阴、壮水之主。慎食辛辣刺激性食品、煎炒的食物及脂肪、碳水化合物含量过高的食物。保阴潜阳，食以清淡，远肥腻厚味、燥烈之品，可多食芝麻、糯米、蜂蜜、甘蔗、鱼类，姜、蒜、辣椒等少食。

3. 精神调摄　阴虚体质的人性情急躁，心烦易怒，要遵循《黄帝内经》中"恬淡虚无，精神内守"之养神法。注意与人为善，为人要仁爱、恬淡，加强自我涵养，养成冷静、沉着的习惯，注意节制性生活。

4. 药膳指导 食宜滋阴，如莲子百合煲瘦肉：用莲子（去心）20g，百合20g，猪瘦肉100g，加水适量同煲，肉熟烂后用盐调味食用，每日1次。有清心润肺、益气安神之功效。

五、痰湿体质

（一）定义

痰湿体质是指由于水液内停而痰湿凝聚、黏滞重浊为主要特征的体质。

（二）成因

先天遗传，或后天过食肥甘。

（三）辨证特征

1. 形体特征 体型肥胖，腹部肥满松软。

2. 心理特征 性格温和，稳重谦恭，多善于忍耐。

3. 常见表现 面部皮肤油脂较多，多汗且黏，胸闷，痰多；或见面色黄胖而暗，眼泡微浮，易困倦，舌体胖大，舌苔白腻，身重不爽，脉滑，喜肥甘。

4. 发病倾向 易患消渴、中风、胸痹等病。

5. 对外环境适应能力 对梅雨季节及潮湿环境适应力差。

（四）养生原则

化痰祛湿。饮食清淡为宜，少食甜腻之品，起居忌潮湿，运动宜渐进。配用温化通阳之药，注意痰瘀互夹之象。代表方：参苓白术散、三子养亲汤。

1. 生活起居调理 痰湿体质之人以湿浊偏盛为特征，湿性重浊，易阻气机，穿衣应多棉织、易透湿散气，常进行日光浴。不宜居住在潮湿环境中，阴雨季节注意湿邪侵袭。

2. 饮食调理 痰湿体质如同梅雨缠绵，保健应以健脾利湿、化痰泄浊为主。应多食一些具有健脾利湿、化痰祛湿的食物，如萝卜、紫菜、洋葱、扁豆、白果、赤小豆、海蜇、枇杷、薏米、大枣等，对肥甘厚味之品则不应多食，酒不宜多饮，饮食勿过饱。

3. 精神调摄 保持心境平和，及时消除不良情绪，节制大喜大悲，培养业余爱好，转移注意力。痰湿体质的人易产生疲倦感，应多交一些朋友，多参与一些社交活动，解除怠惰的状态。

4. 药膳指导 食宜清淡，如山药冬瓜汤：山药 50g，冬瓜 150g 同置锅中慢火煲 30 分钟，调味后即可饮用。可健脾、益气、利湿。

六、湿热体质

（一）定义

湿热体质是指以湿热内蕴为主要特征的体质。湿热体质的人，湿热内蕴，以面垢油光、口苦、苔黄腻等湿热表现为主要特征，易生痤疮，口苦口干，身重困倦，大便黏滞不畅或燥结，小便短黄，男性易阴囊潮湿，女性易带下增多，舌质偏红，苔黄腻，脉滑数。性格方面，容易心烦急躁。

（二）成因

先天禀赋，或久居湿地，或久食肥甘，或长期饮酒。

（三）辨证特征

1. 形体特征 形体偏胖或消瘦。
2. 心理特征 性格多急躁易怒。
3. 常见表现 平素面垢油光，易生痤疮粉刺，口苦口干，身体困倦；或见心烦懈怠，目红耳赤，大便秘结或黏滞，小便黄赤，男性阴囊潮湿，女性带下量多色黄，舌红苔黄腻，脉滑数。
4. 发病倾向 易患疮疖、黄疸、火热等病证。
5. 对外环境适应能力 对潮湿环境或气温偏高，尤其夏末秋初，湿热交蒸气候较难适应。

（四）养生原则

清热利湿。食忌辛温滋腻，起居避暑湿，运动宜增强。宜疏化湿以散热，通利化湿以泄热。代表方：泻黄散、甘露消毒丹。

1. 生活起居调理 湿热体质的人，适合做大强度、大运动量的锻炼，如中长跑、游泳、爬山、各种球类、武术等，以消耗体内多余的热量，排泄多余的水分，达到清热除湿的目的。夏天由于气温高、湿度大，最好选择凉爽时锻炼。由于湿热体质的人容易出汗，尤其是在夏天，更应选择款式宽松、透气性好的天然棉、麻服装。注意个人卫生，防止皮肤病。不要长期熬夜，或过度疲惫。保持二便畅通，防止湿热郁聚。烟为辛热秽浊之物，易生热助湿。长久吸烟可致肺胃不清而咳嗽吐痰。酒为熟谷汁液，性热而助湿，长时间饮酒无度，必助阳热、生痰湿、酿湿热。湿热体质的人要戒烟酒。夏末秋初，湿热交蒸时要进行调护。

2. 饮食调理　在调理方面，应当注意分消湿浊、清泄伏火。宜食用清热化湿的食品，如薏米、莲子、茯苓、苦瓜等。忌食辛辣燥烈的食物，如辣椒、姜、葱等，对牛肉、狗肉、鹿肉等温阳食物宜少食，食物宜清淡、易消化，常食解毒利湿之品，如冬瓜、丝瓜、苦瓜、荠菜、马齿苋、薏米、赤小豆、鸭肉、鸽肉、海带、哈密瓜、海棠、枇杷等。忌食辛辣、厚味、甜腻、烟酒。

3. 精神调摄　总的原则是以静养神、愉快怡神。湿热体质的人容易心烦发怒，躁动不安，需要有意识地克制过激的情绪。

4. 药膳指导　食忌辛温滋腻，可清利湿热。如泥鳅炖豆腐：泥鳅 500g 去鳃及内脏，冲洗干净，放入锅中，加清水，煮至半熟，再加豆腐 250g，盐适量，炖至熟烂即成。

七、瘀血体质

（一）定义

瘀血体质是指体内有血液运行不畅的潜在倾向，或瘀血内阻的病理基础，以血瘀表现为主要特征的体质。

（二）成因

先天禀赋，或后天损伤，忧郁气滞，久病入络。

（三）辨证特征

1. 形体特征　瘦人居多。

2. 心理特征　性格内郁，心情不快易烦，容易生气，急躁健忘。

3. 常见表现　瘀血体质的总体特征是血行不畅，平素面色晦暗，色素沉着，易出现瘀斑，易患疼痛，口唇淡或紫，舌质暗有瘀点，或片状瘀斑，舌下静脉曲张，脉象细涩或结代。或见眼眶暗黑，鼻部暗滞，发易脱落，肌肤干或甲错，女性多见痛经、闭经、经色紫黑有块。

4. 发病倾向　易患出血、中风、胸痹等疾病。

5. 对外环境适应能力　不耐受风邪、寒邪。

（四）养生原则

活血祛瘀，疏利通络。养血以活血，调气以化瘀。食宜行气活血，起居勿安逸，运动促血行。代表方：桃红四物汤、大黄䗪虫丸。

1. 生活起居调理　瘀血体质者适合采用一些有益于促进气血运行的运动项目，如保健功、按摩、太极拳、徒手健身操等，达到改善体质的目的。不宜做大强度、大负荷的体育锻炼，应采用中小负荷、多次数的锻炼。血得温而行，得寒而凝。瘀血体质的人要避风寒刺激，注意动静结合，活动以助气血运行，贪图安逸则加重气血瘀滞。早睡早起是非常重要的，血瘀主要是因为肝气不舒，子时之前睡觉才能保证肝血更新。保养的关键在春天和清晨。春季和早晨阳气生发，多做舒展活动。秋冬要特别注意保暖。瘀血体质的人很适合推拿、拔罐、刮痧、放血疗法。

2. 饮食调理　日常调理以活血化瘀，行气通络为主。瘀血体质的人宜选用具有活血化瘀功效的食物，如黑豆、黄豆、山楂、黑木耳、红糖等。适量饮用葡萄酒，对促进血液循行，帮助活血化瘀有益。

3. 精神调摄　要有乐观情绪，精神愉快则气血和畅、营卫流畅，利于瘀血体质的改善。典型的瘀血体质，绝大多数是情志不展，应多和乐观开朗的人在一起，参与团体活动，培养兴趣爱好。

4. 药膳指导　食宜行气活血，如山楂红糖汤：山楂 10 枚，冲洗干净，去核打碎，放入锅中，加清水煮约 20 分钟，调以红糖进食。可活血散瘀。

八、气郁体质

（一）定义

气郁体质是指长期情绪不畅，气机郁滞导致的性格内向不稳，忧郁脆弱，敏感多疑为主要特征的体质。

（二）成因

先天遗传，或因精神刺激，暴受惊恐，所欲不遂，忧郁思虑等。

（三）辨证特征

1. 形体特征　形体偏瘦。

2. 心理特征　性格内向不稳定，忧郁脆弱，敏感多疑。

3. 常见表现　平素抑郁面容，神情多烦闷不乐；或见胸胁胀满，或走窜疼痛，多伴叹息，或嗳气呃逆，或喉部异物感，或乳房胀满，食欲减退，睡眠较差，惊悸怔忡，健忘，痰多，大便干，舌淡红，苔薄白，脉弦细。

4. 发病倾向　易患郁病、脏躁、梅核气、惊恐等。

5. 对外环境适应能力　对外界精神刺激适应力差，不喜阴雨天气。

（四）养生原则

疏肝行气，开其郁结。食宜宽胸理气，起居宜动不宜静，宜参加群体运动。用药理气不宜过燥，以防伤阴；养阴不宜过腻，以防黏滞；用药不宜峻猛，以防伤正气。代表方：逍遥散、柴胡疏肝散、越鞠丸。

1. 生活起居调理　气郁体质的人应尽量增加户外活动、团队活动。促进人际交流，提高兴趣，达到理顺气机的作用。要舒畅情志，主动寻求快乐，多参加社会活动，多看喜剧及有激励效果的电影，勿看悲情剧。要有一个知足常乐的心态，从而和畅气血。

2. 饮食调理　应注重疏肝理气，开其郁结。选用具有理气解郁、调理脾胃功能的食物，如大麦、荞麦、高粱、萝卜等。可以少量饮酒，以活动血脉，提高情绪，以葡萄酒为宜。不可多食冰冷食品，如雪糕、冰淇淋、冰冻饮料等。多食一些行气的食品，如橙子、荞麦、韭菜、大蒜等。

3. 精神调摄　提倡情志相胜，气郁则情志不畅，因此要重视精神调理，如语言开导、顺情解郁等方法。

4. 药膳指导　食宜宽胸理气，如橘皮粥：橘皮 50g，研细末备用。粳米 100g，淘洗干净，放入锅内，加清水，煮至粥将成时，加入橘皮再煮 10 分钟即成。

九、特禀体质

（一）定义

特禀体质是指由于先天禀赋不足，或禀赋遗传等原因造成的一种特殊体质，包括先天性、遗传性的生理缺陷与疾病、过敏反应等。

（二）成因

先天禀赋不足，遗传或环境因素，或药物因素等。

（三）辨证特征

特禀体质是先天失常，以生理缺陷、过敏反应等为主要特征。

1. 形体特征 无特殊，或有畸形，或有先天生理缺陷。

2. 心理特征 因禀赋特异情况不同而不同。

3. 常见表现 遗传性疾病有垂直遗传、先天性、家族性特征，胎传性疾病为母体原因影响胎儿发育及相关疾病特征等。

4. 发病倾向 过敏体质者易患药物过敏、花粉症；遗传疾病如血友病、先天愚型，"五迟"（立迟、行迟、发迟、齿迟和语迟）、"五软"（项软、手软、足软、肌肉软、口软）、胎惊等。

5. 对外环境适应能力 适应力差，过敏者对季节、异物适应力差，宜引发宿疾。

（四）养生原则

凉血消风。食宜益气固表，起居避免过敏源，加强体育锻炼。代表方：玉屏风散。

1. 生活起居调理 根据个人情况调理，减少发病机会。在季节更替之时，及时增减衣物，增强机体对环境的适应力。保持室内清洁，被褥、床单要经常洗晒，室内装修后不宜立即搬进居住。春季减少室外活动时间，可防止对花粉过敏。不宜养宠物。起居应有规律，积极参加各种体育锻炼，避免情绪紧张。

2. 饮食调理 特禀体质的调理应注重益气固表，养血消风。避免食用各种致敏食物，减少发作机会。饮食宜清淡、均衡，粗细搭配适当，荤素配伍合理，少食荞麦、蚕豆、白扁豆、牛肉、鹅肉、鲤鱼、虾、蟹、茄子、酒、辣椒、浓茶、咖啡等辛辣之品，或腥膻发物，或含致敏物质的食物。

3. 精神调摄 平和心态，多参加有益的社会活动，多与人沟通、交谈，培养积极、乐观向上的性格，以积极进取的心态应对生活。

4. 药膳指导 食宜益气固表，如固表粥：乌梅15g，黄芪20g，当归12g，放入砂锅中加水煎开，再用小火慢煎成浓汁，取出药汁后，再加水煎开后取汁，用汁煮粳米100g成粥，加冰糖趁热食用。可养血消风、扶正固表。

附：中医体质量表及中医体质分类与判定

中医体质量表

过去1年，您对以下问题有过怎样的体验和感觉	从来不 （根本不） 0分	很少 （有一点） 1分	有时 （有些） 2分	经常 （相当） 3分	总是 （非常） 4分
您精力充沛吗					
您面部及皮肤润泽吗					
您食欲良好吗					
您睡眠良好吗					
您的性格平和吗					
您的体形匀称吗					
您的语声有力吗					
您的头发亮而有光泽吗					
您说话声音低弱无力吗					
您容易气短（呼吸短促、接不上气吗）					
您容易疲乏吗					
您稍一活动或不活动即容易出虚汗吗					
您的面色㿠白或柔白吗					
您比别人容易患感冒吗					
您喜欢安静、懒得说话吗					
您容易怕冷、衣服比别人穿得多吗					
您比一般人耐受不了寒冷吗（冬天或夏天对空调、电扇）					
您吃（喝）凉的东西会感到不舒服或者怕吃（喝）凉的吗					
您胃脘部、背部或腰膝部怕冷吗					
您手脚发凉吗					
您的形体偏胖吗					
您夜尿次数多或者比别人尿量多、尿色清（淡）吗					
您感觉手脚心发热吗					
您容易急躁、发脾气吗					
您的体形偏瘦吗					
您的面部（两颧）潮红或偏红吗					
您容易便秘或大便干燥吗					
您感到口干咽燥吗					
您感觉身体、脸上发热吗					
您感到眼睛干涩吗					

续表

过去1年，您对以下问题有过怎样的体验和感觉	从来不（根本不）0分	很少（有一点）1分	有时（有些）2分	经常（相当）3分	总是（非常）4分
您的皮肤常在不知不觉中出现青紫瘀斑（皮下出血）吗					
您的面色暗滞或有色素沉着、黄褐色斑块吗					
您的面部有"钞票纹"（毛细血管扩张）吗					
您身体上有地方疼吗					
您的唇色紫暗吗					
您容易有黑眼圈吗					
您健忘吗					
您的面部有油腻感吗					
您的舌苔厚吗					
您的腹部肥满松软吗					
您身上容易出黏汗（汗出黏腻不爽）或手足心出汗吗					
您感到身体沉重、不轻松或不爽快吗					
您平素痰多吗					
您嘴里有黏黏的感觉吗					
您有皮下脂肪瘤吗					
您的面部或鼻部有油腻感或者油光发亮吗					
您易生痤疮、粉刺、疮疖吗					
您感到口苦或嘴里有异味吗					
您带下色黄吗（限女性回答）；您的阴囊潮湿多汗吗（限男性回答）					
您小便尿道有发热感、尿色浓吗					
您容易患口腔溃疡吗					
您的脾气急躁吗					
您大便黏滞不爽、有解不尽的感觉吗					
您感到闷闷不乐、情绪低沉吗					
您容易精神紧张、焦虑不安吗					
您多愁善感、感情脆弱吗					
您无缘无故地叹气吗					
您喉部有堵塞感或异物感吗					
您胁肋部或乳房胀痛吗					
您容易感到害怕或受到惊吓吗					
您的面容、眼神忧郁吗					
您有胸闷的感觉吗					

续表

过去1年，您对以下问题有过怎样的体验和感觉	从来不（根本不）	很少（有一点）	有时（有些）	经常（相当）	总是（非常）
	0分	1分	2分	3分	4分
皮肤会一抓就红，并出现抓痕吗					
您容易过敏（药物、食物、气味、药粉、季节）吗					
您不感冒也会鼻塞吗					
您不感冒也会打喷嚏吗					
您不感冒也会流鼻涕吗					
您的皮肤容易起荨麻疹（风团、风疹块、风疙瘩）吗					
您的皮肤因过敏出现过紫癜（紫红色瘀点、瘀斑）吗					
您容易哮喘吗					

中医体质分类的判定

1. 判定方法：回答《中医体质量表》中的全部问题，每一问题按5级评分，计算原始分及转化分，依标准判定体质类型。

原始分：各个条目分值相加。

转化分数 =［（原始分 - 条目数）/（条目数×4）］×100

2. 判定标准：平和质为正常体质，其他8种体质为偏颇体质。判定标准见下表：

平和质与偏颇体质判定标准

体质类型	条件	判定结果
平和质	转化分≥60分	是
	其他8种体质转化分均<30分	
	转化分≥60分	基本是
	其他8种体质转化分均<40分	
	不满足上述条件者	否
偏颇体质	转化分≥40分	是
	转化分30~39分	倾向是
	转化分<30分	否

（邓宝贵　张广清）

附录：慢病管理常用量表

1. 首程病历表/8

2. 中医慢病管理心理评估量表/9

3. 中医慢病管理自我效能评估量表/10

4. 中医慢病管理血压、血糖、尿量、饮水量记录表/10

5. 中医慢病管理饮食记录表/11

6. 中医慢病管理服用药物登记表/11

7. 中医慢病管理营养评估量表（采用 SGA 评分）/11

8. 中医慢病管理生活质量评估表（采用 SF－36 健康调查量表中文版）/13

9. 洼田饮水试验/36

10. 巴氏指数（BI）评定/36

11. 改良 Rankin 量表（mRS）/38

12. 中风专门生存质量量表（SS－QOL）/39

13. 脑卒中管理分期和随访时点/238

14. 脑卒中患者复诊、转诊流程图/43

15. 高血压患者随访管理基本信息记录表/240

16. 高血压患者随访管理记录表/242

17. 高血压高危人群随访管理记录表/243

18. 高血压患者社区筛查流程图/65

19. 社区高血压病例初诊流程图/65

20. 社区高血压病例药物治疗随访流程图/66

21. 社区高血压综合防治管理流程图/66

22. 高脂血症症状分级量化表/79

23. 汉密顿焦虑量表（HAMA）/81

24. 汉密顿抑郁量表（HAMD）/81

25. 糖尿病人生存质量特异性量表/101

26. ID Pain 量表/101

27. 身体质量指数/123

28. 6 分钟步行距离试验/114

29. Borg 疲劳量表/123

30. 改良英国 MRC 呼吸困难指数（mMRC）/121

31. COPD 评估测试评分（CAT 评分表）/121

32. 圣·乔治医院呼吸问题调查问卷（SGRQ 量表）/126

33. 慢性肾功能衰竭症状分级量化表/145

34. 冠心病患者社区筛查流程图/183

35. 社区冠心病例初诊流程图/184

36. 社区冠心病病例药物治疗随访流程图/184

37. 社区冠心病综合防治管理流程图/185

38. 营养状况主观综合评估内容表/200

39. 颈椎废用指数量表（NDI）/216

40. 颈脊髓病功能评估 JOA17 分法/219

41. 脊髓型颈椎病评分表/220

42. 神经根型颈椎病神经功能评定/221

43. 椎动脉型颈椎病症状与功能疗效评价表/222

44. 更年期妇女生存质量量表/232

45. 焦虑自评量表/234

46. 中医体质量表/264

主要参考文献

［1］李保安．社区人群慢性病防治的探讨．中国社区医师，2007，9（161）：109.

［2］Creer T，Renne C，Christian W．Behavioral contributions to rehabilitation and childhood asthma．Rehabilitation Literature，1976，（37）：226－232，247.

［3］Susan L，Norris MD，MPH．Self－management education for adults with type 2 diabetes．Diabetes Care，2002，（25）：1159－1171.

［4］Lorig KR，Mazonson PD，Holman HR．Evidence suggesting that health education for self－management in patients with chronic arthritis has sustained health benefits while reducing health care costs．Arthritis Rheum，1993，（36）：439－446.

［5］王亚红，吴亚君．美国慢病照护模式的探讨．健康研究，2010，（30）6：226－229.

［6］汪涛．从慢性病管理看我国的医疗改革．健康大视野，2011，4：77－79.

［7］Bonita R，Mendis S，Truelsen T，etal．The global stroke initiative．Lancet Neurol，2004，3（7）：391－393.

［8］Minsitry of Health．Chinese Health Statistical Digest 2006．Ministry of Health，People's Republic of China，2006，45：1989－2005.

［9］杨晓娜，贺茂林．《2013 年美国心脏协会/美国卒中协会急性缺血性卒中早期管理指南》要点简介．继续医学教育，2013，27（11）：29－30.

［10］李刚，鲍欢，郝俊杰，等．急性缺血性卒中患者的早期诊疗指南——美国心脏协会/美国卒中协会为医疗保健专业人员制定的指南（第八部分）．中国卒中杂志，2013，8（12）：984－987.

［11］Kernan W N．Guidelines for the Prevention of Stroke in Patients With Stroke and Transient Ischemic Attack．Stroke，2014，45（7）：2160－2236.

［12］Feltner C，Jones C D，Cene C W，etal．Transitional care interventions to prevent readmissions for persons with heart failure：a systematic review and meta－analysis．Ann Intern Med，2014，160（11）：774－784.

［13］钱春荣，胡代英．脑卒中护理干预临床实践指南的文献分析．解放军护理杂志，2013，30（16）：4－6.

［14］中华医学会神经病学分会神经康复学组，中华医学会神经病学分会脑血管病学组，卫生部脑卒中筛查与防治工程委员会办公室．中国脑卒中康复治疗指南（2011 完全版）．中国康复理论与实践，2012，18（4）：301－318.

［15］中华医学会．急性缺血性脑卒中诊治指南．北京：人民卫生出版社，2010.

[16] 王永炎，谢雁鸣．实用中风病康复学．北京：人民卫生出版社，2010.

[17] 罗祖明，丁新生．缺血性脑血管病学．北京：人民卫生出版社，2011.

[18] 杨莘．神经疾病护理学．北京：人民卫生出版社，2005.

[19] 戴文娟，张春英，曾国勇．规范化康复管理对脑卒中偏瘫患者步行能力的影响研究．实用心脑肺血管病杂志，2011，19（13）：377－378.

[20] World Health Organization. International diabews federation definitionand diagnosis mellitus and intermediate hyperglycemia: report of a WHO/IDF consultation. Geneva, 2006, 18: 105－108.

[21] 陈先辉，陈珍，陈文，等．健康管理对社区脑卒中前期自创性危险因素人群预后的影响．中国全科医学，2010，13（11C）：3774－3775.

[22] 中华医学会．中国缺血性脑卒中和短暂性脑缺血发作二级预防指南（2010）．北京：人民卫生出版社，2010.

[23] 美国心脏病协会．缺血性卒中或短暂性脑缺血发作患者卒中预防指南（2011）．北京：人民卫生出版社，2010.

[24] 中国高血压防治指南修订委员会．中国高血压防治指南（2010）．中华高血压杂志，2011，19（8）：701－743.

[25] Paul A. James, MD; Suzanne Oparil, MD; Barry L. Carter, PharmD, etal. 2014 Ebidence－Based Guideline for the Management of High Blood Pressure in Adults（JNC8）. JAMA. doi: 10.1001/jama. 2013. 12. 18

[26] 卫生部心血管防治研究中心．中国心血管病报告．北京：中国大百科全书出版社，2012.

[27] 梁纪文，黄淑芳．高血压病的中医特色治疗与康复．中国临床医生，2011，39（10）：3－5.

[28] 胡继红，武阳丰．高血压的危险因素及其控制．中华医学信息导报，2005，20（4）：14.

[29] 王强虎．高血压病调养宜忌．西安：第四军医大学出版社，2007.

[30] 周兰珠．成人护理学．北京：人民卫生出版社，2010.

[31] 叶任高．内科学．第6版．北京：人民卫生出版社，2006.

[32] 中华医学会呼吸病学分会慢性阻塞性肺疾病学组．慢性阻塞性肺疾病诊治指南（2013年修订版）．中华结核和呼吸杂志，2013，4（36）：255－264.

[33] 张玉林，陆甘励，建安．缩唇呼吸对于慢性阻塞性肺疾病康复的研究进展．国际呼吸杂志，2007（27）：1484.

[34] 中华医学会呼吸学分会，慢性阻塞性肺疾病学组．慢性阻塞性肺疾病诊疗指南．中华结核和呼吸杂志，2013，36（4）：255－261.

[35] 颜彩红．慢性阻塞性肺部疾病氧疗的观察与护理．中国临床保健杂志，2006，12（9）：619.

[36] 王宗强．膈肌起搏器对COPD病人的辅助治疗．临床肺科杂志，2010，10（15）：1457－1458.

[37] 牛莉娜．慢性支气管炎病人的中西医结合护理．中医药临床杂志，2011，9（23）：819－820.

[38] 中华医学会糖尿病学分会．中国2型糖尿病防治指南（2013年版）．中华糖尿病杂志，2014，

6（7）：447－498.

[39] 周仲瑛. 中医内科学. 第二版. 北京：中国中医药出版社，2007.

[40] 陈灏珠，林果为. 实用内科学. 第13版. 北京：人民卫生出版社，2010.

[41] 国际糖尿病足工作组. 糖尿病足国际临床指南. 北京：人民军医出版社，2004.

[42] 孙子林. 糖尿病自我管理技巧. 南京：江苏科学技术出版社，2011.

[43] 衡先培. 实用糖尿病中西医治疗. 北京：人民军医出版社，2006.

[44] Russell portenoy, etal. Current medical Research and Opinion. 2006（22）8：1555－1565.

[45] National Kidney Foundation. K/DOQI clinical practice guidelines for chronic kidney disease：Evaluation, classification, and stratification. Am J Kidney Dis, 2006, 39（2 Suppl 1）：S1－S266.

[46] 王海燕. 肾脏病临床概览. 北京：北京大学医学出版社，2012.

[47] 叶任高，陆再英. 内科学. 第6版. 北京：人民卫生出版社，2004.

[48] 刘瑞珠，潘燕卿. 血液透析患者心理护理. 福建中医药，2008，39（4）：44.

[49] 郑筱萸. 中药新药临床研究指导原则（试行）. 北京：中国医药科技出版社，2002.

[50] 李鲁，王红妹，沈毅. SF－36健康调查量表中文版的研制及其性能测试. 中华预防医学杂志，2002，36（2）：109－113.

[51] Young GA, Kopple JD, Lindholm B, etal. Nutritional assessment of continuous ambulatory peritoneal dialysis patients：an international study. Am J Kidney Dis, 1991, 17：462－47.

[52] 王才康，胡中锋，刘勇. 一般自我效能感量表的信度和效度研究. 应用心理学，2001，7（1）：37－40.

[53] 舒良. 自评抑郁量表. 中国心理卫生杂志，1999（增刊）：194－196.

[54] 唐承薇. 反复发作炎症性肠疾病的治疗策略. 中国实用外科杂志. 2007，27（3）：192－193.

[55] 赵宝明，张书信. 大肠肛门病学. 上海：第二军医大学出版社，2004.

[56] 王丽琼. 以腹痛为首发症状的溃疡性结肠炎的诊疗分析. 中国社区医师·医学专业，2011，10（13）：54.

[57] 梁浩. 消化系统疾病诊断及治疗. 北京：金盾出版社，2004.

[58] 武海云. 护理干预对不同文化程度溃疡性结肠炎患者复发率影响的研究. 齐鲁护理杂志，2011，17（10）：19－20.

[59] 高丽云. 慢性溃疡性结肠炎的饮食调护. 护理研究，2011，17（10）：225－226.

[60] 孙自勤，刘晓峰. 肠道病学. 济南：山东科学技术出版社，2015.

[61] 毛先华，陈春芳，王爱明. 慢性溃疡性结肠炎病人的心理护理. 护理研究，2008，22（1）：119－120.

[62] 伍晓汀，夏霖. 炎症性肠疾病的紧急手术抉择. 中国实用外科杂志，2007，27（3）：199－201.

[63] 中华医学会消化病学分会炎症性肠病学组. 炎症性肠病诊断与治疗的共识意见（2012年广州）. 中华内科杂志，2012，51（10）：818－831.

[64] 中华医学会消化病学分会炎症性肠病学组. 炎症性肠病营养支持治疗专家共识. 中华内科杂志，2013，52（12）1082－1086.

[65] 胥少汀，葛宝丰，徐印坎. 实用骨科学. 第三版. 北京：人民军医出版社，2006.

[66] 曹伟新，李乐之. 外科护理学. 第四版. 北京：人民卫生出版社，2008.

[67] 邓晋丰，钟广玲. 骨伤科专病中医临床诊治. 第二版. 北京：人民卫生出版社，2005.

[68] 石印玉. 中西医结合骨伤科学. 北京：中国中医药出版社，2007.

[69] 曹泽毅. 中华妇产科学. 北京：人民卫生出版社，2005.

[70] 杨洪艳，成芳平，王小云，等. 绝经期生存质量量表中文版本的临床应用与评价. 中华流行病学杂志：2005. 26 (1)：47-50.

[71] 戴晓阳. 常用心理评估量表手册. 北京：人民军医出版社，2010.

[72] 北京市卫生局. 常见慢性病社区综合防治管理手册：高血压管理分册. 北京：人民卫生出版社，2007.

[73] 北京市卫生局. 常见慢性病社区综合防治管理手册：糖尿病管理分册. 北京：人民卫生出版社，2007.

[74] 江捍平，张丹，刘小立，等. 慢性病防治工作规范. 北京：人民卫生出版社，2011.

[75] 周兰珠. 成人护理学. 北京：人民卫生出版社，2010.

[76] 罗秀. 慢性病管理中的双向转诊机制. 川北医学院学报，2013，28 (3)：229-232.

[77] 王琦. 中医体质学. 北京：中国医药科技出版社，1995.

[78] 王琦. 人分九种——人体体质辨识与养生. 广州：广东科技出版社，2010.

[79] 王琦. 亚健康中医体质辨识与调理. 北京：中国中医药出版社，2012.

[80] 王琦. "治未病"的中医体质辨识理论与技术. 中华健康管理学杂志，2008，4 (2)：193.

[81] 袁卓君，王琦. 论体质辨识在运动养生中的意义及应用. 中医杂志，2010，10 (10)：945-946.

[82] 魏琳. 脑卒中高级护理临床实践. 北京：人民军医出版社，2014.

[83] 张广清，彭刚艺. 中医护理核心能力读本. 广州：广东科技出版社，2013.

[84] 谭惠芬，兰陵. 社区慢病管理. 中国社区医师，2012，14 (10)：14-15.

[85] 陆勇. 社区卫生定向服务模式在社区慢性病管理中的应用. 中国慢性病预防与控制，2004，12 (2)：73-75.

[86] 王兵，侯炜. 肿瘤中医常用外治方法概述. 中医药信息，2013，30 (4)：134-135.

[87] 王旭，陈腾. 中医外治法在肿瘤治疗中的应用概述. 中医外治杂志，2008，17 (6)：51-53.

[88] 何守叶. 晚期肿瘤患者疼痛护理措施. 实用临床医药杂志，2012，16 (10)：10-11.

[89] 左树荣，王军利，刘娟. 癌症疼痛患者的护理. 中国误诊学杂志，2008，8 (2)：417-418.

[90] 侯莉芹. 癌症患者疼痛护理的研究进展. 吉林医学，2013，34 (4)：727-729.

[91] 古凌. 心理护理对恶性肿瘤住院患者心理状况干预效果观察. 实用临床医药杂志，2015，(8)：40-42.

[92] 马慧珍，李丹，李倩，等. 护理临终肿瘤患者护士的负性情绪干预. 护理学杂志，2015，30 (5)：80-83.

[93] 毛秀玲，兰金耀，卓悦. 营养支持护理和心理护理改善胃癌患者生活质量的效果评价. 中国基层医

药，2015，22（4）：636－638.

[94] 马淑英，高淑荣，张莹. 心理护理在恶性肿瘤化疗患者中的应用. 中国医药指南，2014，（33）：293－294.

[95] 陈春明，孔灵芝. 中国成人超重和肥胖症预防控制指南. 北京：中国协和医科大学出版社，2005.

[96] 王静，李明子. 冠心病患者戒烟意愿与戒烟行为的调查. 中华现代护理杂志，2010，16（3）：262－264.

[97] 陆再英，钟南山. 内科学. 第 7 版. 北京：人民卫生出版社，2008.

[98] 尤黎明，吴英. 内科护理学. 第 4 版. 北京：人民卫生出版社，2008.

[99] 杨宝峰. 药理学. 第 6 版. 北京：人民卫生出版社，2008.

[100] 李延辉. 冠心病的概念和诊断. 人民军医，2007，50（7）：413－414.

[101] 米悦，张平. 动态心电图对无症状性心肌缺血的诊断价值. 临床心电学杂志，2007，16（4）：269－270.

[102] 中华医学会心血管病学分会预防学组. 冠心病患者运动治疗中国专家共识. 中华心血管病杂志，2015，43（7）：575－588.

[103] 陈良龙. 强化全身性疾病需整体性干预的理念——2011A 年 HA/ACCF 冠心病和其他动脉粥样硬化性血管病患者的二级预防及降低风险治疗指南. 中国循环杂志，2013，27（z1）.

[104] 石春玲. 浅谈心绞痛的临床有效护理. 现代护理，2013，11（17）：88.

[105] 高阅春，何继强. 冠心病患者冠状动脉病变严重程度与冠心病危险因素的相关分析. 中国循环杂志，2012，27（3）：169.

[106] 范雷，李璟. 护理干预对冠心病患者血脂影响及生活质量的评价分析. 医学理论与实践，2014，27（20）：2775－2776.

[107] 王吉佳，运动康复治疗对冠心病慢性心力衰竭患者心功能改善效果分析. 中国社区医师，2015，（6）.

[108] 朱国安，冠心病稳定型心绞痛与不稳定型心绞痛 76 例临床分析. 中国社区医师，2015，（7）.

[109] 陆海林，王国苹. 冠心病 80 例临床护理体会. 中国社区医师，2015，（8）.

[110] 沈锐，他汀类降脂药物治疗冠心病临床体会. 中国社区医师，2015，（8）.

[111] 张涛，谭遇春. 老年冠心病合并高脂血症应用阿托伐他汀和辛伐他汀治疗的疗效观察. 医学理论与实践，2015，28（7）：875－876.

[112] 单莉. 胸痹心痛的饮食调护. 光明中医，28（4）：812.